国医大师周仲瑛

辨机论治风湿病临证经验

主编◎周学平

全国百佳图书出版单位

中国中医药出版社

·北京·

图书在版编目（CIP）数据

国医大师周仲瑛辨机论治风湿病临证经验 / 周学平
主编 . — 北京：中国中医药出版社，2022.9
ISBN 978-7-5132-7622-1

Ⅰ . ①国… Ⅱ . ①周… Ⅲ . ①风湿性疾病—中医临床—
经验—中国—现代 Ⅳ . ① R259.932.1

中国版本图书馆 CIP 数据核字（2022）第 085769 号

中国中医药出版社出版

北京经济技术开发区科创十三街 31 号院二区 8 号楼
邮政编码 100176
传真 010-64405721
山东润声印务有限公司印刷
各地新华书店经销

开本 880×1230 1/32 印张 12.25 字数 284 千字
2022 年 9 月第 1 版 2022 年 9 月第 1 次印刷
书号 ISBN 978-7-5132-7622-1

定价 58.00 元
网址 www.cptcm.com

服 务 热 线 010-64405510
购 书 热 线 010-89535836
维 权 打 假 010-64405753

微信服务号 zgzyycbs
微商城网址 https://kdt.im/LIdUGr
官 方 微 博 http://e.weibo.com/cptcm
天猫旗舰店网址 https://zgzyycbs.tmall.com

如有印装质量问题请与本社出版部联系（010-64405510）
版权专有 侵权必究

序

余从医迄今已忽忽七十春秋矣，虽年逾九旬，亦常感悟为医者不易，为中医者更不易，为良中医者最不易。千金性命，系于一身，而疾病每因时因地因人而变化莫测，为医者需活到老学到老。医者即使一生活人无数，亦不可沾沾自喜，居功自傲，因为生命于每个病患则唯一，活万不能弥补失一，故曰"为医者不易"也。

《黄帝内经》将医者分为上工、中工、下工，并提出"上工治未病"的最高境界；唐代名医孙思邈论述了"大医精诚"的要义；宋代苏轼则胸怀"不为良相，便为良医"之宏愿。医者肩负救死扶伤的重职，自当舍己度人，不畏艰难，不计报酬，一心赴救，誓做良医。吾今已入耄耋之年，一生从医、从教、从研，涉猎岐黄甚广，所授弟子50余人，至今仍有不少聪颖后生欲要为徒，吾心甚慰，中华医术后继有人矣。常有弟子索问学医之捷径，吾亦常反思寻求之，感虽无为良医之捷径，但多研习医案乃有志于传承中医学术之士之有效路径也。

吾弟子周学平君，深悉中医个案之价值，平日注意收集随我侍诊之验案，尤对复杂难治之风湿病悉心整理、辨析，总结辨治规律，并能加以讨论、拓展，发表论文多篇，今又带领诸弟子合力著成此书，从理论高度表述辨治思路，示范中医病机辨证的思维分析方法，突显中医诊治风湿病之特色优势。雏凤清声，后继有人，余心得慰，更愿能为有志之士所识，抛砖引玉，相互启发，为传承、发展、振兴伟大之中医中药，造福广大黎民百姓尽绵薄之力。谨志数语，是为序。

周仲瑛

辛丑年春于金陵琢璞斋

　　首届国医大师周仲瑛教授家世业医，幼承家训，虽年逾九旬，春华秋实，耕耘不止。周老从事中医内科医、教、研工作70余年，擅长诊治急症、疑难病症，屡起沉疴，临证主张辨证应首重病机，提出"病机十三条"，倡导"以病机证素为辨证论治的核心"；重视中医内科学学科建设，主张学科的发展必须自主创新，先后确立了中医内科学辨证论治纲要，创建了以脏腑病机为辨证核心的内科疾病系统分类体系，为临床专业化的发展开辟了途径；在科研设计中坚持以中医理论为指导、临床实践为基础的基本原则，先后主持、参与国家及部省级课题37项，获科技进步奖24项，多项成果在国内外处于领先地位。周老创制科研新药转让投产7种，获专利授权12项，发表学术论文168篇，主编《中医内科学》《中医内科急症学》《瘀热论》《中医病机辨证学》等系列教材、著作共38部，其中《中医内科学》曾获国家教委优秀教材特等奖、国家科技进步三等奖和第一届中国出版政府奖图书奖提名，多年来培养研究生、博士后及学术继承人50余名，为中医药事业的发展做出了突出贡献。

　　岐黄神农为医之源始，仲景华佗为医之圣，中医药绵延数千年，名家辈出。国医大师是中医学界的杰出大家，代表当前中医学术和临床发展的最高水平。本人三生有幸，于二十世纪八十年代初拜周仲瑛教授为师，先后获硕士、博士学位，并长期跟随周师临证，承担和参与了国家科技部"十五"攻关项目"周仲瑛学术思想、临证经验研究"、国家科技"十一五"支撑计划课题"名老中医临床经验应用与评价研究"、国家中医药管理局"国医大师周仲瑛传承工作室建设项目"，以收集病案资料为基础，从点滴积累到系统整理、提炼总结，已初见成效。国医大师的学术思想和临床经验是中医药发展的源头活水，对其进行继承发扬任重道远，吾辈后学当不遗余力，潜心探究。

风湿病病因复杂，病程久，容易复发，临床常见，治疗棘手。中医药治疗风湿病历史悠久，因其疗效可靠、副作用小、简便易行，发挥着重要作用。本书编写旨在通过对大量医案资料的梳理与分析，系统总结周师治疗风湿病的学术思想与临床经验，体现病机辨证的思维模式与中医辨治的灵活性，彰显中医治疗此类疾病的特色和优势，并进一步总结周师以病机为核心的原创思维及具有个性的诊疗经验。总论较全面地反映了周师诊疗的辨证论治方略、临证要领，重点突出以病机为核心的辨证思路，体现其学术思想的精髓，总结周师治疗风湿病的方药应用特色。各论以病机为主线、病机证素条目为纲，提炼各病种的辨证论治规律并列举若干医案，以冀通过临床诊疗过程的真实记录，充分体现周师原汁原味的个人经验、临证技巧和学术观点。

本书内容理论与实践密切结合，既有实用性，又有深广度，可启发医者临证思路，使医者能够学以致用，作为风湿病专业中医临床医师、西学中医师、科研人员的参考书籍，也可供中医学、中西医结合临床专业研究生课外阅读。

周学平

2022 年 7 月 6 日

目 录

上篇 总论

第一章　中医辨证论治方略举要　　　　　　3

　第一节　痰证辨治　　　　　　3

　第二节　活血化瘀法的辨证应用　　　　　15

　第三节　痰瘀同病辨治　　　　　29

　第四节　虚证辨治　　　　　31

第二章　中医病机辨证的临证应用　　　　　37

　第一节　"审证求机"是活化辨证论治的锁钥　　37

　第二节　中医病机辨证的基本要素　　　　　39

　第三节　中医病机辨证的要领　　　　　40

　第四节　中医病机辨证的具体应用　　　　　44

第三章　中医临证技巧　　　　　47

　第一节　四诊合参之望、闻、问、切　　　　　47

　第二节　中医辨证的思维方法　　　　　54

　第三节　中医辨证的内容　　　　　57

　第四节　知常达变，掌握证的五性　　　　　61

第五节　中医辨证要点及影响因素　　65

第六节　立法的具体应用　　67

第七节　复法运用解析　　70

第八节　临证选方要领　　75

第九节　临证选药规则　　79

第十节　中药的用量与炮制　　82

第十一节　药物配伍之同类相须　　85

第十二节　药物配伍之异类相使　　86

第四章　风湿病辨治的临证思路　　91

第一节　寒热既应分治，也须相机合伍　　91

第二节　顽痹化痰祛瘀，当重虫类搜剔　　92

第三节　注意病位、病证特点及辨病用药　　93

第四节　把握毒药治痹的两重性　　94

第五节　谨慎掌握应用剧毒药物　　95

第六节　辨病施治与中药新用　　96

第七节　对无证可辨与无病可辨的认识　　99

第五章　风湿病辨治的方药应用　　102

第一节　经方、古方应用　　102

第二节　动物类药物的临床应用　　110

第三节　药对应用　　114

第四节　特色用药　　119

下篇　常见风湿病的辨治

第六章　类风湿关节炎　　　　　　　　　　127

第七章　强直性脊柱炎　　　　　　　　　　154

第八章　骨关节炎　　　　　　　　　　　　170

第九章　痛风　　　　　　　　　　　　　　189

第十章　系统性红斑狼疮　　　　　　　　　206

第十一章　干燥综合征　　　　　　　　　　231

第十二章　多发性肌炎与皮肌炎　　　　　　255

第十三章　硬皮病　　　　　　　　　　　　274

第十四章　白塞病　　　　　　　　　　　　291

第十五章　雷诺病　　　　　　　　　　　　307

第十六章　成人斯蒂尔病　　　　　　　　　321

第十七章　风湿热　　　　　　　　　　　　333

第十八章　产后风湿　　　　　　　　　　　351

附：方剂索引　　　　　　　　　　　　　　368

上篇 总论

第一章 中医辨证论治方略举要

第一节 痰证辨治

一、痰的概念

痰是人体内津液不归正化所变生的病理产物。痰既可因病而生，也可停积致病，故其为病相当广泛，可以表现于许多疾病之中，反映出一定的证候特点。因此，历代医家倡"百病兼痰"之说，作为审证求因、探讨病机、指导治疗的依据。

在证候方面，痰有两类不同表现，一为排出于人体之外的黏性液体物质或凝聚在躯体局部有形可征者；一为反映脏腑经络有痰的特异症状但外无形质可见者。在临床上，必须掌握这一基本概念，不能狭隘地理解为痰仅指排出体外之痰。

痰、饮、水、湿，同出一源，俱为津液停积所成。分别言之，其源虽同而流则异，各有不同特点。从形态及性质看，水属清液，饮为稀涎，湿性黏滞，痰多厚浊。从病症言，水之为病，易泛溢体表全身而为肿胀；饮之为病，多停于体内局部，随着病位及症状的不同，分为四饮（其中溢饮与水肿类同）；痰之为病，无处不到，湿系导致发病之因，二者为病多端，涉及的病种更广。合而言之，因四者源出一体，又每可相互转化，故方书有"积水不散，留而为饮""积饮不散，亦能变痰""痰从阴化为饮，饮从阳化为痰"以及"水泛为痰""痰化为水""痰属湿""积湿生痰"等的论述，指出了四者相互之间的联系转变。

二、痰的成因

痰之为物，多由一定的病因影响人体津液输化运行凝聚而成。导致津液运化失常的因素不一，故痰之生成涉及外感、内伤各个方面，《证治汇补》有言："人之气道，贵乎清顺，则津液流通，何痰之有？若外为风、暑、燥、湿之侵，内为惊、恐、忧、思之扰，饮食劳倦，酒色无节，营卫不清，气血浊败，熏蒸津液，痰乃生焉。"说明痰是在多种致病因素作用下所形成的病理产物。诚如张景岳所说："痰非病本，乃病之标，必有所以致之者。"但另一方面，因痰导致某一病证，则痰已成为直接发病之因，每与原始病因或其他病理产物合邪而致病。故必须分别考虑其先后双重因素以为辨治章本。

1. 外感六淫

外邪侵袭人体，阻碍气化，以致津液积聚，凝结为痰，由于所受之邪不一，因此可有不同的分类。如《医学入门》说："风痰，外感贼邪，……寒痰，因形寒冷饮，……湿痰，或外感湿滞。"分别说明六淫俱可导致痰的生成，一般以痰邪阻肺最为多见。

2. 内伤七情

凡愤郁忧虑惊恐，则情志郁结不畅，气机闭塞，气不布津，液聚为痰。故古有气痰、郁痰、惊痰等名。丹溪有言："惊则神出其舍，舍空则生痰。"李梴亦说："气痰，七情郁成。"皆指情志刺激可以生痰。其病多属心肝两经。

3. 酒食失当

过食浓煎厚味，贪酒无节，积湿蒸热，因热成痰。恣食寒凉生冷，或因热伤冷，冷与热结，水湿壅滞，停积成痰。故古有食痰、酒痰之称。如李梃说："热痰因厚味积热，食痰因饮食不化。"《名医杂著》亦言："若老痰，饮酒之人多有之。"刘完素还指出："酒性大热而引饮冷，冷与热凝于胸中，不散而成湿，故痰作矣。"病变主要在脾胃。

4. 劳欲体虚

劳倦过度，纵欲好色，伤及正气，或素质有偏差之处，以致水谷不化精微，反为痰浊；如阳虚气弱，或肥胖之体，形盛气虚者，则气不化津而为痰，阴虚则虚火灼津而成痰。故张景岳说："人之多痰悉由中虚而然。""或以忧思酒色致成劳损，非风卒厥者，亦虚痰也。""有虚损而生痰者，此水亏金涸，精不化气，气不化精而然。"病本多在肾和脾。

三、痰的病理

《素问·经脉别论》云："饮入于胃，游溢精气，上输于脾，脾气散精，上归于肺，通调水道，下输膀胱，水精四布，五经并行。"说明在正常生理情况下，津液之生化、敷布、排泄，依靠脾的转输运行、肺的通调布散、肾的蒸化开合，三者相互为用，共同完成水液的代谢过程。津液循行于经脉之中，化为气血，灌溉周身，充养脏腑，若一旦感受某种致病因素，导致某一脏器的功能失调，经络气化失宣，则津液潴留，而为水、湿、痰、饮。

分而言之，肺居上焦，主气，有布散通调水津的作用，如肺气郁滞，治节不行，则津液停而成痰。脾属中焦，主运化，升清降浊，使水谷变生精微，输布充养周身，运输排泄水湿外出，若湿困太阴，脾虚不运，则转输失调，津液停积而为痰。肾处下焦，属水，主五液，职司开合，分清泌浊，管理水液的蒸化排泄，若火衰水亏，蒸化失常，则津液亦可成痰。故清·陈修园说："痰之成，气也，贮于肺。痰之动，湿也，主于脾。痰之本，水也，源于肾。"《圣济总录》亦说："三焦者水谷之道路，气之所终始也，三焦调适，气脉平匀，则能宣通水液，行入于经，化而为血。若三焦气塞，脉道壅闭，则水饮停滞，不得宣行，聚成痰饮。"指出痰的生成主要是因肺、脾、肾三脏运化水液的功能失调，以及肝气失于疏泄等，导致三焦气化失宣，经脉络道壅闭，津液失于流行，不能成为气血，反而积聚为痰。

总之，人禀阴阳二气以生，若阴阳偏盛偏衰，脏腑功能违和，气失其清肃而过于热，则煎熬津液为痰；气失其温和而过于寒，则津液凝聚而亦能为痰。故痰实为水火之产物，皆由脏腑阴阳失调，三焦气化不宣所导致。

四、痰的诊断要点

1. 面色

凡有痰者，眼皮及眼下必有烟灰黑色。若面色灰暗如土色，为虚寒痰；面颊色红而有油光者为热痰；黄滞者为湿痰；青晦者为风痰。

2. 形体

肥胖颈短，形态臃肿者为痰体，所谓"肥人多痰"者是。

3. 神态

表情呆滞，目睛转动不灵者为有痰。

4. 脉象

脉滑不定，大小不匀为有痰；结脉有因痰阻气道者；关上脉伏而大者为痰；若痰病久得涩脉者，势难卒开。

5. 舌苔

多见腻苔或厚浊黏腻苔。

6. 痰的色质气味

新而轻者，形色清白，气味亦淡；久而重者，黄浊稠黏凝结，咯之难出，渐成恶味，腥臭咸苦。若痰吐地上，干后如蜗牛行走之涎沫，或在日光下有五色华彩者均为实痰；吐出后易于化水者，属虚寒。味甜为脾热，味苦为胆热，味腥臭为肺热，味咸为肾虚。

五、痰的辨证分类

痰乃津液所变，津液流通于一身，无处不有，故痰亦随气上下，无处不到，既可内及脏腑，亦可外流骨节经络，表现出不同的脏腑经络见症。另一方面，由于导致成痰之因不一，故在病理性质方面，亦各不相同。为此，既须根据症状，辨清停痰部位，又须区别痰之性质，了解痰的成因。

1. 辨痰之病位——了解所属脏腑

（1）痰阻于肺

咳嗽，气粗喘息，咯痰量多，或痰鸣漉漉，常兼寒热。可见于呼吸系统某些急慢性炎症病变。

（2）痰蒙心窍

惊悸，怔忡，癫狂，痫厥，谵语妄言，哭笑无常，神昏，神呆，夜寐奇梦。多见于精神神经系统疾病及某些心脏病。

（3）痰蕴脾胃

呕吐，泛恶痰涎，痞满，泄泻，腹胀雷鸣，嗜卧，身重。多见于消化系统某些慢性疾病，如慢性胃炎、胃肠功能紊乱等。

（4）痰郁于肝

头痛，眩晕，躁急善怒，胸胁闷痛，咽中如物梗阻，昏厥，语言謇涩，口吐涎沫。多见于精神神经系统疾病。

（5）痰动于肾

喘逆短气，咳唾痰沫，腰脊强痛，跗肿胫酸，小腹拘急，小便不畅，面色黧黑。可见于呼吸系统某些慢性疾病。

（6）痰留胸胁

咳唾胁痛，胸背引痛，甚则气促不能平卧，胸部胀满闷塞。主要见于胸腔积液、胸痹等。

（7）痰流骨节经络

骨节冷痹，肢节牵引刺痛，关节肿胀而皮色不变，流痰走注，麻木、瘫痪，手臂重滞不举，口眼歪斜，全身瘙痒如虫行，背膊紧冷，局部有结核硬肿。可见于关节炎、淋巴结肿大、某些肿瘤或神经系统病变。

2. 辨痰之性质——了解致病因素

（1）风痰

其痰清而无色，浮沫多泡，伴有外风或内风形症。外风风痰在肺，内风风痰在肝。

（2）寒痰

外感寒邪者，其痰稀薄而色白，易于咯出，伴有肺寒表证。若寒从内生者，其痰清稀而呈小泡沫，有冷感，夹有灰黑色点，伴见肺肾虚寒、水泛为痰之候。

（3）湿痰

痰白，色如藕粉，稠浊起块，量多，滑而易出，每在早晨或食后咯出，伴脾虚或湿盛之候。

（4）热痰

色黄，胶黏浓厚成块或如脓状，不易咯出，伴有心火或肺热见症，若癖结日久，攻之不易消克者，称为老痰、顽痰，常易发生怪症。

（5）燥痰

色白，粘连如丝或呈小块，量少，涩而难出，常由肺燥水亏引起，表现为燥热阴伤之候。

（6）郁痰

痰滞咽喉，咽之不下，咯之难出，痰少，质黏如米粒或似絮条，常见于肝气郁结之候。

六、痰的治疗要领

1. 治分脏腑虚实

痰的生成，主要责之肺、脾、肾三脏，故对虚实之辨，亦以此三脏为主。所谓虚实，乃指邪正而言，大抵脾肺分其虚实，肾脏辨其水火。

（1）实证

指邪气壅盛，津液留滞，病起不久，血气未伤，脉证俱实。在肺者，为风寒或燥热外干，肺气郁滞，气不布津。在脾者，为湿积生痰，当随其所因而祛之。

（2）虚证

指正气不足，输化无权，病非一日，元气已伤，形羸气弱。在肺者，为肺虚气不化津，当补肺益气养阴。在脾者，为中阳失运，痰浊内生，当补脾以杜痰源。在肾者，阳虚则火不制水，水泛为痰；阴虚则虚火灼津成痰，当补肾以导其归藏，元气强而痰自不生。

2. 审其标本缓急

当因病生痰时，则病为本而痰为标，但因痰而续发其他病证时，则痰为本，而续发的病证为标。由此可知，痰是具有标本双重作用的病理因素。故古有"见痰休治痰,以治必求本"及"急则先治其痰"的两种论点。

凡因病生痰者,治必求本,不能单纯地见痰治痰,应该审证求因施治,病本去而痰自清。如虚痰补之、实痰祛之、热痰清之、寒痰温之、湿痰燥之、燥痰润之、风痰散之、郁痰开之、食痰消之。

若因痰而续发某些病证时,则应以治痰为先,不能单纯见症治症,痰去则诸症自愈。尤其是痫厥、哮喘等重病急症,痰势壅盛者,更应先治其痰,以缓其急。

3. 治宜理脾化湿

方书有言:"脾为生痰之源,治痰不理脾胃,非其治也。""一切诸痰,初起皆由湿而生,虽有风、火、燥痰之名,亦皆因气而化,非风、火、燥自能生痰也。"突出脾湿是成痰的基础,理脾化湿为治痰要点,并认为湿之为物,本无定体,既可单独为病,又易因他邪相引合而为患,理脾化湿,分消其病邪则痰自清。证之临床,常以二陈汤为治痰主方,随其邪正虚实、病因及病位,配伍相应药物,每取良效,可资说明。

4. 治以理气为先

痰是津液留聚所成,津液赖气化以宣通,故痰之病变与气滞密切相关,所谓"行则为液,聚则为痰,流则为津,止则为涎,顺于气则安,逆于气则重"。若气机失调,则津液停积而为痰;既停之后,又复阻碍气化功能,因此治痰必先理气,"善治痰者,不治痰而理气,气顺则一身之津液亦随气而顺矣",自无停积成痰之患。

进一步说,导致气滞之因多端,"气之为病不一,故痰之为病亦不一,必本其所因之气,而后可治其所结之痰"。因此,还当辨其气滞之因,采取相应措施。

当然，在理气的同时，治痰亦不可偏废。如痰积已深，阻滞气机，气不得顺，又宜先逐已盛之痰，痰去则气自可顺。《医统》有言："有理气而痰自顺者，治其微也，有逐痰而气方畅者，治其甚也，二者皆治痰之要也，不可偏废者也。但看痰与气，孰轻而孰重，故施治有可急而可缓，故曰逐痰理气，有所先后。"说明痰随气滞者，导痰先须顺气，积痰阻气者，顺气须先逐痰。审其因果，分其微甚，予以施治。

5. 治痰常兼治火

痰的形成多由气滞引起，气之与火，本属一源，"元气盛者火必实，元气虚者火必虚"。若气实火盛，则势必煎熬人体阴液而成痰，气虚火衰，不能运布津液亦可凝而为痰，故前人认为治痰"须辨火之微甚，明气之盛衰，则痰火自可相安于无事"。如气火偏盛而成痰者，治宜清降，气火偏虚而生痰者，又当温补。

在气火偏盛偏衰的主次关系上，一般均以火盛为多见，因在生理情况下，"痰之未病，即身中真阴也，火之未病，即身中真阳也"，在病理情况下，"气病多从火化""痰得火而沸腾，火得痰而煽炽"，故方书有"痰即有形之火，火即无形之痰"的论点，将痰归属于阳邪（相对的），认为"凡痰因火动者，宜治火为先"。无论因热而生痰，或因痰而生热，均当清化，用药不宜温燥，以免助火生痰。同时，还当根据邪正虚实分别处理，若实火煎熬成痰，治以苦寒泻火；阴虚燥热生痰，治予甘寒清热。火降则痰自平。

6. 治痰当以化痰、祛痰为基本大法

痰虽因病而生，但既成之后，又能致病，因此必须以化痰、祛痰为主，痰去则致病之源自绝。

（1）化痰

能使痰归正化，消散于无形，或将其稀释排出体外。其适应

的范围最广，可用于实证病势不甚，无须攻利、涌吐者，或脏气不足，因虚生痰者。

（2）祛痰

能荡涤祛除内壅的积痰，包括吐利等法。适用于邪实而正不虚，病势骤急，或病延日久，顽痰、老痰胶固不去者。

兹以化痰、祛痰为基础，按其脏腑经络病位、痰之性质，分别条列其常用治法方药。

（1）辨病位论治

痰阻于肺：病机属肺气郁滞，津液停聚成痰，治宜利肺化痰，方选止嗽散加减，常用药如杏仁、桔梗、橘红、紫菀、佛耳草等。若痰浊阻肺，肺气不降，当降气化痰，配苏子、莱菔子、旋覆花。

痰蒙心窍：病机属痰迷心包，神机失用，治宜开窍化痰，方选白金丸、导痰汤加减，常用药如半夏、橘红、茯苓、远志、矾郁金、菖蒲等。

痰蕴脾胃：病机属脾虚不健，痰浊内生，治宜健脾化痰，方选六君子汤加减，常用药如党参、白术、茯苓、甘草、法半夏、陈皮等。

痰郁于肝：病机属肝失条达，气郁生痰，治宜解郁化痰，方选四七汤加减，常用药如厚朴、半夏、苏梗、茯苓、香附、枳壳、旋覆花、蛤壳等。若气郁化火，炼液成痰，用加减泻白散，药如桑白皮、地骨皮、甘草、丹皮、山栀、黄芩、竹茹、橘皮、苏子、枇杷叶等。

痰动于肾：病机属阳虚水泛者，治宜温肾助阳化痰，方选济生肾气丸加减，常用药如附子、肉桂、补骨脂、五味子、蛤蚧、半夏、沉香等。病机属阴虚火旺者，治宜滋肾养阴化痰，方选金水六君煎加减，常用药如当归、地黄、知母、麦冬、五味子、茯苓、半夏等。临证可在补肾化痰的基础上，随其阴阳化裁。

痰留胸胁：病机属痰饮癖积，停留胸胁者，治宜攻逐痰涎，方选十枣汤、控涎丹加减，常用药如芫花、大戟、甘遂、白芥子等。病机属痰浊痹阻，胸阳不振者，治宜通阳泄浊化痰，方选瓜蒌薤白半夏汤加减，常用药如半夏、瓜蒌、薤白、桂枝、厚朴、枳实、菖蒲等。

痰流骨节经络：病机属流痰结核，痹阻络道，治宜软坚消结，通络化痰，方选四海舒郁丸、指迷茯苓丸、控涎丹加减，常用药如姜汁、竹沥、橘络、白芥子、旋覆花、夏枯草、贝母、胆南星、海藻、昆布、海浮石、牡蛎等。

（2）辨病性论治

风痰：外风风痰在肺，治宜疏风宣肺化痰，方选杏苏散加减，常用药如苏叶、防风、前胡、杏仁、桔梗等。因风为先导，常兼他邪，可随其所因配伍。

内风风痰在肝，入络者，治宜搜风化痰通络，方选牵正散、青州白丸子加减，常用药如白附子、胆南星、半夏、全蝎、地龙等；上扰者，治宜息风化痰，方选半夏白术天麻汤加减，常用药如半夏、天麻、白术、茯苓、蔓荆子等；内闭者，治宜祛风通窍化痰，方选牛黄丸加减，常用药如牛黄、胆星、全蝎、白附子、僵蚕、天竺黄等；风痰壅盛，一时性神机不用者，可予涌吐涤痰，方如稀涎散、瓜蒂散。

热痰：病机属痰热郁肺者，治宜清肺化痰，方选清金化痰汤加减，常用药如桑白皮、黄芩、知母、贝母、竹沥、半夏等；病机属痰火扰心者，治宜清心泻火涤痰，方选黄连温胆汤、猴枣散、礞石滚痰丸加减，常用药如黄连、牛黄、天竺黄、胆星、猴枣、礞石、朴硝等。痰火扰心可合并肝经风痰、热痰的见症，临证时注意随症加减。

寒痰：病机属寒痰（饮）蕴肺者，治宜温里散寒化痰，方选小青龙汤加减，常用药如麻黄、桂枝、细辛、杏仁、生姜等；病机属肺气虚寒，气不布津者，治宜温肺补气化痰，方选温肺汤加减，常用药如人参、黄芪、肉桂、钟乳石、干姜、半夏等。

湿痰：病机属脾湿生痰者，治宜燥湿化痰，方选二陈平胃汤加减，常用药如苍术、厚朴、半夏、陈皮、茯苓等。

燥痰：病机属燥热灼津者，治宜清肺润燥化痰，方选桑杏汤加减，常用药如桑叶、桑白皮、南沙参、杏仁、贝母、天花粉、梨皮等；病机属阴伤肺燥，虚火灼津者，治宜养阴润肺化痰，方选沙参麦冬汤、润肺汤加减，常用药如北沙参、百合、玉竹、生地黄、麦冬、川贝母等。

气痰：参见辨病位论治"痰郁于肝"部分。

临证时应对停痰部位、痰之性质联系互参，结合施治，不可偏废。根据各种治痰药的性味、功用和归经，分别选用。若痰与其他病理产物合邪致病，尚应同时配合相应治疗。

此外，还应重视治痰药的炮制配伍，如以半夏为例，本为治湿痰之主药，但可因不同的炮制而异其性，如竹沥制者化热痰，姜汁制者化寒痰，半夏曲消食化痰，仙半夏治实痰，朱衣半夏、胆汁制半夏治惊痰等。在配伍方面，合芩、连治热痰，配姜、桂治寒痰，合苍术治湿痰，伍白附子治风痰，配麦冬治燥痰。由于不同的炮制配伍而起到不同的作用，从而表现其功效的多面性，使其应用范围更为广泛。

七、结语

综上所述，可知痰之为病范围甚广，病理性质多端，痰证的临床表现可涉及西医学多系统疾病。凡表现有"痰"的特异性证候者，俱可根据异病同治的理念从痰治疗，采取相应的具体措施，由此也说明各种治痰方药具有多方面的药理作用，无论在临床上，还是在理论上，中医学痰的病理学说都具有极其重要的意义，必须在不断实践的基础上开展实验研究，进一步深化我们的认识。

第二节 活血化瘀法的辨证应用

瘀血，是中医学特有的病理学说，活血祛瘀是治疗瘀血证的一种独特疗法。瘀血的形成可由多种内外致病因素如忧思郁怒、感受（寒、热）外邪、出血外伤等，影响血液的正常循经运行，壅塞阻滞于脉道之中，或离经溢出于脉道之外，停积留着为瘀，以致血液的形质和作用发生了根本性的改变，成为一种有害的物质。它既是某些病因所形成的病理产物，又是导致多种病证的病理因素，在临床上涉及的范围甚为广泛。任何疾病或是在病的某一阶段，凡是反映"瘀血"这一共同的病理特征或兼有"瘀血"症状，如瘀痛，青紫瘀斑，癥积肿块，瘀热，舌有青紫斑点，脉涩、结、沉、迟，出血，精神神志和感觉、运动异常而有瘀象者，都可按照异病同治的原则，采用（或佐用）活血祛瘀法。

同一血瘀证，病情有轻重缓急的不同；致病因素多端，标本邪正虚实有别；脏腑病位不一，症状特点各异；或为主症，或仅为兼夹症，并可因病的不同，而反映出各自的特殊性。为此，在活血祛瘀这一大法的基础上，还当分别处理。如病情轻者，当予缓消，采用活血、化瘀、消瘀之品；病情重者，当予急攻，采用破血、通瘀、逐（下）瘀之品。依此准则，选方用药自可恰如其分。因邪实而致的血瘀，当祛邪以化瘀；若正虚血瘀，则应扶正以祛瘀。辨别脏腑病位，掌握主症特点和病的特殊性，采取相应的祛瘀法，才能加强治疗的针对性，提高疗效，充分发挥辨证施治的特长。

一、辨病理因素，分虚实施治

瘀血的成因虽多，但概要而言，其病理因素不外邪实与正虚两个方面，实者为寒热二邪之侵扰，虚者为阳气与阴血之不足，以致气血运行失调，滞而为瘀，从现象看虽属有形的实邪，而其本质又可有正虚的一面，虚实往往夹杂为患，在疾病演变发展过程中，常有消长转化，临证必须予以联系。

1. 理气祛瘀法

（1）病机分析

气之与血，本属一体，同源互根，相依为用，气为血帅，血随气行，气塞则血凝，血瘀气亦滞，若病邪干扰机体的气血功能，则可致气病及血，由气滞而致血瘀，或血瘀以致气滞。

（2）适应范围

为治疗一切瘀血（实）证最重要的基础大法。主要用于气滞与血瘀并见的气滞血瘀证，其特点为每常合并有气机郁结的一类证候，表现为多种痛证（如心胸、胁肋、脘腹等处闷痛、胀痛、刺痛或绞痛），腹满，或胁下、腹中触有癥块，其质尚软而不坚，性郁或善怒，目青，舌质隐青，脉涩不扬或弦迟。多见于风湿病出现消化系统、精神神经系统、心血管系统病变者。

（3）常用方药

血府逐瘀汤加减。药如柴胡、香附、木香、陈皮、乌药、玫瑰花、檀香、沉香、旋覆花、青皮、枳壳、川芎、广郁金、延胡索、片姜黄、红花等，重者可合入莪术、三棱。

（4）按语

治疗气滞血瘀证，应根据活血必先理气，气行则血行的原理，采用理气法，分别轻重，选用调气、行气、破气药，按其脏腑病位，选用疏肝气、理脾（胃）气、降肺气等药，在用活血药时，需着重选"血中之气药"，重者可予破血行气之品。同时还当针对病情，治气治血有所侧重。

2. 散寒（温经）祛瘀法

（1）病机分析

血遇寒则凝，得热则行，若寒邪外侵，或阴寒内盛，抑遏人体的阳气，气血运行涩滞，寒邪与血相结，可致寒瘀痹阻而为病。

（2）适应范围

主要用于寒凝与血瘀并见的寒凝血瘀证，其特点为常合并有寒凝气滞的一类证候，表现为寒性冷痛如脘腹、肢体冷痛，四肢不温、青紫麻木，遇冷为甚，面青，舌质青紫，脉沉迟细涩。多见于风湿病伴有雷诺现象、消化系统症状者。

（3）常用方药

当归四逆汤、愈痛散加减。药如桂枝、细辛、干姜、乌头、吴茱萸、小茴香、当归、川芎、红花、桃仁、片姜黄、五灵脂、乳香等。

（4）按语

治疗寒凝血瘀证，应选用偏于辛温的祛瘀类药，以加强行瘀通脉、散寒解痛的功能。若与阳气虚衰有关者，应温中兼补，与后文中补阳祛瘀法互参。

3. 清热（凉血）祛瘀法

（1）病机分析

一般而言，血遇寒则凝，得热则行，但另一方面，又有"血受寒则凝结成块，血受热则煎熬成块"的双重特性。热郁于血，热与血结，或因"血热妄行"，出血之后，离经之血，留滞体内，均可成为瘀血。

（2）适应范围

主要用于血热与血瘀并见的热郁血瘀证，其特点为常表现出瘀热在里的一类证候，如身热，烦躁，谵语如狂，小腹硬满，肌肤斑疹色深，或吐、衄下血，或见瘀热发黄，口干燥，渴不多饮，舌质深红，苔黄，脉沉实。多见于风湿病病变过程中，邪入血分而影响神志，或血液系统疾病如系统性红斑狼疮、皮肌炎、白塞病等。

（3）常用方药

犀角地黄汤、桃仁承气汤加减。药如水牛角、赤芍、丹皮、生地黄、紫草、黑山栀、桃仁、大黄、广郁金、大青叶等。

（4）按语

在用本法时，应注意选择具有清热凉血与活血化瘀双重作用的药物，内无结瘀者清之即可，宗叶天士"入血直须凉血散血"之意。内有蓄瘀者，则当下其瘀热，若瘀热动血、出血，又当加用凉血祛瘀止血之品。

4. 补阳祛瘀法

（1）病机分析

血属阴类，非阳不运，气为阳化，气行血行，若阳虚火衰，不能推动血液循经而行，寒自内生，则血凝为瘀。

（2）适应范围

用于阳虚与血瘀并见的阳虚血瘀证，其特点为常合并有阳虚的虚寒证候，甚者可见厥脱，如心胸卒痛或绞痛，气短气喘，心慌心悸，畏寒肢冷，汗出肤冷，或神昧不清，面色紫暗，唇乌，面浮肢肿，舌体胖大、质淡呈青蓝色，脉沉迟或歇止。多见于风湿病后期心、肺、肾功能不全者。

（3）常用方药

急救回阳汤加减。药如制附子、肉桂、干姜、人参（党参）、炙甘草、当归、桃仁、红花、川芎、丹参、葱白等。肾阳虚配鹿角胶、补骨脂、骨碎补等。

（4）按语

阳虚阴寒内盛所致的血瘀，必兼气虚之候，治疗当取助阳消阴与益气通脉之药配伍合用。一般而言，心肺阳虚的血瘀，病情多急，可见喘悸厥脱之变；肾阳不振的血瘀，则多见于慢性久病。

5. 益气祛瘀法

（1）病机分析

一方面，气率血行，气旺则血自循经，气虚则血滞为瘀，在本虚的基础上，形成标实；另一方面，因血为气母，若瘀血病久，血不生气，亦可导致气虚的后果。

（2）适应范围

主要用于气虚与血瘀并见的气虚血瘀证，其特点为常表现出气虚络瘀的一类证候，如手足弛缓痿软不用，肢体麻木或有面足虚浮，舌萎、质淡紫，脉细软无力。多见于皮肌炎、硬皮病等表现为痿证者。

（3）常用方药

补阳还五汤加减。药如黄芪、人参（须）、当归（须）、桃仁、红花、川芎、穿山甲等。

（4）按语

对于本法的应用，一般当以补气为主，活血化瘀为辅，寓通于补，使气足而血行，故黄芪用量需重。临床可依此原则，结合病情与体质情况，决定治法的主次和用药剂量。气虚血瘀一般多泛指气虚络瘀证，但涉及的脏腑之气实非一端，如心气虚，血脉运行不利，心络瘀阻，可见暴痛、厥脱；肺气虚不能治理调节血液运行，可见喘满；脾胃中虚气滞，可致久病入络，凡此俱当结合病位处理。

6. 养血祛瘀法

（1）病机分析

血是脉道中流动的液体，盈则畅，亏则迟，如体弱血少，或出血之后，脉络不充，营血虚滞，则可凝而成瘀。

（2）适应范围

主要用于血虚与血瘀并见的血虚血瘀证，其特点为常合并有贫血的证候，如面色萎黄，头晕，心慌，肢麻，肌肤斑疹青紫淡红，妇女月经色暗量少或闭经，舌质淡红，脉细。可见于风湿病血液系统受累，出现贫血，白细胞、血小板减少者。

（3）常用方药

桃红四物汤加味。药如当归、芍药、川芎、地黄、鸡血藤、丹参、桃仁、红花等。

（4）按语

在应用本法时，所选之活血药不能过猛，宜和血而不宜破血，用量亦宜审慎，不能希求大剂速效，应与养血药两相协调而达到瘀祛新生的目的。

7. 滋阴祛瘀法

（1）病机分析

血属阴类，若血虚日久，营阴耗损，津亏不能载血以运行，或瘀血在内，郁而化热，灼伤阴血，阴虚内热，均可致干血瘀结为患。

（2）适应范围

主要用于阴虚与血瘀并见的阴虚血瘀证，其特点为干血内结而合并有阴虚内热的表现，如久病不愈，形体消瘦，肌肤甲错，面色及两目暗黑，心烦，潮热骨蒸，妇女月经不潮，或腹有癥块，口干，舌质红，脉细涩。可见于干燥综合征、系统性红斑狼疮、硬皮病、自身免疫性肝病等。

（3）常用方药

活血润燥生津汤加减，同时可另服大黄䗪虫丸。药如当归、赤芍、丹参、生地黄、熟地黄、旱莲草、鳖甲、桃仁、䗪虫、虻虫等。

（4）按语

阴虚血瘀证，多属慢性久病，邪正虚实明显对立，治疗非纯攻纯补所能取效。治疗可采取汤丸并进，汤方濡养而兼行，丸剂缓攻以求效，这是比较稳妥的上策。如干血瘀结较重，而体质尚任攻消者，亦可先攻后补，选用大黄䗪虫丸缓中补虚，祛瘀生新。

二、辨病变部位，按主症特点施治

血之运行，无处不到，在病理情况下，因血行不畅，络脉涩滞所发生的瘀血病变，可内及脏腑经络，外而肌腠皮肤，随着所在病位的不同，表现出不同的症状特点。为此，治疗必须在区分邪正虚实的同时，结合病位和主症特点施治。

1. 通窍祛瘀法

（1）病机分析

"脑为元神之府"，藉气血的上承奉养而精明得用，若气血并走于上，血络瘀滞，蒙蔽神明，闭塞清窍，则可导致神机不用。

（2）适应范围

主要用于瘀阻清窍的证候，其特点为表现精神、神志的失常和七窍不利，如神昏不清，神志妄乱，狂躁，痴呆，健忘，失语，顽固性头痛，耳聋，目赤等。可见于风湿病出现神经系统损害者。

（3）常用方药

通窍活血汤加减。药如桃仁、红花、川芎、郁金、丹参、琥珀、乳香、青葱、麝香等。

（4）按语

瘀血所致的神志失常或昏迷，似属方书所称的"瘀血攻心"，但究其原委，多属脑部病变，涉及于心的仅见于心绞痛的痛厥或心源性休克。在用本法时，应辨其寒、热、痰等具体表现，分别配合温开、凉开、化痰和清瘀热等法。实践证明，通窍祛瘀法治疗精神及神经病变，确有一定疗效，常可补充其他疗法的不足。

2. 通脉祛瘀法

（1）病机分析

心主血脉，"脉者血之府"，血液流动的原动力在心，由心脏搏动输送，通过脉道，循行周身，心病可致血行不畅，心脉痹阻，血滞为瘀。

（2）适应范围

主要用于心血瘀阻的证候，其特点表现为心胸疼痛，如心前区闷痛或绞痛阵作，痛涉左侧肩背、手臂，心悸，气憋。可见于风湿病合并心血管病变者。

（3）常用方药

冠心Ⅱ号方、聚宝丹。药如丹参、川芎、红花、乳香、血竭、三七、莪术、降香、麝香等。

（4）按语

心血瘀阻所致的真心痛，每多因虚致实，发时当活血通脉，平时应扶正化瘀。由于绞痛的发作与气滞有密切关系，故应配合辛香理气药；若夹有痰浊，胸阳不展者，需配合通阳泄浊化痰之品，如半夏、瓜蒌、薤白等。

3. 理肺祛瘀法

（1）病机分析

"肺朝百脉"，肺气治理调节血液的运行，肺气不利，可致瘀留肺络，或因瘀血乘肺，饮聚痰生，而致肺气壅塞，不能升降。

（2）适应范围

主要用于瘀阻肺络的证候，其特点为喘促咳逆，胸部满闷或疼痛，甚至不能平卧，咯吐泡沫血痰，或咯紫暗色血块，面青唇紫。可见于风湿病肺脏受累者。

（3）常用方药

旋覆花汤、参苏饮加减。药如苏木、桃仁、红花、旋覆花、广郁金、降香、茜草、苏子。

（4）按语

对理肺祛瘀法的运用，需区别肺虚、肺实用药。肺虚的喘咳气逆，配益气或温阳药；肺实的痰气痹阻，应降气、化痰或泻肺；瘀伤肺络的出血，又当合入化瘀止血之品。

4. 消积（软坚）祛瘀法

（1）病机分析

病邪久留，或气郁及血，脏腑失和，气滞血阻，可致肝脾受损，疏泄健运失常，恶血内聚，形成癥积，瘀结腹腔及其他部位而致肿块有形。

（2）适应范围

主要用于"瘀积肝脾"及其他脏器、部位的有形肿块，其特点表现为内脏肿大，腹腔或其他部位有实质性肿块，如两胁下、腹部、皮肤等处积块固定不移，按之坚硬或有疼痛和压痛。常见于风湿病伴有恶性肿瘤、肝硬化、结节性红斑等。

（3）常用方药

膈下逐瘀汤加减，中成药可服鳖甲煎丸。药如三棱、莪术、刘寄奴、石打穿、乳香、没药、王不留行、赤芍、桃仁、红花、大黄、穿山甲、失笑散、䗪虫、虻虫、蜣螂、水蛭、鸡内金、香附、枳实、青皮等。

（4）按语

由于癥积多由气滞而致血结，且可与痰浊兼夹为病，因此常需配伍理气与化痰的药物，并参以软坚消积的海藻、昆布、牡蛎、鳖甲等。临床运用消积祛瘀法时，一般选药多为破血祛瘀的峻剂和虫类走窜搜剔之品，因有形之积，非破逐不足以消除，如《血证论》所说"癥之为病，总是气与血胶结而成，须破血行气，以推除之"，但也必须注意到癥积的形成每与正虚有关，如患者表现久病体弱者，又应配合养正除积、扶正祛瘀之品以免伤正。

5. 理胃祛瘀法

（1）病机分析

胃气郁滞，久病入络，则气滞络瘀，或络损血溢，而致瘀留胃脘，和降失司。

（2）适应范围

主要用于瘀留胃脘证，其特点表现为胃脘瘀痛，或见吐血，血色呈赤豆汁色，或大便如漆黑色，呕吐涎沫，甚则饮食吞咽困难，食入反出。可见于风湿病消化道受累者。

（3）常用方药

丹参饮、失笑散加减。药如蒲黄、五灵脂、三七、延胡索、乳香、丹参、当归、煅瓦楞子、乌贼骨、香附、沉香等。

（4）按语

应用理胃祛瘀法，当根据瘀痛、出血、呕吐等主症的不同，有侧重地进行处理。一般而言，气滞与血瘀是主要的病理基础，但其具体表现又有虚寒及郁热、阴伤等多方面，为此，还当分别配合其他治法。

6. 祛瘀利水法

（1）病机分析

根据《金匮要略》"血不利则为水"和《血证论》"瘀血化水，亦发水肿，是血病而兼水也"的论点，说明瘀血内停，气机阻滞，经脉痞涩，三焦气化不利，肾关开合失常，可致血化为水，形成肿胀；或因浊瘀阻塞窍道，膀胱决渎失司，引起小便排泄不利。

（2）适应范围

主要用于瘀在肾和膀胱的"血结水阻"证，其特点表现为肢体肿胀或小便癃、闭、淋，如全身或局部水肿，反复不愈，按之肿硬微痛，或皮肉有赤纹，肌肤枯糙，腹大有水，腹壁青筋显露，或触有癥块，尿少不利。可见于狼疮性肾炎、肝硬化腹水等。

（3）常用方药

小调经散、当归芍药散加减。药如马鞭草、牛膝、虎杖、瞿麦、泽兰、益母草、红花、琥珀、木通、刘寄奴、凌霄花等，肿甚体实者配大黄、千金子。

（4）按语

用祛瘀利水法，应适当参入行气之品，气行不但血行，且水亦行，可配沉香、麝香、天仙藤、路路通。正虚者应据证分别配合温肾通阳、滋肾养阴、补气养血等药。如湿热浊瘀阻滞者，又应配合清利之品。

7. 通经祛瘀法

（1）病机分析

女子以血为用，冲为血海，任主胞胎，举凡月经、胎产，无不与血密切相关，一般而言，除妊娠期血液养胎，授乳期血化为乳而月事暂时不潮以外，"女子胞中之血，每月一换，除旧生新，旧血即是瘀血，此血不去，便阻化机"，导致气滞血瘀，冲任不调，月经失常。

（2）适应范围

主要用于瘀滞胞宫的证候，其特点表现为月经不调、闭经、痛经，如月经后期量少，色暗有块，甚至月经停闭，小腹硬胀刺痛，按有癥块，或经漏不止。可见于女性风湿病患者月经不调等。

（3）常用方药

少腹逐瘀汤、活络效灵丹、红花桃仁煎加减。药如归尾、川芎、桃仁、红花、丹参、益母草、莪术、苏木、乳香、刘寄奴、蒲黄、牛膝等。

（4）按语

瘀滞胞宫证，因于气滞和寒凝者为多，气滞当合柴胡、香附、乌药、青皮；寒凝当配肉桂、炮姜、艾叶、吴茱萸。如属湿热夹瘀者，又当配合丹皮、赤芍、红藤、大黄、败酱草。

8. 和络祛瘀法

（1）病机分析

经络有沟通表里上下、联系脏腑和体表的作用，是气血循行的通路。如血行痹涩，可致肢体、肌肤部位的血络瘀滞而为病。

（2）适应范围

主要用于血瘀络痹的证候，其特点表现为瘀血阻滞经络，骨节、肌肤、肢体疼痛，如四肢麻木刺痛，骨节硬肿疼痛，甚则强直变形，肢端青紫。风湿病患者最为常见。

（3）常用方药

身痛逐瘀汤加减。药如红花、川芎、炙穿山甲、蜣螂、路路通、片姜黄、乳香、没药、鸡血藤、牛膝、王不留行、穿山龙、虎杖等。

（4）按语

瘀在体表、骨节，局部有硬肿现象者，在病理因素上常有痰瘀互结的夹杂症，可适当佐入化痰通络之品，如白芥子、胆南星、僵蚕。此外如痹痛伴有内风或外风见症者，还当佐入搜风、祛风之品。若属气虚络瘀者，又当另参益气祛瘀法。

9. 止血祛瘀法

（1）病机分析

出血后，离经之血留积体内而未排出，或因寒凉、止涩太过，离经之血蓄积成为瘀血。瘀血阻滞络脉损伤之处，血液不能循经畅行，可致出血反复不止。另一方面如血液流行的速度缓慢，或黏稠变质，瘀滞脉道，血行不畅，又可导致血液离经外溢。

（2）适应范围

主要用于络瘀血溢的血证，其特点表现为各个不同部位的出血及皮下紫斑，有瘀血特异性证候，出血反复不止，紫暗（黑）

成块或鲜血与紫暗血块混夹而出，且有瘀痛。可见于风湿病有出血症状者。

（3）常用方药

化血丹加味。药如三七、郁金、炒蒲黄、五灵脂、花蕊石、血余炭、茜草、童便等。

（4）按语

止血祛瘀药，多用于出血之时血量较多而有瘀象者，若势急可入醋大黄、丹皮行瘀凉血止血；如不应而瘀象明显者，可配合具有活血、行血作用的祛瘀药，如桃仁、丹参、归尾、红花（少量）、降香等。此外，如出血不多，或血止后仍有瘀象者，亦可适当佐用以上药物，若正虚血瘀，还当配合益气或养血之品。

上述各种活血祛瘀法与方药，既各有其适应证候，有时也需结合使用，须根据具体情况，分清主次，适当配合。

临床对活血祛瘀法的应用，虽然甚为广泛，并有一定的独特效果，但必须注意人身之气血宜和而不宜伐，宜养而不宜破。一般来说，无瘀象者，均应慎用；体弱无瘀者，则尤当倍加谨慎；孕妇原则上当禁用。在用祛瘀药时，应做到瘀去即止，不可过剂久用，以免耗气伤血。

对活血祛瘀药的选择，必须符合辨证要求，尽量注意发挥各种药物的特长和归经作用。虫类祛瘀药为血肉有情之品，形胜于气，走窜善行，无处不到，如水蛭、蟅虫等，均属祛瘀之峻剂，性虽猛而效甚捷，必要时可权衡用之。

当前对瘀血学说的病理生理学研究和活血祛瘀药作用原理的探索均取得了很大的进展，但在临床实践中，必须遵循辨证施治的原则，才能更好地提高疗效，使辨证与辨病互相启发、补充、印证，不断提供新的内容。

第三节 痰瘀同病辨治

痰瘀为津血失于正常输化所形成的病理产物，而津血本属同源，为水谷精微所化生，流行于经脉之内者为血，布散于经脉之外、组织间隙之中的则为津液，二者通过脏腑气化作用，出入于脉管内外，互为资生转化。如《灵枢·邪客》说："营气者，泌其津液，注之于脉，化以为血。"《灵枢·痈疽》云："津液和调，变化而赤为血。"《伤寒论》说："水入于经，其血乃成。"说明血以津液生。而姜天叙所谓"津液者，血之余"，又指出津以血液存。故在病理状态下，不仅可以津凝为痰，血滞为瘀，且痰与瘀常可兼夹同病。

临证所见，导致痰瘀同病的疾病虽多，但俱可遵循异病同证同治的原则处理。同时还必须注意不能一味见痰治痰、见瘀治瘀，要审证求因，辨其病性、病位、病势，辨证施治。

一、攻邪治标，化痰祛瘀

见痰治痰，见瘀治瘀，痰化瘀散则病自已。这是无可非议的对应性治疗，虽属治标之计，实寓治本之道。因"邪去则正安"，既有利于脏腑气血功能的恢复，又可阻断痰瘀所致的多种病证。由于痰瘀的相伴为患，在具体治疗时尚需分清二者先后及主次关系，抑或是痰瘀并重，确定化痰与祛瘀的主从，或是痰瘀并治。治痰治瘀虽然主次有别，但痰化则气机调畅，有利于活血；瘀祛则脉道通畅，而有助于痰清。此即所谓"痰化瘀消，瘀去痰散"之意。若痰瘀并重则当兼顾合治，分消其势，使其不致狼狈为患。同时应注意不可孟浪过剂，宜中病即止，以免耗伤气血阴阳，变生坏病。选药以平稳有效为原则，慎用毒猛辛烈之品。

二、从本图治，调补五脏

此即见痰休治痰，见血休治血之理。因痰瘀的生成，实缘五脏功能之失调，津血不归正化变异而成。故调整五脏功能，扶正补虚，则痰瘀自消，所谓"不治痰而痰化，不治瘀而瘀祛"是也。因气血冲和，百脉流畅，自无生痰停瘀之患，故景岳谓："治痰当知治本，则痰无不清，若但知治痰，其谬甚矣。"王肯堂亦曰："虚证有痰，勿治其痰，但治其虚，虚者既复，则气血健畅，津液流通，何痰之有？"提示了治本的重要性。但另一方面标本同治，消补兼施，综合应用于临床，又可有助于邪正合治，提高疗效。

三、疏利气机，助消痰瘀

痰瘀是津血停聚所成，津血赖气化以宣通，故痰瘀病变与气滞密切有关，此即"气滞则血瘀痰结"。因"气行则痰行""气行则血行"，所以治疗痰瘀同病一般应配理气药，行滞开郁，条达气机，以助化痰祛瘀药发挥效应。这就是"善治痰者，不治痰而治气，气顺则一身之津液亦随之而顺矣""凡治血者必调气"之意。另一方面，痰瘀既停又复阻碍气化功能，导致气滞加重，因此，化痰祛瘀尤为针对性措施，痰瘀去则气自顺。诚如《医碥》所说："气本清，滞而痰凝血瘀则浊矣，不治其痰血则气不行。"

四、求因定位，辨证分治

由于痰瘀的生成既可因于邪实，亦可缘于正虚，病变涉及脏腑、肢体、骨节、经络、九窍。故对痰瘀的治疗不仅有轻重缓峻之分，还应审证求因，在化痰祛瘀的基础上，配合相应治法。因邪实所致的寒痰瘀阻者，当温通祛寒；痰热瘀阻者，当清热凉血；

风痰瘀阻者，当祛风和络；燥痰瘀结者，当润燥滋液；湿痰瘀阻者，当苦温燥湿；痰气瘀阻者，当理气解郁。因正虚所致的又当据证配合益气、养血、滋阴、助阳等法。同时必须区别脏腑病位治疗，痰瘀阻肺者，当宣利肺气；痰瘀心脉者，当养心通脉；脾胃痰瘀者，当健脾和胃；肝胆痰瘀者，当疏肝利胆；肾虚痰瘀者，当补肾培元；痰瘀阻窍者，当开窍醒脑；痰瘀络脉者，当宣痹通络；痰瘀结聚者，当软坚散结。

第四节　虚证辨治

中医学整体观的内涵之一，就是既治病又治人，十分重视体质与疾病的关系及患者个体的差异。凡在人体疾病发生发展过程中，导致人体的功能低下，脏腑损伤，阴阳气血亏耗，而表现一系列虚性症状时，统称之为虚证。它以人为主要对象，认识人与病的相互关系，表述虚证证候学特点，突出以治人为主的学术思想。

虚证属八纲辨证之一，它与虚劳病既有区别又有联系。一般体虚而无病者尚不致成为虚劳；若因虚致病，则可积久成劳，有从量变到质变的发展过程。虚证与不同疾病的特异性有关，但其辨治原则又均以阴阳气血为纲，五脏为目，治疗也不外虚者补之，损者益之。为了阐述虚证理论的实际应用，兹略述临证辨治要点如下：

一、阴阳气血亏虚，常可兼见同病

基于阴阳互根，"阴无阳则无以生，阳无阴则无以化"，气血同源，气能生血，血为气母，气化于阳，血属阴类的相互关系，在病理状态下，阴虚可以及阳，阳虚可以及阴，气虚不能生血，血虚不能生气，可以表现为阴阳两虚、气血并亏的情况，而气虚又可逐渐发展到阳虚，血虚与阴虚也往往同时并见。一般病程较短、病情较轻的，多见气虚、血虚及气血两虚、气阴两虚之证；病程较长，病情较重的，多见阴虚、阳虚、阴阳两虚之证。但临证还当区别其主次关系选方遣药。

特别需要注意，即使单纯的阳虚或阴虚，治疗也需兼顾。根据阴中求阳、阳中求阴的原则，在补阳药中配合少量补阴药以滋阴助阳，在补阴药中配合少量补阳药以助阳生阴。至于气虚之补血益气、血虚之益气生血，以及补阳以化气、补阴以生血等，其义亦复相同。

例如，治疗阴虚臌胀（自身免疫性肝病）在用六味地黄丸为基础方时，加少量桂枝以通阳，对阴液的来复、小便的通利，每较单用滋阴利水药的疗效为显著，证实了"阴无阳则无以生"的理论。因血虚而见内寒征象，表现"无阴则阳无以化"者，在补益阴血的同时，予以温养阳气，如当归补血汤每能起到较好的生血作用（如治疗风湿病见贫血、白细胞和血小板降低者）。表明治疗虚证从阴阳气血互为化生着眼，可有助于疗效的提高。张景岳言："善补阳者，必于阴中求阳，阳得阴助则生化无穷；善补阴者，必于阳中求阴，阴得阳升而源泉不竭。"确为实践经验的总结。

周师认为从阴阳气血相互资生的主次关系来看，似应以阳气为主导，补阳助阴、补气生血（阴）是治疗的重点，而阳虚用阴药、气虚用血药者少，表明阳生方能阴长。临证所见多种疾病的虚证也以气阴两虚为多见。在预后方面，多为偏于阳虚者易治，偏于阴虚者难疗（如阴虚臌胀、水肿），阴虚及阳比阳虚及阴者尤难，提示形质的损耗较功能低下的虚证更难调治。正如张景岳所说："凡治虚证，宜温补者病多易治，不宜温补者病多难治。"

二、五脏之伤，每易互为传变

人体气血阴阳的生成根源于脏腑，阳气与阴血通过脏腑功能活动而产生，又是供养、维持脏腑机能的资源。阴阳气血的虚损，实由脏腑病变所导致，每一脏腑的体和用，也就是各自的阴和阳，都有它不同的特异性，故病损性质和相关脏器亦各有重点。一般来说，气虚以肺、脾为主，血虚以心、肝为主，阴虚以肾、肝、肺为主，阳虚以脾、肾为主，据此可为治疗提示重点。

脏腑是密切联系的一个整体，互为资生制约。在病理状态下，也往往互为影响，彼此传变，合并同病，故《难经》即有上损及下、下损及上之论。临证应脏腑分治（正治），特别要重视整体治疗。

具体地说，首先要辨明原始的主病脏器；其次要了解在病变发展过程中，哪几个脏腑乘侮同病；最后要注意区别其因果主次和病的特异性。从而可以更好地从整体治疗着眼。

例如肝肾亏虚证，肝病下及肾阴的当以补肝为主，滋肾为辅；肾虚水不涵木的，则当以滋肾为主，养肝为辅。进一步说，即使尚未至相互乘侮传变，也可根据子母生克关系，适当兼顾。如肺虚子病及母，导致土不生金者，固当或主或次地治予培土生金法，同时即使病未及脾，治以补肺为主时，亦须注意佐以补脾之法，以免滋肺碍脾。至于肺病同时治肾，采用金水同调法，亦有治其已病和治其未传两重意义。总之，肺虚既要补母以生金，又要补子以免耗夺母气，还要防止所胜者乘克（心火克金），所不胜者乘侮（木火刑金）。

三、补脾补肾应有取舍分合

自孙思邈倡"补脾不如补肾",许叔微主"补肾不如补脾"两种论点后,二者成为学派争鸣之对立面。但从临床实际来看,关键还在于有斯证用斯药,无须强立门户,故至明代又有医案提出脾肾双补的观点。如张景岳说:"二脏为生人之根本,水为万物之源,土为万物之母,二脏安和,一身皆治。""二脏有相赞之功能,故其说背,其旨实同也。"为此有必要将两种见解兼收并取,理解虚证的治疗要从先后天着眼,针对具体病情分别取舍,或适当兼顾,或脾肾同治。如李中梓说:"补肾理脾,法当兼行……要知滋肾之中,佐以砂仁、沉香;壮脾之中,参以五味、肉桂。"即属此意。

补脾可以畅生化之源,资生气血;补肾可以培益精气,充养五脏。《医学心悟》说:"古人或谓补脾不如补肾者,以命门之火可生脾土也,或谓补肾不如补脾者,以饮食之精自能下注于肾也。须知脾弱而肾不虚者,则补脾为亟;肾弱而脾不虚者,则补肾为先;若脾肾两虚,则并补之。"

四、注意虚中夹实的错杂情况

凡因虚致病者,一般皆当以补虚为主,但因病致虚者,每多虚中夹实,必须同时治其病,甚至侧重以治病祛邪为主。因病不愈,虽投补剂亦难以受益,甚至误补益疾。如因癥瘕所致之干血劳,采用祛瘀生新法,通过治病使其正气得复,此即仲景治疗虚劳干血瘀结用大黄䗪虫丸缓中补虚之意。张子和对此解释为:"癥结尽而营卫昌。"至于风湿病伴发恶性肿瘤的难治之疾,如其病不愈,纵投大量补剂,亦收效甚微。提示虚中夹实之证,应该注意补虚毋忘治实(病)的要求。

另一种情况，就是在正虚的基础上，因气虚卫弱复加感受外邪，导致正气更虚，甚至促使原有疾病的突变。如风湿热、狼疮性肾炎等皆可因新的感染诱发加重，与《金匮要略》虚劳病篇所称之"风气百疾"类同，治当补虚与祛邪并施，或权衡其主次处理，必要时可先从标治，以免补药留邪。

综上所述，可知虚证亦不可尽用补法。临证对正虚夹邪者，固当注意补法复合应用的技巧，处理好补虚与祛邪的关系，但即使单纯的虚证，亦当遵循开合之理配药，补中有开。如补六腑，宜补中寓通，顺应"腑以通为补"的生理特性；治尿浊脾肾两虚证，亦常取通补兼施法；对脾虚胃弱，健运无权者，宜补中寓消，消补并行，如枳术丸等。若正虚邪实，又当寓泻于补，补泻兼施，攻补并行。如治癥积的正虚瘀结证用扶正祛瘀法且攻且补；治胃虚痞满用泻心汤、枳实消痞丸；正虚感邪用补散并行之参苏饮等。说明虚证用补还当参合他法，避免呆补。诚如程国彭所说："一法之中，八法备焉。"

五、虚证用药须辨证

由于虚证用补法必须针对阴阳气血病损性质的不同，采用不同补法，故有温补、清养、峻补、平补之分。

阳气虚者宜温补，但应以补而兼温，温而不燥为目的，既取甘温补气之人参、黄芪、白术、甘草、鹿角胶、紫河车；又配附子、肉桂、干姜等辛热助火，合为温养阳气之方，添薪助火。若仅扬其火而不添其薪，则其燥烈之性反致耗劫真阴，阴阳两败。

阴虚者宜清养，补而兼清，清而不凉。若偏于苦寒清火，不究火之虚实，不是补水以救火，反致苦燥伤阴，阴不能复。如栀子、黄柏、黄芩、黄连虽有泻火之功，若不与地黄、麦冬、玄参、沙参之类合用，则仅能苦寒清火，而无滋养之功，故丹溪执知柏为补阴剂之说可商。

精血虚者宜峻补，取厚味填精之品以生血化气，此即《素问·阴阳应象大论》所说："精不足者，补之以味。"除一般草木药外，要采用血肉有情之品补其不足。药如熟地黄、枸杞子、山萸肉、桂圆、大枣、鹿角胶、紫河车、龟甲、阿胶、海参之类，临床多用于肝肾虚证。前人有以附子、硫黄之类为峻补者，其说虽可并存，但毕竟属辛热助火之品，非厚味填补之剂。

体质薄弱，老幼产妇之虚证，无明显偏于阳虚、阴虚倾向者，可取平补法，用轻柔小剂调养，缓补图效，以免滋腻壅滞碍胃。特别是对虚不受补，投补而胃不运药，反见脘痞纳呆者，更不能"呆补"。如前人戴思恭即认为，不论脾胃好坏都不可单纯独用甘药，胃弱者应加快脾之剂，如砂仁、陈皮；即使胃强者，在补益气血方中也要加一些补脾药，使其补而不滞。

从上可知，辨证用补是治疗虚证的基本原则。如用之不当，反有误补益疾之弊，必须因证、因人、因病制宜。

六、虚证当重食养调治

对虚证病人及病后的康复调理，应该重视"药补不如食补"的原则，根据虚损的性质，结合食物的气味和所补脏器有选择地食用。一般可分为三类：

温补类：如羊肉、海参、雀肉、淡菜、胡桃肉、栗子、牛乳、羊乳、桂圆等。

清补类：如甲鱼、龟肉、鸭子、黑鱼、白木耳等。

平补类：如山药、莲子、百合、黑芝麻、大枣、燕窝、猪腰等。

第二章 中医病机辨证的临证应用

第一节 "审证求机"是活化辨证论治的锁钥

人身百病，多有形可征、有因可循。求因论治是中、西医诊治疾病的常识，而在中医学这一独特理论体系中，则有更深的含义。"审证求因"是辨证的基础、论治的依据。但必须从临床实际出发，通过对临床现象的分析、总结、推演，寻求病理本质，使之能有效地指导临床实际，故确切地说，"审证求因"的实质是审证求"机"，抓住了病机，就抓住了病变实质，治疗也有了更强的针对性。至于审证求"机"的内容，应重点从内外六淫、病理因素、脏腑病机三个方面着手。对六淫的认识不能单纯视为不正之气，而应从病机上着眼，理解为各种外因和内因作用于人体后在病理过程中的一组反应，把病因和病机、个体差异、地域时限等相统一，这对在外感六淫的基础上认识内生六淫有极为重要的意义。所谓内生六淫，就是对多种因素作用下疾病发生发展过程中表现出来的病理属性，应用取类比象的方法，确定其类别及病理演变。产生疾病的重要中间环节是病理因素，其决定疾病的性质、演变及转归，故称之为"第二病因"，属于病机的范畴。临证当灵活细审病理因素的来龙去脉，即从何而生，有何发展趋势，有何危害，如何防治，这对认识疾病性质、抓主要矛盾、控制病情发展有着积极意义，病理因素大致包括风、寒、湿、火（热）、痰、浊、水饮、瘀、毒等。临证在确定病理因素后，当进而分析病理变化，尤其应与脏腑病机相联系，明晰常用脏腑病机的基本概念和类证鉴别。

周师在 70 余年的医、教、研生涯中，逐步理解认识到最具中医特色的辨证论治体系——理法方药诊疗体系，原本是机圆法活的一种思辨技能，而今却难以与辨证标准化、规范化、量化等要求合拍，虽然当前已经制定有多种病证的诊疗标准、指导原则、指南、路径，在临床执行实施中却难以求得共识，值得令人反思、共商。周师回顾自身临证实践，反复质疑，逐渐感悟到若能应用病机理论指导辨证，似可达到机圆法活的境界，跳出机械僵化的框架，为此周师曾在内科课堂教学中，不断加强病机的系统论述，明确病因与病机两者之间的因果关系、区别和联系，从每个病证的病机、发生、发展、演变、转归，联系与证的相关性，以体现证候的可变性、时相性、交叉复合性，并不是固定不变的程式，同时在实习带教中，开设专题讲授"脏腑病机词汇类证鉴别"，介绍以脏腑为主体的病机辨证，鉴别类证之间的异同及其治法方药，通过临床演示，使教材的规范知识活化为实用技能，证实了"审证求机、辨机论治"是灵活应用辨证论治的重要思辨方法。进而引申为科研设计的立论依据，如曾以"瘀热相搏"这一复合病机证候要素（简称病机证素）为主证，针对不同疾病的瘀热子证，先后立题研究了流行性出血热的"瘀热水结证"、出血性疾病的"瘀热血溢证"、出血性中风的"瘀热阻窍证"、重症肝炎的"瘀热发黄证"及慢性乙型病毒性肝炎的"湿热瘀毒证"等，突显了病机的层次性、复合性，从多方面展示了病机辨证的实用价值及引领作用。

第二节　中医病机辨证的基本要素

张景岳说："机者，要也，变也，病变所由出也。"病机是指疾病发生、发展、变化的机理。其内涵包括病理因素、病性、病位、病势，并由此构成病机辨证的基本要素，即证候诊断的基本要素，简称"病机证素"，交叉组合成为证候的名称。临床依据采集的四诊信息，需从病理因素、病性、病位、病势分析病机，从而揭示疾病发生、发展、演变的规律。

一、病理因素

病理因素是疾病病变过程中因脏腑功能失调所产生的致病因子，又可直接或间接地导致多种病证，故称之为"第二病因"，应注意与病因的区分。从中医学理论体系而言，病理因素属病机概念的范畴。大致包括风、寒、湿、燥、火、热、痰、水、饮、瘀、郁、毒等。病理因素作为病机辨证的主要内容，其中的风、寒、湿、燥、火并非外感六淫的病因概念。无论是外因或内因，作用于人体，皆通过与机体发生一系列反应（邪正交争）而呈现相应的外在表征信息，临证采用取象比类的方法，即可据此分析其病理因素、病位和病性所属，为治疗提供依据。由此可见，内生五邪致病，是凭借"司外揣内"分析、推测而知，皆应归属于病机之"病理因素"范畴。

二、病位

疾病的病位主要在五脏、六腑、经络、表里，也可在卫气营血、上中下三焦等。人体以五脏为中心，配以六腑，通过经络系统外合五体、五官、九窍、四肢百骸，从而组成有机联系的整体，并借助精、气、血、津液的作用，完成机体统一的机能活动。因此，辨别疾病病位所属应以五脏为核心。辨识病位不仅要确定五脏所属，还应进一步分析各脏腑气、血、阴、阳病机变化状态，如肝气郁结、脾气亏虚、心血不足、肺阴亏虚、肾阳虚衰等。

三、病性

病性即病理性质，或病理变化的本质属性。辨证论治首先要从整体上或宏观上把握病变之属性，这是中医临证的基本要求。只有准确辨识病性，方可确立基本治疗原则和治疗方法。疾病的基本病性主要包括阴、阳、寒、热、虚、实，表现有阴盛阳衰、阳盛阴衰、实寒、虚寒、实热、虚热等交叉复合关系。

四、病势

在病机分析过程中，辨识病势是其重要的一环。病势是指病机转化的趋势，即疾病发生、发展、转归等过程中病情的轻重缓急，或邪正交争所致的病机动态演变的趋势。同一病邪可多向转化，导致多种病邪杂呈。既往对病性之阴阳、寒热、虚实之间互相转化、错杂为患的阐述较多，但对其他病理因素之间的转化规律论述尚少。如湿邪化热而成湿热、湿邪得寒而成寒湿、湿郁生痰而成痰湿、湿邪碍气则气滞湿阻、湿郁日久则湿瘀互结等；气滞则有血瘀、水停、湿阻、痰凝、化火等多种转化趋势。

第三节　中医病机辨证的要领

一、把握病机的层次性

辨证论治的实质是"审症求机，辨机论治"。辨证的过程是，不同层次的病机进行推演、分析、归纳的过程。病机分析大致包括基本病机、病类病机、疾病病机、证候病机、症状病机等层次，但最终都必须落实到具体的证候病机，才能确定针对性的治法，依法选方，用药施治。

基本病机反映的是疾病发生、发展与变化的一般规律。尽管疾病种类繁多，病情错综复杂，而疾病的发生总由各种病邪损伤正气，使机体阴阳平衡失常，脏腑、经络、气血功能紊乱。因此，基本病机大致可概括为邪正盛衰、阴阳失调、脏腑经络功能失调、气血失常、津液代谢失常等。

病类病机是指一类疾病或一个系统疾病发生、发展、变化的病机，如肺系疾病的主要病机为肺气宣降失常；心系疾病的主要病机为血脉运行障碍与神志失常；脾（胃）系疾病的主要病机为脾胃的运化功能与升降失常；肝（胆）系疾病的主要病机为肝胆失疏，气机郁结；肾系疾病的主要病机为肾不藏精，气化失司。

疾病病机是指某一疾病发生、发展、变化的机理，如痰饮的主要病机为三焦气化失宣，肺、脾、肾通调、转输、蒸化水液功能失职，津液不归正化；肺痈的主要病机为邪热郁肺，蒸液成痰，热壅血瘀，血败肉腐，成痈化脓。

证候病机是指疾病在某一阶段所表现证候的发生机理，如胁痛肝郁气滞证的病机为肝失条达，气机郁滞，络脉失和。

症状病机是指病人所表现的某一症状体征的发生机理，如咳嗽是由肺气上逆所致，目赤多由肝火上炎所致。

二、明晰病机复合、兼夹的复杂性

病机的多元交叉、因果转化是发病学基础，反映了不同病理因素之间、不同脏腑之间的病机转化、传变规律，是临床辨证必须把握的关键。认识疾病病机的发生、发展、演变、转归，便可理解证候的可变性、时相性、交叉复合性，并非是固定不变的程式。

作为辨证诊断依据的病机证素可由单一病机、兼夹病机和复合病机构成。兼夹病机由单个病机组成，是两种以上的单行病机之间的杂合，虽有主次关系，但无新的质变。复合病机则指两种以上的病理因素互为因果，胶结和合，形成新的致病特质，促使病势的演变发展。如"瘀热"病机不同于单纯的瘀或热，尚有自身的致病特性。病机若是由两个或两个以上的单一病机组成，则要明确其相互关系，如并列、主从、因果、先后等。病机的错综复杂具体表现有多病理因素、多病位、多病势的兼夹和复合。多种病理因素常互为因果，如"风火相扇证"的病机特点表现为"风助火势，火动风生"；"湿遏热伏证"的病机特点为"热处湿中，湿遏热外，如油入面"。多病位即指多脏同病，《素问·玉机真脏论》说："五脏相通，移皆有次，五脏有病，则各传其所胜。"显示了脏腑整体观的特色及病理生理的相关性，如多个病种表现的肝脾、肺肾、肝肾、肺脾或肝脾肾等同病，特别是在急难病证方面的多脏同病探究，对临床有更重要的实用价值。多病势即指同一病理因素，可多向转化，若多因杂呈，则病机转化更是错综复杂多变，因果互为交并，病势演变多歧。

辨识复杂病机，还应注意"无者求之"（《素问·至真要大论》）。在治疗疾病时，要把握病机态势、病机隐潜等特性，着眼于病机中蕴涵的演变发展趋势，因势利导，以提高疗效。如系统性红斑狼疮病初为风毒痹阻，营血热盛，每易损及肝肾之阴，故治应兼以滋养肝肾。对无证可辨之病，可依据已有的认识，并借助实验室检测指标。如高尿酸血症，往往体检发现，平素并无不适，可从湿浊瘀阻辨治，予化湿泄浊、活血通络之剂，湿浊泄化则血尿酸亦随之下降。《金匮要略·脏腑经络先后病脉证》所述"见肝之病，知肝传脾，当先实脾"的原则，也体现了辨析隐潜病机的临床意义。

三、区别病机的同一性与差异性

同病异治、异病同治是中医辨证论治特色在临床的具体体现，而病机的异同是其治疗的依据。此意即病同证异者，治法亦当有异，同中求异，注意疾病的个性；病异证同者，治法亦基本相同，应异中求同，把握疾病的共性。

症状相同病机不同，故病机有差异性。但不同症状也可有相同的病机，故病机又有同一性，如《素问·至真要大论》病机十九条"诸暴强直，皆属于风""诸痉项强，皆属于湿""诸热瞀瘛，皆属于火"等，即同类症状，有属风、属湿、属火，此为相同症状中求不同；又如"诸呕吐酸，暴注下迫，皆属于热""诸腹胀大，皆属于热""诸转反戾，水液浑浊，皆属于热"等，尽管临床症状各异，但病机属热，此为不同症状中求相同。同一疾病，由于病机不同，呈现不同的证候，治法方药各异，如同为痹证，皆由风寒湿热侵袭所致，亦有风胜、寒胜、湿胜、热胜的区别，因而类风湿关节炎有风寒湿痹、风湿热痹、寒热错杂的不同；再者，同一疾病，即使证候类同，亦往往同中有异，存在个体特异性，如类风湿关节炎女性产后起病多兼气血不足、老年发病多兼肝肾亏虚。不同的疾病，因病机相同，可见相同的证候，如头痛、眩晕、中风皆可由肝阳上亢所致；系统性红斑狼疮、皮肌炎、干燥综合征、白塞病等风湿免疫病，临床表现为肌肤红斑，赤丝缕纹，舌质暗红者，可从瘀热痹阻辨治，用凉血化瘀之犀角地黄汤加味每获良效。

临床实践表明，基于病机的同病异治、异病同治理念，不仅适用于中医传统的病证名，还同样适用于西医学的病名，只有提高病机辨析的准确性，遣方用药方可精准，此即《素问·至真要大论》"审察病机，无失气宜"及"谨守病机，各司其属"之意，是值得重视的临证思路和研究途径。

第四节　中医病机辨证的具体应用

中医病机辨证体系的构建是以病理因素为主导，病机证素为条目，症状体征为依据，病性病位为核心，脏腑理论为基础，多元辨证为内涵，活化辨证谋创新，提示治则为目的的，真正体现了辨证论治的灵魂。

一、抓纲带目，倡建病机十三条

周师从宏观整体层面上，根据病理因素的不同特性和临床表现，结合病位、病性、病势，倡建病机十三条，即风病善变、寒多阴伏、火热急速（温暑同类）、湿性缠绵、燥胜伤津、郁病多杂（气病多郁）、瘀有多歧（血病多瘀）、痰证多怪、水饮同源、虚多久病、毒多凶顽、疫为戾气、多因复合（风火相扇、湿热郁蒸、痰瘀互结、瘀热相搏、燥湿相兼、虚实相因、寒热错杂等），以此为病机证素的主要条目。体现了"证"是病机单元交叉组合的客观现象，能反映病机的动态演变。

二、突出重点，以疾病病机为主体

病证结合是目前临床的基本诊疗模式，辨病与辨证相结合是临床医疗的必然要求。临证在辨证论治为主导的前提下，还应重视辨病，此包含明确中医病名和西医病名，西医学的病名诊断与中医学的以证名病应相互联系，深化对疾病的认识。辨证治疗可补充辨病之不足，辨病则有助于掌握不同疾病的特殊性及发展、转归，并结合病的特异性进行处理。因此，中医病机辨证体系构建应以疾病病机为主体，从宏观整体层面进一步延伸至具体病证。

病机证素是识别证候的病机要素，通过对症状、体征的辨析取舍，提取可供辨证的病机要素组合成证候名，使病机与证候做到有机的统一。从临床实际而言，病机辨证的基本点在于疾病的证候病机。具体实施应以"病机十三条"为纲要，在此基础上建立每个疾病的病机证素主要条目，制定病证的病机辨治方案，指导临床应用。

三、病证病机辨治方案的内容

首先应精练论述该病证的概念、病理要点、临床特点、治疗原则，以助理解与病机证素的相关性。次以病机证素为条目，各条目下列有辨证、病性病位、病势演变、治法、方药范例、加减、临证备要诸项。为突出临床实用性，将辨证内容分列为特异症、可见症、相关舌脉三部分，根据"但见一症便是，不必悉具"的启示，尤以特异症为重点；阐述病性、病位、病势意在提示辨证的印象；治疗部分列举治法、方药范例、加减及兼夹病机证素的处理，以供参考应用；并列"临证备要"，以加深实践启悟；附加病案举例，学以致用。以类风湿关节炎为例，病机证素条目有风寒湿痹、风湿热痹、肝肾亏虚、气血亏虚、痰瘀互结。风寒湿痹条目下的特异症为关节冷痛、遇寒痛增、得热痛减；可见症为四肢清冷、关节怕冷、关节拘急疼痛；舌脉表现为舌质淡或淡红、舌苔薄白，脉紧或迟。病性属实，病位在肢体关节，病势演变多为寒郁化热，而呈寒热错杂。治宜祛风散寒，除湿通络，方选薏苡仁汤，并根据风、寒、湿三者之偏盛加减用药。再如腰痛的辨治方案，其病机证素条目有寒湿留着、湿热壅阻、瘀血阻滞、肾精亏虚。瘀血阻滞条目下的特异症为腰痛如刺如折、痛有定处、日轻夜重；可见症为痛势轻者俯仰不利，重者不能转侧，痛处拒按，或伴血尿；舌脉表现为舌质紫暗或有瘀斑，脉涩。病性属实，病位在腰府，病势演变多为血瘀气滞，久病伤肾，呈现虚实夹杂。治宜活血化瘀，理气通络，方选身痛逐瘀汤、抵当汤，若有血瘀络损、气机阻滞、肾虚精亏、兼夹风湿等症情应加减用药。仅以上述条目的主要内容为范例，可举一反三。

　　总之，中医辨证体系的研究应突破还原论的线性思维，从治"人和人的病"的视角，建立符合中医学理念和方法学精髓的诊治思维，彰显中医认知疾病的原创思维模式，更好地指导临床实践，以应对疾病谱的变化，解决临床新问题，适应社会需求。《医经小学》曰："学医之初，且须识病机，知变化，论人形而处治。""审证求机，辨机论治"是灵活应用辨证论治的重要思辨方法，病机辨证所制定的治疗方案是提供原则性的指导，并未规定固定的证型、方药，旨在综合运用基础理论知识，通过病机的思辨分析，使基础理论转化为临床实用技能，显示中医学实践性强的特色。周师倡议构建病机辨证新体系，使辨证论治的诊疗特色从源头上得到活化，打破目前僵化、教条的辨证分型论治模式，回归到临床实践，走中医继承发展、自主创新之路。

第三章 中医临证技巧

第一节 四诊合参之望、闻、问、切

中医理论只有通过实践，才能体现其价值，没有理论指导的实践，是盲目的实践，更谈不上自主发展和创新。

在临床中，理论与实践的磨合，需要历经一个长期积累、反复思考和探索的过程，才能达到融会贯通，成为实用的知识和诊疗技能，进而推动理论的更新和发展。立足经典，学融百家，博采众长，这是基础；综合应用多门专业知识，构建辨证论治、理法方药、证因脉治诊疗体系是解决问题的基本要素；知常达变，圆机活法是把理论转化为知识和技能的临床技巧。这样才能达到从理论知识到实践技能的熟练运用。

一、望诊

望诊包括神、色、形、态等内容，但尤以色诊、舌诊为重点。

医者初涉临床时往往会认为问诊为四诊的第一位，难以领悟望诊的精髓，久经实践则渐能感悟到"望而知之谓之神"的真谛，而"五色诊"的启示，尤胜于望神情、望形体、望动态。

1. 色诊

色诊亦称"五色诊"，以观察面部的色泽为主，其他部位也可类推。观察面部色泽的荣枯，可以测知脏腑气血的盛衰，因为十二经脉气血皆上注于面，在病理情况下也有其相应变化。不论五色如何，分辨其善恶的共同基本特点是：善者明亮、含蓄，恶者晦暗、暴露。

同时，还当进一步联系八纲辨证，掌握病变的不同性质。例如：面见赤色，属实者面目红赤，属虚者两颧潮红；面见青色，属寒者面色青苍，属热者面色青赤。

《素问·五脏生成》记载了根据面色判断病人的吉凶善恶，指出"青如翠羽者生，赤如鸡冠者生，黄如蟹腹者生，白如豕膏者生，黑如乌羽者生""青如草兹者死，黄如枳实者死，黑如炲者死，赤如衃血者死，白如枯骨者死"，这些颇为具体。

在特殊情况下，还可根据脏腑在面部的分属，结合五色的不同，以测知某一脏腑的病变及其相互之间的生克顺逆。但应以面部整体色泽为主，分部位察色为辅，不可机械对号，确有特异表现者可参合辨析。《黄帝内经》对面部分候五脏的具体方法有二，《素问·刺热论》以额部候心，鼻部候脾，左颊候肝，右颊候肺，颏部候肾，似较《灵枢·五色》分候法简要。

望目是望面时的一个重要方面。既要看两目有神、无神，明亮、浑暗，还要注意其病理特征。目胞浮为风邪犯肺或脾虚湿蕴；目胀睛突为肝经火郁、痰瘀阻络；斜视为风火；直视、上视为痰浊上蒙神窍；两侧瞳孔大小不等为颅脑血瘀；目睛色青而视物转动灵活多属肝旺体质；目赤充血多属心肝火盛；两目深黄多为肝胆湿热；目睛及眼睑淡白少泽多为血虚；目眶暗黑者多属痰瘀、肾虚；目睛内眦见黄色瘤斑者为痰浊瘀结。

2. 舌诊

舌诊主要是观察舌体的舌质、舌苔、形态及其润燥。由于五脏之脉皆络于舌，赖气血津液上输濡养，故通过舌诊可以观察到病变所属脏腑的虚实、气血的盈亏、病邪的性质及浅深。望舌苔要注意舌质和苔色的变化。舌质淡红为平人，淡白为气血亏虚，红绛为热盛伤阴，青紫为血瘀。苔色有白、黄、灰黑之分，白苔主表、主寒，薄白而润为常人；薄白而干为表证津伤；薄白而滑为寒湿；厚白为湿浊、痰饮、食积；腐苔为湿热秽浊上蒸。黄苔主里、主热，薄黄为邪热未盛，初传入里；黄腻为湿热内蕴或食积化热；黄而黏腻为湿浊痰热胶结；黄而干燥甚至焦黄者为燥热伤津；淡黄润滑者，多为湿蕴痰聚。苔灰黑，质干者主里热，质润者主里寒；白腻灰黑，舌面湿润为阳虚寒湿、痰饮；黄腻灰黑为湿热久蕴，焦黑干燥为热极津枯。同时，还要观察苔质的润燥，以测知体内津液盈亏和输布情况。

临证对舌诊的辨析，还应注意以下几点：

根据外感内伤，分别掌握其重点。外感急性热病重在观察舌苔，以了解病性的寒热，邪正的消长进退。内伤慢性杂病重在观察舌质，以了解脏腑气血虚实，证候特征及病机的属性重点。

同一舌苔，在邪正虚实寒热方面，有轻重深浅的差别。如舌苔白腻病属寒湿，但白腻的程度悬殊较大，必须依此判断湿邪的轻重；同一黄腻舌苔，病属湿热，如深黄厚腻者为湿热深蕴，中部聚积成腐者又有夹滞之候，若干燥少津，则为已有伤阴之机。

判别病机属性真假。黑苔如黑而润滑者为阴寒内盛，有水极似火之势；若黑而燥裂有刺者，又为热极之证。

注意病机的错综夹杂。如舌苔黄白相兼多为寒热错杂，或温邪由表初传入里，表里同病之候；舌质光淡少津者，多为正虚气阴两伤之象。

鉴别舌面五脏分候法。一般以为"舌尖主心，舌中主脾胃，舌边主肝胆，舌根主肾"（《笔花医镜》）。临证虽有参考价值，但不可机械。

概而言之，舌与心、胃病变关系密切，因舌为心之苗，观舌尖部位的色质，多能显示心经的病候；舌为胃镜，舌苔是由脾胃之气上蒸而生，故观苔之色质，多能显示脾胃的病候。至于肺的分属部位，虽无明确界定，如结合《伤寒指掌》胃经分候法，似当界于上脘舌尖与中脘舌中之间，上脘病涉心肺，中脘则关乎肺胃。

观察舌体形态，亦是重要的一环。察老嫩以辨邪实或正虚；视胖瘦以辨阳虚、水湿或阴血亏虚；舌有裂纹者为精血、阴津亏耗；点刺舌为脏腑热盛；舌边齿印为阳气虚衰，水湿内蕴；舌体暴萎为热极阴伤，久萎为气血虚衰；舌强为热盛伤阴或风痰阻络；歪斜为内风夹痰，瘀阻络脉；舌卷缩为寒凝络绌、痰阻舌根或热伤津液；舌下络脉粗胀青紫为血瘀。观察舌苔、舌质、舌态，虽各有不同的病理重点，但临证必须综合分析，方能提高辨识的准确性。

二、闻诊

闻诊是通过听觉和嗅觉，了解病情，提供辨证依据的诊察方法。

1. 听声音

如果语声嘶哑，甚则失音，暴病突发者多实，久病积渐加重者多虚，或正虚邪实。谵语、狂言属实，多为痰火瘀闭；郑声、独语多属心气大伤，或气郁痰阻；舌强多因风痰阻络。喘而痰涌声高气粗为实；喘而气怯、动则加剧为虚。少气或气少不足以息、声低不足以闻属虚，不同于短气之气急短促，息数不相接续。咳嗽频剧、阵发、声高气急，多属外感实证；咳嗽轻微间作，声低气怯，多属内伤虚证。久咳致喘者，则夜卧咳剧持续不已，少气不足以息。呕吐应辨食入即吐，朝食暮吐，吐势缓急等以分虚实。呃逆声高而频作属实，声低气怯无力、断续时作多虚。

2. 嗅气味

如口出酸腐臭气为胃肠积滞；口中腐臭，牙龈糜烂为牙疳；热病口臭喷人或汗气臭秽为热毒炽盛；病体有尸臭味为脏气衰竭的危候等。结合辨病而言，如尿毒症的口中尿臭、肝昏迷的肝臭、咳吐血的血腥味等。

在临证时还应采取现代相关检测手段和方法为我所用，延伸我们的感官，获取更多的信息。如用听诊器检查心肺病变、听肠鸣音；用血压计测量血压等。

进一步来说，听患者诉述病情，了解其所苦，亦与闻诊密切有关。

三、问诊

问诊是四诊中最需下功夫的一环，也是初涉临床时的基本功，张景岳创"十问歌"，提出问诊的要领，颇具规范性，但临证不可刻板对待，应有目的地重点探问，围绕患者主诉，突出的主要症状、体征，深入了解其特点以及可能发生的兼症，了解病情的发展及诊治经过，以提高判断的准确性。

特别要理解中医问诊的目的主要是为了辨证，不同于西医学的辨病。如问寒热，要问清是恶寒发热及寒热的轻重主次，是但寒不热、但热不寒或寒热往来，发热是壮热还是潮热、身热不扬等，以辨病位、病性。问疼痛要问清是胀痛、走窜痛、刺痛、固定痛、冷痛、灼痛、绞痛、隐痛、空痛等，拒按还是喜按，以辨寒热气血虚实，从而为治疗提供重要的依据。

同时还须注重内外环境、气候、居住地区、生活及饮食嗜好、性格情绪、体质类型等与疾病的关系，针对妇女、小儿等不同对象，详察细辨。

在问诊时切忌给病人以暗示和误导，尤其与情志疾病病人的交谈，"诈病"者的假诉，要有所识别取舍。

四、切诊

切诊主要含脉诊、触诊两部分。

1. 脉诊

脉诊非常重要，但切忌夸张到神秘不可捉摸的程度，如凭脉即可知病，更不应妄自否定诊脉的客观价值。

脉诊首先应当了解如何调息，如何下指，以及掌握三部、七诊、九候、五十动的基本要求。三部脏腑取诊法需要了解脉与时令、个体、饮食、生活、情志的关系，正常平脉的形态等，然后才能识别有病之脉。

脉象的分类，一般说来有二十八脉（浮、沉、迟、数、滑、涩、虚、实、长、短、洪、微、紧、缓、弦、芤、革、牢、濡、弱、散、细、伏、动、促、结、代、大）和十怪脉。为了便于临床掌握，前人也做过不少比类、对举、归类工作，选择主要的若干脉象作为纲脉，如滑寿的浮沉迟数滑涩六纲，也有再加虚实或短长而称八纲的。

脉诊结合临床体会，尚须注意下列几点：

（1）兼脉

临床所见，脉象单见者少，兼见者多，凡属兼见之脉，必须区别主次，综合分析。

（2）脉症合参

根据《黄帝内经》所说"色脉合参"的道理，把脉象与其他症状联系考虑，互相对比，肯定问题，解决疑点，决定顺逆。既要"凭脉辨证"，也要"舍症从脉，舍脉从症"，分别真伪，认清本质。

（3）掌握病机演变

脉诊不但要求"凭脉辨证"，认清现在症状的病理变化，还应在这个基础上，进一步了解疾病的发生、发展、演变、转归。例如无病之人，脉见结代者，为"脉病人不病"，真藏之气已伤，将有暴病之变；阴证脉见沉细的病人，忽然暴出虚大脉，为阳越于外，有脱变的危机；阳证脉来洪数的病人，忽然脉转沉细，为阳病入阴；眩晕患者脉见弦劲搏指者，势将内风上旋，有暴中的可能。

作为一个现代中医医师，既要掌握诊脉的基本操作规则、基本知识，更要在实践中加深体会，逐步提升辨识有病之脉的能力。不能轻率地认为诊脉仅是为问诊提供时间的一种形式。持上述认识者，关键在于陷入诊脉不能辨病的误区，没有把辨证作为立足点。

另一方面，诊脉辨病也有特异性。心主血脉，血液的原动力在心，因此，心血管系统病变，又往往能显示病的特异性，如结代、十怪脉中的某些脉型，就能直接反映心脏病所引起的心律失常，高血压病动脉硬化者多见脉象弦滑，劲而不和之象等。

即使西医在检查脉搏发现有异常表现时，亦常注意描述其特征。如主动脉瓣关闭不全脉见骤起骤落者，称为"水冲脉"，这颇与中医所指大失血后的芤脉类似；因左心功能不全而脉见强弱交替者，称为"交替脉"，与中医脉诊所描述的"乍大乍小"意义类同。由此使我们感悟到，对具有中医诊查特色、自成理论体系的脉诊何能轻易言玄？只有进一步应用现代手段和方法，加以研究，才能有所发展提高。

2. 触诊

包括胸腹、四肢、皮肤等部位，但在临床上尤以胸腹部触诊的意义最为重要。

（1）按胸胁

胸膺为心肺之所居。如胸部胀满，甚至隆起，手击音清者多属肺胀；手击音浊者多病痰饮。手触虚里搏动过剧者为宗气外泄，心气衰竭之候。两胁为肝经之分野，肝胆位居右胁，脾胰居左，若肝病癥积，脾患痞块等则触之质硬，皆有形可征。如两胁连及腰肾区出现叩触酸痛不适者，还可能与肾有关。

（2）按脘腹

脘在心下、上腹部，属胃所居；大腹当脐，属脾，大小肠所主；小腹在脐下至耻骨，属肾、膀胱、胞宫；小腹两侧为少腹，属肝所主。病则有相应部位的症状、体征。

（3）触查胸腹

一是要了解有无痞满、疼痛、包块、肿胀等及其所在部位；二是要了解其拒按、喜按、怕冷、恶热、固定不移、气窜不定、刺痛、气胀及与饮食饥饱、二便等相关症状的关系；还要了解妇女经带胎产情况，以辨虚实寒热气血，进而识别不同疾病的特异症状。

第二节　中医辨证的思维方法

一、辨证的概念及重要性

辨证就是辨别、识别证候。中医的"证"相当于西医的诊断，它是中医关于疾病发生、发展过程中把握疾病某阶段本质的一种概念。换言之，就是为了达到明确诊断而进行的思维——在全面而有重点地搜集病史、症状、体征等四诊素材基础上，运用中医基本理论，进行分析、推理，去粗取精，去伪存真，由表及里，综合判断，以得出相对合理的证候诊断，掌握有关病因、病位、八纲属性、病理变化等综合概念。其重要性正如《临证指南医案》所说："医道在乎识证、立法、用方，此为三大关键……然三者之中，识证尤为紧要。"一般而言，要想应用中医药手段取得理想的疗效，仍必须有科学的、合乎逻辑的辨证分析，确立正确的证候结论。

二、辨证的主要思维方法

辨证的思维方法主要是应用中医基本理论对四诊素材进行分析筛选、分类排比。从认定主症开始，深入剖析其特点，理出证的初步线索，识别疾病的证候。以疼痛为例，要分析其部位、性质、程度、加重或缓解因素等。如痛在胃脘者，询知其既痛且胀，痛势隐隐，得食可缓，局部喜暖恶冷等，即可得出"中虚胃寒气滞"的初步印象。然后全面回顾四诊所得，扩大思路，寻求对初步印象的支持。出现不符合初步印象的证候也要认真推敲，或扩大内涵，或相互排除假象。主症无典型线索可辨时，可采用反面论证、逐一排除的方法。必要时还可通过试探治疗，等稍后再做进一步结论。

三、病、证、症之间的关系

要明确疾病、证候与症状三者间的关系。一般说，有病始有症，有症方可辨证，有证乃知病，一病或有数证，一证每有多症。症是外部表现，证是内在本质的时相(阶段)概括，病是证的转化沿着一定规律进行的总体轨迹。辨病（包括西医的微观手段）有利于认识疾病的个性，掌握疾病发生、发展的特殊规律，把握疾病的重点和发展趋势，有利于制定总的治疗原则，也有利于治疗没有症状的疾病。证比症深刻，比病具体，证是一种倾向于重点揭示某一阶段特定人体病理生理机能状态的综合性诊断概念。故曰病不变而证常变，病有定而证无定。不同的病可有相同的证。总之，病、证、症三者既有区别又有联系，临诊时必须处理好它们之间的关系，一般是在分析症状的基础上认识疾病和辨别证候，在识病的同时辨证。辨证是中医理论指导临床治疗的核心与灵魂。

四、辨证与辨病的关系

中医学对许多疾病的诊断均以证为名，反映了辨证论治的诊疗体系和同病异治、异病同治的基本精神。证在横的方面涉及许多中医或西医的病，如咳嗽，就是感冒、肺炎、肺纤维化等多种肺系疾病常见的主症；胃脘痛，是溃疡病、胃炎、胃痉挛、胃下垂等病的主症。通过辨证就能突出疾病的主要矛盾，给予相应治疗。尤其在辨病较困难的情况下，有时可通过辨证取得疗效，解决问题。因此，不可简单认为以证名病无明确概念和范围，难以表明病的特异性，而转向单一的辨病诊断。

此外，必须明确中医学自身的病名诊断。要根据四诊认症、辨病，分析内在病变机理，反映病的特异性及其发展转归，为施治提供依据。但是，这些又不完全与西医学之辨病治疗相同，因为它既要针对某个病的共性及基本规律进行治疗，又要结合个体及不同证候分别处理。由此可知，中医学的"辨病施治"与"同病异治"，两者还有相互补充的关系。如干燥综合征的治疗主法为滋阴生津，但还需辨证予以滋阴降火、凉血化瘀、益气养阴等法，这就体现了辨病与辨证的有机结合。反之，不同疾病在同证同治时，也应针对各个病的特殊性而区别对待。

再者，在辨病的要求上，还有一个西医学的病名诊断问题，它与中医的以证名病可相互补充。辨证治疗可补充辨病之不足，辨病有助于掌握不同疾病的特殊性及发展、转归，并结合病的特异性进行处理。但这种双重诊断只可并存，而不宜对号入座、生搬硬套。如胃脘痛不单纯是溃疡病，而溃疡病也不仅以胃脘痛为主症，还可见吐血、呕吐。当然，在大量临床实践基础上，也可通过适当对照联系，使中西医之部分病名互通，以趋于一致。同时，还应汲取西医学的部分病名，补其不足，为我所用。在掌握西医学基本概念的基础上，通过临床实践，将其上升到中医理性认识的高度，总结出辨治规律，使之适应医疗实践的需要。

总之，中医的辨证和以证名病，与其自身理论体系和临床实际密切联系，但同时也有辨病要求。那种认为中医只有辨证，而辨病仅是指西医病名诊断的观点，是不够全面的。应防止以西套中、以西代中的倾向干扰中医的临证思维。

第三节　中医辨证的内容

一、辨病名

根据中医有关病名的认识，抓住主症（可有一个或若干个）及其临床特点，确定可能的病名尤其是非症状病名，有利于针对疾病特点进行分别治疗。如有些病在一定阶段都可表现为湿热内蕴证，但黄疸宜用茵陈蒿汤，泄泻宜用葛根芩连汤，狐惑病则宜用甘草泻心汤等。这些方药的治则虽然基本相同，但对病的针对性是有区别的。

二、辨病因

辨病因是根据中医有关病因的理论，抓住发病的季节、环境，发病前后的有关因素、生活习惯等推理而得；或从证候表现以"审证求因"，作为病理分析的基础，结合病程新久，分清外感或内伤的类别，以决定采用哪一种辨证方法（如六淫、卫气营血、六经或脏腑经络、气血）。同时，疾病又是病因与机体相互作用的结果，了解病因对治疗有直接的意义（病因学治疗，如痨虫蚀肺的要抗结核），即消除病因造成的病理后果，如郁怒可以伤肝，肝病可能出现肝气、肝火、肝风等病理转归，治疗可分别采用疏肝理气、清肝泻火、平肝息风等法。

三、辨病位

根据中医病位的认识（如表里、卫气营血、脏腑、经络等），从证候表现判断病变所在，了解涉及的有关脏腑，有利于进一步分析病机，提供"归经"用药的依据，提高了选择同类药物的针对性。如火盛所致出血，肺热咳血可选黄芩、知母、桑白皮、地骨皮，胃热吐血可选生石膏、黄连、地榆、生地黄，肠热便血可选槐花、地榆、荆芥炭、侧柏叶，肾、膀胱热导致的尿血可用黄柏、瞿麦、大蓟、小蓟等。

四、辨脏腑病机

根据中医有关脏脏、气血等生理功能和病理变化的理论，抓住临床表现，分析综合证候的发生机制，了解脏腑、气血失调状态下的病理演变，可以掌握证与证之间的转化规律，对指导当前治疗和制定下一步诊疗计划有重要作用。

如外感咳嗽可表现风寒袭肺、风热犯肺等证，但肺除主气司呼吸、调节卫气外，尚有通调水道、治节血脉等功能。若邪壅肺气，肺失通调，可以出现水肿病。如反复感邪，久咳迁延，损伤肺气，肺失治节，可以发展为咳喘、痰饮，后期还可导致心血瘀阻之证。

总之，一个脏腑有多种生理功能，一种疾病可以只涉及其中一种功能失常，也可在同一阶段或不同阶段表现为若干种病理生理变化，复杂的疾病涉及多种脏器，则可有更复杂的病理生理改变。

五、辨病理因素

根据中医有关病理因素（如痰、饮、火、瘀等）的理论，抓住某些证候表现（包括可见的病理产物与特征）进行推理。病理因素不仅直接致病，还可以在疾病过程中成为病因，促使病情日趋恶化。因而了解病理因素，消除它的存在进而切断疾病发生、发展的因果交替环，对促使疾病痊愈有重要意义。

值得强调的是，辨证的关键必须以脏腑病机理论为主导，根据主要症状特征，把握病机所属，辨清病理因素及其多元复合关系，以病机证素为辨证的客观依据，使辨证更加灵活，切合临床实际，不致僵化。

六、辨病理属性

根据八纲辨证的理论，抓住证候特点进行推理、综合。八纲是中医认识疾病性质的一种最基本归类法。除表里两纲属于病位外，不同疾病可以表现阴阳寒热虚实的共性，同一疾病在不同个体和不同阶段也可有寒热虚实的不同演变，且多交叉复合为病。

了解疾病的八纲属性，是决定同病异治和异病同治的关键。

如咳嗽或秋燥、风温后期表现肺阴不足证，均可采用滋养肺阴的方法。又如尪痹在不同阶段及不同的个体可有不同的病理属性，发时多属邪实，当辨寒热，分别治以温经散寒或清热通络；后期多属虚实夹杂，当辨肝肾阴阳气血亏虚，治以温养或滋养。

七、辨标本关系

根据中医的标本理论，对有关因素及矛盾进行分析，找出那些在疾病全过程或某阶段中决定疾病进程、影响全局的主导环节，正确把握各种因素之间的联系与转化。对治疗复杂疾病（即存在复合病理因素、多病位以及对立的八纲属性等疾病），解决主要矛盾，恰当处理次要矛盾，提高疗效，起着主要作用。故《黄帝内经》有"不知标本，是谓妄行""知标本者，万举万当"的说法。

八、辨转归、预后

在以上多方面分析的基础上，根据中医疾病学的知识和经验，并参考西医学的有关知识，结合病变过程中出现的重要症状、体征，作出以下两方面初步估计：疾病的转归，在发病学的预防和治疗上有一定意义（如懂得肝病可以传脾，则不但治肝还需实脾）；疾病的预后，便于及时采取措施而使治疗处于主动地位。

以上是我们在辨证分析中需要认真把握的内容，但必须说明：根据以上的某个项目，并不可能会得出完整的结论（如病因和病名就经常有难以明确的情况），同时在临床应用时，各个项目的重要性及其主次作用也可因病而异。

第四节　知常达变，掌握证的五性

证的五性即特异性、可变性、交叉性、夹杂性、非典型性，掌握证的五性对于提高辨证的精确度、加强辨证的预见性大有裨益。

一、特异性

证与证都是互相区别的，每一个证的概念都有其特殊内涵，即特异性。但从组成证的各个症状和体征看，其中不少既可出现在本证，也可出现在他证，并非均带有特异性。在临证中，要特别重视组成此证的特异性症状和体征，以及这些特异性症状、体征的特异程度和数量。临床实际所见之证，也存在特异性程度的差别。对特异性程度较低的证的治疗也不能忽视。如外感少阳证，须具备口苦、咽干、目眩、往来寒热、胸胁苦满、脉弦等症。若分解看，往来寒热的特异性价值明显高于其他，临床即使有口苦、咽干、目眩、脉弦等数症也不能轻易断为少阳证。如周师曾治一例肝癌患者，肝功能异常，肝脏肿大，腹水明显，治疗时抓住患者舌质光红无苔、口干少津的特异现象，重用养阴的生地黄、天冬、麦冬、玄参、鳖甲等甘寒、咸寒药，伍以清热解毒、凉血化瘀之品，治疗后水消胀缓。后据症化裁，前后服药 2 年，肝功能正常，随访 5 年患者健在。

二、可变性

证是具有时效性的诊断概念，随着时间推移，证之间可以相互转化。相比而言，较西医诊断的时相概念要强烈得多。在急性病中，证旦夕可变。即使慢性病，随着患者的体质内环境、治疗等外在条件的不同，也可错综演化。在许多情况下，注意掌握证势、病势，也是可以预见证的可变性的。

所谓证势，即指一种证向另一种或若干种证转化的通常趋势。如肝气郁结可化火、生痰，故气郁证每多转化为气火证、痰气郁结证等；在外感疾病中，卫分证可向气分证传变，气分证又可向营分证、血分证传变等。但因证势在很多情况下尚不足以把握疾病转归，故必须兼顾探求病势的问题。所谓病势是证势的特殊规律，即指一些疾病，其证的转化有自己的特殊趋势。如肺痨病的肺阴不足证往往出现在初期，而风温病的肺阴不足证则多见于恢复期。

三、交叉性

交叉性即两类以上证候的互相联系、并见。其交叉组合形式多样，在八纲辨证方面如气血两亏、寒热互结、表里同病；在脏腑病位方面，如肺肾阴虚、肺脾气虚；在病理因素方面，如气滞血瘀、湿热内蕴、痰瘀交阻等。其辨治要点是确定两者的轻重缓急，以明确治疗的主次先后。有的应抓病变重点，如肺肾阴虚重在治肾，肺脾气虚重在治脾。有的应抓病机主次，如气滞血瘀之胁痛，气滞突出用柴胡疏肝散，血瘀明显用复元活血汤。如《伤寒论》治疗痞证之半夏、甘草、生姜三泻心汤，因属寒热错杂，故既用苦寒泄热的黄芩、黄连，又配辛温散寒的生（干）姜、半夏。

四、夹杂性

所谓夹杂性即指两种或两种以上的疾病并存，并由此产生两类或两类以上的复合性证。其辨治要点是把握标本主次，或标本兼顾，突出重点，或遵"间者并行，甚者独行"的原则论治。如病人同时有胃脘痛、失眠，证属肝胃不和、湿热中阻、心肾不交，治疗当根据病人的具体情况，或以疏肝和胃为主，或以清化湿热为主，或以交通心肾为主，或三者同时予以兼顾，治当把握标本，分清缓急。

五、非典型性

非典型性是指证应该出现的特异性症状在数量和程度上表现不足，即不符合常见的典型症、征。对于证的非典型性的辨识，应注意证的发生、发展、转归的全过程，把握初期性证、过渡性证、隐伏性证与轻型性证，避免辨证的局限以及用药的浮泛。

1. 初期性证

初期性证指疾病初起时的阶段，病证特有的症状尚未显现，缺少特异性。如风温、咳嗽、悬饮初期均可有风热犯肺证的过程，若不从发展趋势深入分析，不结合辨病，统予疏风清热宣肺，必然针对性不强，难以阻止其发展。

2. 过渡性证

过渡性证又叫临界性证，是病情由一证向另一证转化发展过程中出现的似此似彼的证候。如中风虽无明显昏迷，仅见半身不遂，口角歪斜，但神志时清时昧者，为介于中经络和中脏腑间的证候，似可称之为"半经半腑证"。这种情况神志既可由昧转清而表现为中经络证，也可进一步发展至内闭神昏而见中脏腑证。周师曾治一顽固喘咳的患者，表现为典型的小青龙汤证，药入缓解，而背寒易汗气短，转为肺气虚寒证，治疗后病情稳定。逾年复发，服温化剂不效，患者烦躁，唇起火疮，舌质较红，在小青龙汤基础上加石膏而服之喘止，说明寒饮伏肺证既可转见虚寒，亦可寒郁化热。据此可知，临床必须及时抓住病机演变趋势，予以相应治疗。

3. 隐伏性证

隐伏性证又叫"潜证"，其特点是临床症状极少甚至无症可辨。对此需注意从病史、舌、脉、体质、个性、喜好等细微处探索，并借助理化检查，参照疾病的基本病理进行辨证论治。如痛风处于间歇期时，只有凭借病史及一般情况推测其病发时证候，按照"平时治本"的原则立法选方。通过治疗隐伏证而达到防止发作或减轻发作程度之目的。

4. 轻型性证

本证由于症状不著，存在轻重程度的差异而缺乏典型表现。如有些间质性肺炎患者肺阴虚症状不重，仅有轻微咳嗽或略觉乏力；又如肺动脉高压患者之气虚血瘀症状不显，仅偶感胸闷、气短等。临证对轻型证候亦不可忽视，因它虽然反映病情的轻浅，但也可能成为严重疾患的不典型表现，仍需要高度警惕，仔细辨析。

另外，证是客观存在的，但在临床上我们面对病人凭主观印象所获得的具体证是否客观存在，则需要慎思。因为有时辨证的依据过分依赖主诉症状，少数可供参考的体征如脉象、舌象也可能接近正常或不具有特异性。

从患者的角度看，主诉是受主观感觉支配的，患者的耐受性、表达能力各有不同，还有各种社会、心理因素可以影响或扭曲主诉；对医生来说，认症问题——如舌是否红、是否紫？脉是否弦、是否滑？也有一个敏感性和标准化、客观化问题。故临床所获得的证，不可否认存在客观性强弱的问题。一个证候（尤其是主症）不仅出自主诉，还同时得到其他三诊（望、闻、切）的支持，甚至微观检查的证实，则提示客观性强。如主诉心悸而切诊脉律失常，听诊心音或心律有异，心电图、超声心动图等亦有阳性改变等。由较多客观性强的症、征组成的证，自然客观性也随之增强；反之就较弱，可信度降低。对后者适宜小剂、轻剂试探，不必用重剂、峻剂。

第五节 中医辨证要点及影响因素

初接触临床的医生在辨证时遇到困难的原因，绝大多数是不熟悉辨证分析的基本要点。现将辨证要点及其影响因素简介如下，其中某些要求实际是始于四诊过程中的。

一、辨证要点

1. 识主症

首先应确定主症（一个或若干个），因主症往往反映疾病的主要矛盾，故必须抓住，才能有助于得出相对合理的病、证诊断。根据患者就医的主要痛苦，主症一般是容易确定的。但如遇到下面的一些实际问题时，还当结合现代理化检查知识加以分析。

（1）无主症

如健康体检中，CT检查发现肺部有结节，或查血发现尿酸、转氨酶偏高等，这是辨证论治面临的新问题。

（2）主症多端

虽无重要的实质性病变，而主观痛苦多端且多变，令人难以捉摸，如抑郁症之类；也有多种器质性病变，确实存在多种痛苦，而患者本身难以确定主次。

（3）主症与兼症混淆

在疾病的主要矛盾与患者的主观痛苦不一致时，易出现主次不清甚至将主症遗漏的情况。如非典型的黄疸，忽略了目黄、肤黄、溲黄等症，多主诉食少、无力或低热等，易将此当成主症。

2. 抓特点

围绕主症，深入了解其症状特点，推动四诊的深化，这对明确诊断，辨清病位、病理因素、八纲属性等至关重要。

3. 分真假

联系对照主症与一般症状、体征所提示的病理线索，若彼此相符者，属单纯或典型的病例，诊断较为可靠。若彼此矛盾者，则当考虑是否有假象存在、是否是疑难杂病、是否是复合疾病。必须仔细复查和推敲矛盾的主要所在，区别真假，决定取舍。

4. 明缓急

凡初步考虑为疑难或复合疾病者，可按各个（或各组）症状发生时间的先后与演变，明确可能存在的因果关系，衡量各个（或各组）症状的特异性及主次轻重缓急，为治疗提供依据。

5. 定证候

根据全部四诊资料，按辨证的内容项目进行分析、推理、综合。找出共性，掌握这些现象内在的病理联系，确定其证候类别。

6. 观动静

辨证有时还应通过对疾病过程的动态观察、治疗后的效应，采取必要的修正、补充，以加强疗效。在分析和综合的过程中，应力求避免主观性、片面性与表面性，肯定和否定某种结论都要注意逻辑的严密性。

二、影响因素

为了提高辨证的水平，还应着重探讨一下影响辨证质量的因素。初步归纳有以下 4 个方面。

1. 辨证的素材

四诊资料的不足或遗漏、失真，包括病人症状、体征的缺乏，各种原因造成疾病性质的不典型；无法了解病史 (如病人聋哑、痴呆、健忘、昏迷)；病人伪造病史及症状；环境条件的限制，时间仓促以及医者个人工作马虎、草率、责任心不强影响诊查质量等。

2. 辨证的能力

中医基本理论 (特别是脏腑辨证、卫气营血辨证、病邪辨证以及疾病学、症状学的知识) 掌握不够，知识的广度、深度不足，缺乏临床实践经验等。

3. 辨证的思维方法

主观、片面、不熟悉辨证分析的逻辑方法，在素材加工、由此及彼、决定取舍的过程中导致结论错误。

4. 辨证的表达

文不达意，虽有认证的能力而不能在辨证分析中准确和全面地反映，致使辨证不准确。

最后还要指出，这里讲的辨证质量标准，是在中医的理论逻辑与经验范围内而言，由于辨证的依据主要是症状、病证诊断，目前还不可能完全凭借现代科学技术和方法，提供客观物质检查指标 (如理化检查、特殊仪器检查、病理形态学检查等)，故鉴定辨证分析的质量 (水平)，通常只能从治疗效果反证，而两者之间又不是绝对一致的。一般来说，结合现代诊查辨病的技能和方法，可有助于提高临床分析质量，总结辨证规律。

第六节　立法的具体应用

中医辨证论治当分两部分，先是辨证，后是论治。临床既要掌握治疗疾病的总原则，如平调阴阳，治标与治本，扶正与祛邪，防治未病，正治与反治，因时、因地、因人制宜等，还应在治则指导下，把握立法的具体应用，才能符合实际需要。

一、立法是枢纽

没有正确的辨证，就没有正确的治法，如果不懂得从辨证考虑立法，就不可能得出有效的治法。另一方面，立法又是处方用药的根据，没有立法作为指导的处方和用药是盲目的。如果立法正确，虽然选方用药不完全相同，但也可取得同样的效果。

一般而言，辨证是立法的依据，如寒者温之，虚者补之。但在证与治之间，有时也可出现不一致，这与证的轻重、兼夹、变异等有关。如风热表证，用辛凉法时，有轻剂、平剂、重剂的不同；若外感热病，热毒内陷，由闭致脱者，必要时应先救逆固脱，然后再清热解毒等。

以中医学理论体系扩大立法思路，从多途径寻求治法尤为重要。如按阴阳气血的转化互根立法、五脏的相互资生制约立法、邪正虚实消长及其主次立法、疾病的动态演变立法等，如益气生血、行气活血、滋肾平肝、攻补兼施、肝病实脾、肺实通腑，以及所谓隔二、隔三治疗等。

临床对复法的掌握应用对提高疗效尤有重要。复法主要用于证的交叉复合，但即使是单一的证，有时也需通过复合立法，求得相互为用，以形成新的功效，如温下法、酸甘化阴法等。此外，还可借复法取得反佐从治，或监制、缓和其副作用的功效。实践证明，温与清的合用、通与补的兼施、气与血的并调、升与降的配伍等，确能进一步增强疗效，消除一法所致的弊端，如纯补滞气、寒热格拒等，在采取复合立法时，还应按辨证做到主次恰当。

二、八法是立法总纲

在八纲辨证分类基础上，相应地奠定了立法的总纲——八法。临证首先应当学会掌握八法这一基本规律，然后才能根据病情的具体表现而化裁，按照八纲证候的单纯和复杂情况，采用单一或综合的治法。由此达到"一法之中，八法备焉，八法之中，百法备焉"的化境。

1. 立法必须适应病情

任何一个疾病，在它转化及发展的全过程中，立法亦应做到以变应变，决不可执一法一方以应万变。转化，是指某些疾病在其病变过程中可能发生的病理演变，但不是必有的发展规律。

2. 立法要注意整体关系

从阴阳气血的相互关系立法：在补阴时，于阳中求阴；在补阳时，于阴中求阳；补血时，用补气生血法；补气时，用补血益气法；气滞血瘀的，并用行气与活血法。

从五脏资生制约的关系立法：相生如补火生土、培土生金、滋水涵木等；相克如抑木扶土、崇土制水、壮水制火等；其他如下病上取、上病下取等。

从邪正虚实之间的关系立法：衡量患者邪正虚实的主次，决定攻与补的先后、主次。

3. 立法必须注意个体特异性

如汗法用于体虚者可参补药；补法对"虚不受补"者当参以行气药；清法对脏腑虚寒之体，应中病即止；温剂对阴血不足之体，要慎用；消法对本虚者不宜独用等。

三、治疗大法的宜和忌

医生要从正反两个方面了解常用治法的宜和忌，做到正确运用、适度使用，以免伤正。如用汗法应该注意"汗而毋伤"，亡血、产后、淋家，一般均当忌用；收涩法对新病有邪者忌用。

治法是选方组药的依据，理应做到方随法定、药依证选，但因临床每见证候交叉复合，表里、寒热、虚实错杂，多脏传变并病，为此，有时还需复合立法，方能适应具体病情，取得较好的疗效。尤其对多病多证的患者，还应按辨证做到主次有别，在针对主病主证采用某一主要治法的同时，又要把握其整体情况，注意兼病、兼证，复合立法，兼顾并治。

即使单一的证，有时也需通过复合立法，求得相互为用，以形成新的功效，消除单一治法所致的弊端，如纯补滞气、寒热格拒等。

在应用复法时，势必随之形成大方、多药。通常按一般要求，方药应该精炼严谨，但在病绪多端、复合应用多法组方配药时，大方多药，又不应加以非议和排斥。大方为七方之首，药味多是其特点之一 (还有药力猛、药量重等)，适用于病有兼证，尤其是疑难杂症患者。但必须做到组方有序，主辅分明。选各有所属或一药可兼数功者，尽量组合好药物之间的相须、相使、相畏、相杀的关系，避免降低或丧失原有药效。切忌方不合法，主次不清，药多杂乱无章。

第七节　复法运用解析

复法就是复合立法，主用于证的交叉复合，有时单一的证也需通过复合立法，求得相互为用，以形成新的功效，如温下法、

酸甘化阴法等。此外，还可借复法取得反佐从治或监制、缓和其
副作用的功效。

一、应用复法的重要意义

1. 错综配伍，各奏其用

体虚者，纯补则邪愈恋，纯攻则正愈虚；寒热错杂者，单用
寒药除热则寒益甚，用热药除寒则热者更热。因此，临床治疗必
须复合为法，以求发挥各类药物的专长，使虚得以补，实得以泻。
如汗下并用、温清并用、攻补兼施、消补并用、寒热补泻并施等。

2. 配合立法，相互为用

按照立法要求，将两类不同性味功效的药物配伍组合，以
形成新的作用，如温下法、交通心肾法、酸甘化阴法、甘苦合化
法等。

3. 复合立法，取得监制

根据立法需要，选用某类药物，缓和另一类药物的副作用和
毒性。如补中寓泻、泻中寓补等。

4. 错综立法，取得反佐

凡治疗寒极或热极之证，用少许相反的药，可以起到从治诱
导作用，避免格拒。采用各种复法，必须有主有次。

二、应用复法的体会

1. 升降结合

升降是人体脏腑气机运动的一种形式。人体脏腑气机的正常
活动，维持着人体正常的生命活动，如肺气的宣发与肃降、肝气
的升发与疏泄、脾气的升清与胃气的降浊、肾水的上升与心火的
下降等，都是脏腑气机升降运行的具体表现。临床所见气机升降

失常的表现很多，如肺失宣肃、肝失疏泄、心肾不交、脾不升清、胃失和降等，但其病理变化不外升降不及、太过和反常三类。升降不及是指脏腑虚弱，运行无力，或气机阻滞，运行不畅，如肺虚之咳嗽无力，脾虚之便溏、头昏乏力，肠腑气虚之便秘等。升降太过是指脏腑气机的升降运行虽然与其主导趋势一致，但却已超过正常程度，如肝气升发太过之肝阳上亢，肝火上炎之眩晕、头痛、目赤，肠腑、膀胱气机泄降太过所致之泄泻、尿频失禁等。升降反常是指脏腑气机升降运行与其正常生理趋势相反，亦即当升不升而反下陷，应降不降而反上逆，如中气下陷之泄泻、脱肛、阴挺、内脏下垂，胃气上逆之呕恶、嗳气、脘胀，心肾不交之心悸、失眠等。临床以升降反常的病证为多见，其治疗非单纯升清（阳）或降逆所能奏效，必须升降并用，以达到调整人体气机升降使之恢复正常的目的。

2. 补泻兼施

补法是指补益人体气血阴阳的不足；泻法从广义上说是指祛除客犯于人体的各种病邪。内伤杂病虽多，然其要不外虚实两端。《素问·通评虚实论》云："邪气盛则实，精气夺则虚。"虚实是邪正盛衰在临床表现上的具体反映。邪实是指侵入人体的外感六淫或由气化障碍所产生的水湿、痰饮、湿热、瘀血等病理产物，以及脏腑气机失调所产生的气机阻滞等；正虚，原发于先天者因禀赋不足，继发于后天者是因各种致病因素的长期影响，以致气血阴阳津液精髓不足。一般来说初病多实，久病多虚，然而由于人是一个极其复杂的有机体，邪正虚实往往错杂相兼，初病未必就实，如虚体感冒，治当扶正解表；久病亦未必就虚，往往伴有气滞、痰饮、水湿、瘀血等。例如痛风慢性期既有疲劳乏力、腰酸膝软、便溏等脾肾俱损的征象，又有关节肿痛、脘痞、尿黄、纳差、口苦、舌暗红苔黄腻、脉滑等湿热瘀阻之表现。治疗当视其虚实程度，泻其实，补其虚。

3. 寒热并用

寒证与热证，多系脏腑阴阳失去平衡而产生的临床表现。各个脏腑之间的寒热表现各有差异，或一脏有寒、一脏有热，或同一脏腑既有热象又有寒象。临证时不可不详细辨别，如肝热脾寒之泄泻；肾阳虚寒、痰热蕴肺之咳嗽；寒热互结之痞证、胃痛等。尤其是中焦脾胃疾病，即使无明显寒热夹杂之象，但采用辛温与苦寒合法，按主次配伍，每能提高疗效，如半夏泻心汤合左金丸治疗胃痞等。

4. 敛散相伍

敛散相伍适用于病情复杂之证，如既有气阴耗散或卫阳不固，又有外邪客表或气机郁滞或内热郁蒸等表现。故治疗既需收敛固涩，又需疏散外邪或行气解郁或清中泄热。如慢性腹泻属脾肾两虚，同时兼有肝气横逆者；慢性咳喘既有痰伏于肺，又见肺气耗散者。

5. 阴阳互求

阴和阳在整个病变过程中，关系非常密切，一方虚损，往往可导致对方失衡。阴虚及阳，阳虚及阴，最终演变成阴阳两虚者，治疗固需阴阳双补，而单纯的阴虚或阳虚，亦要从阴阳互根之义求之，尤其对肾虚病证更有实用价值。此即张景岳所云："善补阳者，必于阴中求阳，则阳得阴助而生化无穷；善补阴者，必于阳中求阴，则阴得阳升而泉源不竭。"临床在治疗久病体虚患者时，往往体现阴阳互求的重要性。

6. 表里相合

表证和里证可以单独出现，亦可兼见。表里同病者表里双解，此乃常规，但对内伤杂病里证的治疗适当配入表散之品，也可以达到调和表里、提高疗效之目的。如在治疗水肿、头痛、眩晕等疾病时，可以在辨证施治的同时加入羌活、防风等疏风解表药。若为"阴水"致肿，配用疏风解表药，"风能胜湿"，也可起到消肿的作用；内伤性头痛、眩晕，配用风药引药上行，则是基于"颠顶之上，惟风可到"的认识。

7. 气血互调

气与血是人体生命活动的重要物质基础，二者相互资生为用，多互为影响为病。气与血不足，机体失于温煦、濡养，固需益气以生血，或补血以益气，然在补气血药中，参以活血行血，更有助于增强疗效。

至于气与血运行失常所致的病变，尤当注意气血互调，如治疗咯血、吐血、咳血，除针对病机辨证止血外，表现有气滞、气逆者，还应注重行气、降气药的应用，配青皮、沉香、枳壳、香附、川楝子等；在治疗郁证、胃痛、胁痛等气机郁滞类疾病时，亦应重视血分药的运用，配伍川芎、赤芍、丹参、失笑散等。

8. 多脏兼顾

五脏互为资生制约，脏与腑表里相合，病则互相影响。故治疗不仅要按其相生、相克关系从整体角度立法，有时还需两脏或多脏同治，把握疾病传变的规律，采取先期治疗，如肝病当宗"见肝之病，知肝传脾"之意，肝脾同治。切忌顾此失彼，忽视因果关系，只看表象，不求本质。

综上所述，按照复合立法的思路组方用药，不仅可以适应疾病的复杂性，即使单一性质的病变，亦有助于提高疗效。临证有时还常需数法联合，用以治疗多病多证杂见的病情，正如《素问·异法方宜论》所说："杂合以治，各得其所宜，故治所以异，而病皆愈者，得病之情，知治之大体也。"

第八节　临证选方要领

　　临床按病辨证选方，是切实掌握好辨证论治的重要一环，要想开好一张处方，首先要掌握辨证论治的基本知识，系统地学好中药学、方剂学及临床各科，熟读主要的中药、方剂歌诀，这些都是必不可少的基本功；其次是要想把处方开得切中病情，丝丝入扣，而且疗效又好，还应掌握有关处方的基本知识，逐步达到从识方、用方到制方的境界。

一、据病选方

　　在这里所指的病，是指总的病情；所指的方，也是指总的处方规律。病情和处方必须两相符合。一般地说，总的病情可分为五，即：大病、小病、缓病、急病和复（杂）病。而相应的处方亦有五：即大方、小方、缓方、急方和复方（此外，古代尚有"奇方"和"偶方"，共称"七方"。但奇、偶二方，单从药味数字上定名，临床意义不大）。这样就可根据总的病情，制定出五个不同类型处方用药的轮廓。

1. 大方

　　病情较重的叫大病，适应这些病情的处方要大，药力强，药量重，服药次数间隔短，企图即时取效，这就叫大病用大方。若大病而用小方，显然是杯水车薪，无济于事，等到病情已见败象，那就为时已晚了。

2. 小方

　　病势较轻，全身反应不显著的叫小病（当然，小病不治，也可酿成大病），处方时应采用药味少、药量轻、药力薄的小方治疗。如小病用大方，则是杀鸡用牛刀，不仅浪费药物，且又损伤正气。

3. 缓方

病程较长，进展缓慢的叫缓病。这类疾患的好转和根治需有一个相当长的过程，当采用"缓方以徐徐见效"，使病情稳步地好转，疗效巩固，且不致发生意外的副作用，这就叫作缓病用缓方。若急于求成，缓病而用急方，势必如揠苗助长，不但不能取效，反而会带来严重后果。

4. 急方

病起仓猝，来势凶猛，若不急救，就要发生意外的叫急病。急病用急方，在处理这些疾病时，不仅要行动快，药物齐备，而且要立即给药，马上见效。运用急方，关键在于平时有充分的准备，急救药品（针具等）一应俱全，如急病而用缓方，或临阵磨枪，势必失去抢救时机。

5. 复方

病情复杂，处方要各方面都照顾到的，叫作复方。临床运用复方的范围也是很广的，不仅药味较多，有的也要寒热并用，攻补兼施，尽可能面面俱到。但复方分析起来各有所主，它不同于杂方，方虽庞而不杂，药虽多而不乱。

以上所说的五病用五方也不是绝对的。因为大病中还可能有小病，缓病中也可能有急病，而复杂的病情，也要针对其主要矛盾优先解决。所以还必须结合标本缓急等问题，根据具体的情况作具体的处理。

二、主治方与通治方

1. 主治方

主治方就是通过对相应疾病的辨证论治，再结合方药理论而制定、有较强针对性的处方，它往往能间接反映出疾病的主要病理变化规律。如泄泻一病，其发生每与湿密切相关，可因湿困脾阳而发病，也可随湿的被蠲除而获愈。所以运脾化湿，通阳利水的胃苓汤就在《时方妙用》中被列为治泄泻的主方之一。但就主治方本身来说，则是相对的，可随疾病不同的证候表现，不同医家所拟方有较大出入。

一般而言，主治方过多，就会流于繁琐，不易分清主次，难于掌握；主治方少，则简括明了，容易应用。如《医宗金鉴》治疝气，提到的方子就有当归温疝汤、乌桂汤、乌头栀子汤、三层茴香丸、十味苍柏散、茴楝五苓散、大黄皂角刺汤、羊肉汤、夺命汤、青木香丸、茴香楝实丸等十一张之多，而《医学心悟》则仅列橘核丸一张主方，并明言："治疝之法非一，而分别不外气血，气则游走不定，血则凝聚不散也。橘核丸加减主之。"可见如何抓住疾病的主要矛盾，选出确切的主治方，也很有讲究。

2. 主治方与辨证论治

临证时借鉴主治方，将会有助于辨证论治的系统性。例如仲景《伤寒论》创立了六经证治的辨证论治法则，与此同时，也就确立了六经病证的主方，而这正是重要的治疗手段。如果我们熟悉了这些主治方，辨证论治时就能做到胸有成竹。反之，对主治方的运用，则又必须有辨证论治的观点，两者也不能截然分割。

3. 通治方

通治方也叫统治方，有通用、统括的意思，主要是指能同时治疗几种疾病的方子。此即《兰台轨范》所说："如一方而所治之病甚多者，则为通治之方。"因此，通治方适用范围较广，使用得也多。就以《兰台轨范》所载97张通治方来说，有不少现在就很常用。但在一定条件下，很多通治方又可被选为某一疾病的主治方；而主治方有时也会转变为通治方。如二陈汤既为多种疾病痰湿证的通治方，又是治疗痰饮、咳嗽、呕吐等疾病的主治方。

4. 几点体会

《张氏医通》说："医林最繁，……故选择方论，如披沙拣金。"而疾病主治方的应用，在一定程度上可为临证带来方便。具体地说，就是通过掌握主治方来联系病，以加强对疾病的认识。如《医学心悟》治赤白浊选用了两张处方，一为菟丝子丸，一为萆薢分清饮。这是因为作者将此病主要归结为"一由肾虚败精流注，一由湿热渗入膀胱"的缘故。据此，我们就可在作者的经验范围内，较顺利地预估应有的疗效。

对疾病主治方和通治方，既应重点掌握，又不可偏执，更应避免乱套。必须认真总结实践经验，才能不断提高运用方剂的水平。

各种医籍所制订的疾病主治方，是不尽相同的。这既反映了医家立方用药各有专长，又体现了临床经验的差异，值得认真研究。

现有的疾病主治方，都是在实践中被不断创造出来的。我们一方面要很好地学习继承前人的经验，另一方面更应该通过实践，不断创新。

三、类方比观

类方，一指在同一治法下的同类处方，功用类同，而又同中有异，或因改动药量后，其所治病证有变，若能加以对比择用，则更能切合病情，增强疗效；一指以某方为基础，在主治一致的前提下，加以增减衍化，以适应具体病证，体现用方的灵活性。

如寒下剂的承气类方，大承气汤用生大黄攻积破坚，重用枳实、厚朴以行气除痞满，芒硝同大黄后下以软坚润燥，用于痞、满、燥、实、坚俱全者；小承气汤不用芒硝，枳实、厚朴用量亦轻，厚朴用量为大黄之半，用于痞、满、实之证，而燥、坚不显者；调胃承气汤不用枳实、厚朴，而大黄与甘草并用以缓其势，后纳芒硝，且少少温服之，用于燥、实为主而无痞、满症者。三方峻下、轻下、缓下，各有不同。

四、随症加减

由于病情千变万化，有的是病同而证异，有的是证同而病异，所以要求选用完全符合病情的现成处方是远远不够的，关键是能够符合主要病机，其差异之处，必须通过随症加减才能解决。《伤寒论》一书中，在许多方剂的后面，详细记载了随症加减，特别如小青龙汤、小柴胡汤、四逆散等方之后记载得尤为详细。

怎样随症加减？①减去方中不符现在症情之药，如痰湿壅盛，舌苔浊腻的，用二陈汤时要去甘草；感冒风寒夹湿，身体不虚者，用人参败毒散时应去人参等。②加入对症之药，在针对主症用药的基础上，若同时出现某些兼症，就要适当地加入对症的药物以治疗，如伴伤食者加山楂、神曲；伴口渴者加芦根、天花粉；咳嗽有痰者加半夏、陈皮。③加入对辨病有效的药物，如急性痛风性关节炎，于四妙丸中加入山慈菇等以降低血尿酸。

同时还要抓一个删繁就简的问题。也就是说处方一定要强调少而精，抓住主方中的主药。对药味较多的方子，要搞清其中必不可少的药有哪些，便于在精简时心中有数。

第九节　临证选药规则

清初医学家喻嘉言说："先议病，后议药。"说明应先正确辨证求因，才能考虑怎样用药。现从临证实践需要，按病机而立法，依法而选方，按方而用药，分以下几个方面来说。

一、熟悉常用治法和处方的代表药

首先必须熟练掌握常用治法的代表药，打好基本功，这样才可在立法的原则下用药。如属按方选药，还应掌握方中主要药物的组成，才能把药选在点子上。如桂枝汤中的桂枝与白芍，白虎汤中的石膏与知母，小柴胡汤中的柴胡、黄芩，大柴胡汤中的柴胡、黄芩、大黄，都是该方的主药。当确定选用某一方剂时，处方中必须有其主药的存在。

二、掌握脏腑用药

按照药物归经的理论，针对脏腑病位选药。元代名医张洁古根据这种用药法编写成"脏腑用药式"，对后世医家有一定的影响。但必须注意，一药未必仅归一经，功用主治亦非一端，且可随配伍而变异，因此切忌机械理解。如益心气：太子参、人参、茯苓、甘草；温心阳：肉桂、附子、干姜；补心阴（血）：当归、白芍、麦冬、玉竹；安心神：酸枣仁、柏子仁、五味子、琥珀；清心热（火）：黄连、连翘、莲子心；开心窍：菖蒲、郁金、远志、麝香；通心脉：丹参、川芎、红花、桃仁、三七；养脾阴：天花粉、麦冬。

三、注意随症用药

俗话说："头痛用川芎，腰痛用杜仲。"这是批评医家不辨证而"头痛医头，脚痛医脚"的错误做法。但是，随症用药是在辨证基础上的变通处理，仍然具有辨证用药的含意在内，如头痛，偏寒者用吴茱萸、川芎、白芷；偏热者用菊花、桑叶；偏后脑痛者用羌活、麻黄、葛根；偏前额痛者用白芷、蔓荆子；偏两侧痛者用川芎、白蒺藜；偏颠顶痛者用藁本、吴茱萸；顽固性头痛者用白附子、白僵蚕、全蝎。

四、结合辨病用药

所谓辨病用药，一般是指区别于辨证论治而按病用药，含中医及西医的病，如治各种疾病的经验方药等。也包括用现代药理来解释中药作用的，如降尿酸、降转氨酶、降血压、降血糖等。若单求辨病用药，是不妥当的，但是在辨证施治的基础上结合辨病用药，可以弥补辨证用药之不足。如用雷公藤、青风藤治疗类风湿关节炎活动期，枳壳加于补中益气汤中治疗胃下垂等。

五、根据经验用药

所谓经验用药，是指中医在不断的临床实践中，具有独特经验之用药。例如：大黄本为通便药，与甘草同用则能利小便；用少量麻黄配伍大量熟地黄则能治下虚上盛之喘，开肺气而麻黄不汗，补肾元而熟地黄不滞；茯苓得白术则补脾；牛膝能引血下行，亦能引其他药下行，故又称本药为"下部之使药"，但也能因其性下行而引发遗精。

六、注意药物的主次排列

用药离不开"君臣佐使"的原则，在处方时应当注意到君药、臣药居前，佐使药居后，这样做有利于检查自己的处方是否方证吻合。在抓君臣排列时，应紧紧扣住立法与选方。如选用桂枝汤，应桂枝、白芍居前；选用麻黄汤，应麻黄、桂枝居前；选用五苓散，猪苓、茯苓、泽泻居前。若依法处方者，则以紧对立法之药居首，如因于痰，以湿痰为主者，半夏、陈皮居前；风痰为主者，白僵蚕、胆南星居前；燥痰为主者，瓜蒌、贝母居前。有人说甘草调和诸药，列为使药居后，其实也不尽然，如脾气虚弱选用四君子汤，甘草为使，应书于处方之末；若为心气虚悸选用炙甘草汤时，则甘草是主药，自应列于首位。

七、引经与反佐

所谓引经，古称引经报使药，认为某经有病当用归某经的药物作向导，如太阳头痛用羌活、阳明头痛用葛根等。目前称为药引的，约有两种：其一，确能引导诸药在某部位发挥较大作用者，如上部病用桔梗、下部病用牛膝之类；其二，属于习惯的自加中草药，如生姜三片、大枣二枚等，把这些药写在方末，便于自加，并非皆有引经作用。

反佐是用相反药佐正治而奏效，如胃热呕吐，投苦寒而格拒者，可用姜汁炒黄连；姜汁性温，用于热证，就是反佐。这样可以提高治疗效果，减少副作用。

第十节 中药的用量与炮制

处方中药物的用量及炮制，既直接影响着疗效，又涉及用药的安全。这里主要谈在实践运用中的几个具体问题。

一、关于用量

中药多为天然药材，其用量较大，有效量的安全阈也较宽。但也不是绝对的，有些剧毒药物如乌头、巴豆之类稍稍过量，就易发生中毒事故。总的来说，加大用量，并不和提高疗效成正比，如何权衡中药之用量，可从下面四个方面着手。

1. 严格控制剧毒药用量

如川乌头，有效量为 3 ～ 6g，如煎服超过 10g，就易发生中毒，如超过 30g，就易发生死亡事故，必须严格掌握。若延长煎煮时间，可以减低其毒性。

2. 按药物作用的地位而定量

一般地说，君药、臣药用量偏重，佐药、使药用量偏轻。例如用桂枝汤时，桂枝为主，白芍为辅，桂枝用 10g，白芍用 5g；用小建中汤时，白芍为主，桂枝为辅，白芍用 15 ～ 20g，桂枝用 3 ～ 4g。且桂枝、白芍用量都超过常用量。再如治阳虚寒证病人，一般用四逆汤，附子为主，干姜为辅，附子用 5 ～ 8g，干姜用 2 ～ 5g；若病情严重，阳脱脉伏者，当用通脉四逆汤，干姜为主，附子为辅，干姜用 8 ～ 10g，附子用 4 ～ 6g，余可类推。

3. 根据不同作用要求掌握用量

如柴胡和解退热时用量宜偏大（12 ～ 15g），疏肝解郁时用量宜偏轻（3 ～ 6g）。又如防风，疏风发表时可用一般量（5 ～ 10g），解砒霜毒时当用最大量 (30 ～ 45g)。

4. 注意药物的体积掌握用量

同一药量的药材，体积差距很大。如磁石 10g，只有三粒黄豆大小；若 10g 玉蝴蝶或通草，可占半药罐。为了符合煎煮的要求，应掌握用量，适当考虑到药材的体积。如矿石、贝壳类药物，用量可偏大些，一般在 30g 左右。对有些体积虽大而用量又不能小者，可采用煎汤代水的煎药方法。如玉米须、夏枯草、葫芦瓢、益母草等药用大剂量时，就要先将药物煎汤去渣取水再煎他药。

二、关于炮制

中药炮制直接关系到临床疗效，在这里主要谈谈有关的几个具体问题。

1. 坚持必要的炮制

为了减少毒性，提高疗效，必要的炮制是不可少的。如生半夏用生姜同煮，制成姜半夏，可以减少半夏的毒性；陈棕炭、血余炭等用于止血，必须烧炭存性，否则就不易于煎煮和消化吸收；炒黄芩善于退热；焦薏苡仁健脾止泻。在书写处方时都必须注明。

2. 避免有害的炮制

过去的有些炮制，为了追求美观，反而失去药效，如清水半夏片、花槟榔片、淡附片等，要把药物水浸多天，把味浸淡，切出的饮片犹如爪甲，光泽透明，非常好看，实际上有效成分大部分都已消失。

3. 改革繁琐的炮制

如蚌水炒天麻，很难肯定被炒的药味有什么新的特殊作用。

三、必要的医嘱

这里所讲的"医嘱"，主要是指有关服药要求的嘱咐。

1. 服药次数

急性病服汤药要大量频进，必要时每 4～6 小时 1 次，频繁呕吐，饮食难进者，应采用少量多次分服法；若为慢性疾患，服药每日 1 剂，或 2 日 1 剂。

2. 服药时间

一般每日服 2 次者，多早、晚服用为宜。对胃部有刺激性的药物，如补血丸中有皂矾等药，以饭后服药较好；病在上焦者饭后服，在下焦者饭前服。

3. 注意服药后调护

如服发表药，服后宜温覆以取汗，避免当风受凉。有些病在服药时应嘱咐注意病情变化，如服泻下剂，必须遵守"得利止后服"的原则，不使过剂伤正。另外尚需交代所服药物的有关饮食宜忌等问题。

第十一节　药物配伍之同类相须

中药的配伍合用是从单味药发展而来的，也是组成方剂的基础，配伍得当可以加强作用，提高疗效，适应复杂的病情。

同类相须是指将两味功用相近的药物配伍合用，习称"姐妹药"，如金银花与连翘、三棱与莪术、乳香与没药、荆芥与防风、桃仁与红花等。临床运用要注意"姐妹药"并不是所有的作用皆相同，如桃仁与红花，在活血化瘀方面是"姐妹药"，但若用于大便燥结，红花不能代桃仁；用于关节痹痛，桃仁不能代红花。荆芥与防风，在发散风寒方面是"姐妹药"，若遇产后血崩，需用荆芥炭者，防风不能代替。可知其相关配伍，既需与病证相符，还要区别各自特性，把握同中有异的用途。兹举例如下。

一、麻黄、桂枝

麻黄辛温发汗，通阳散寒，祛营中寒邪；桂枝辛温解肌，祛卫分风邪，行阳活血，为血中气药，能引血中之寒外达。二者相须相使，可增强散寒发汗、温经宣痹的作用。

二、黄芩、桑白皮

黄芩泻肺中实火，桑白皮泻肺中郁热，可佐黄芩清肺、泻肺、平喘、止咳，用于肺热壅盛，气逆咳喘，咯痰黄稠。

三、青蒿、黄芩

青蒿清透少阳邪热，黄芩苦泄肝胆湿火，共奏和解清泄之功。二者用于治疗热郁少阳，外受暑湿，症见寒热往来，热重寒轻，胁胀口苦等。

四、生地黄、大黄

生地黄凉血清热，滋阴生津；大黄泻下热结，降火凉血。二者合用，可增强清热凉血止血之功，治疗心胃火炽、阴伤火炎之出血。

五、青蒿、白薇

青蒿、白薇清透气营伏热，治温病后期，高热已退，低热不清，午后为甚，热郁气营，或内伤劳热。兼有阴伤者配鳖甲、地骨皮。

六、穿山甲、王不留行

穿山甲性走窜，可活血通络，宣通脏腑，力达全身；王不留行入血通脉，逐瘀开闭。二者合用祛瘀通络之功更强，治疗气血瘀滞所致之癥瘕积聚、痈肿、妇人经闭、痛经、产后乳汁不下等。

第十二节 药物配伍之异类相使

异类相使主要是指将两味以上功用不同的药物合用以促进疗效。但也涵盖相杀及相畏、相恶等药物的配伍，以使其增效减毒。临证还当根据复法治疗的需要，把握药物的配伍关系，才能取得预期疗效。兹举例介绍相关配伍如下。

一、补阴与补阳

要注意把补阴与补阳结合起来，或以补阳为主，结合补阴；或以补阴为主，结合补阳，适用于阴阳两虚。

熟地黄、附子：熟地黄补肾阴，附子补肾阳。二者合用可水中补火，以治肾虚。

龟甲、鹿角胶：龟甲补任脉之阴，鹿角胶补督脉之阳。二者合用阴阳并补，填补精血（如龟鹿二仙胶）。

二、补气与补血

血为气母，气能生血，"有形之血不能自生，生于无形之气"。

黄芪、当归：黄芪益气生血，当归入血（为引）补血。二者合用可益气生血，治血虚形瘘。

当归、人参：当归补血，人参益气。二者合用补阴中之阳，血中之气，治气虚（补血益气）。

三、补与消

白术、枳壳：白术补脾健脾，枳壳破气开痞。二者合用消补兼施（补破兼施），治脾虚气滞，食积成痞。

熟地黄、砂仁：熟地黄补肾阴，砂仁健脾胃。二者蒸后合用，治肾虚脾弱，能减少地黄滋腻碍胃之弊。

四、补与散

黄芪、防风：黄芪补气固表，防风祛风散寒。二者合用治表虚自汗、易感冒。防风升散阳气，引黄芪达表。

枸杞子、菊花：枸杞子补肝肾阴，菊花清散风热。二者合用治肝虚、目疾、眩晕。

五、补与泻

熟地黄、泽泻：熟地黄滋肾阴，泽泻泄肾经湿热。二者合用治肾阴虚而有湿热。

黄芪、防己：黄芪益气，防己利水湿。治风水浮肿，表虚身重，汗出恶风。对狼疮性肾炎、心源性水肿有效。

六、补与攻

芫花、大枣：芫花逐水，大枣护胃气、解毒。二者合用治悬饮、胸水。

大黄、当归：大黄泻下通腑，当归润燥补血。二者合用润下通腑，治阴血亏耗，燥热内结。

七、行气与活血

川楝子、延胡索：川楝子理气，延胡索活血。二者合用治气结血瘀、血气刺痛。

香附、当归：香附理气解郁，当归和营活血。二者合用治气血郁结之痛。

八、升与降

桔梗、枳壳：桔梗化痰宣肺，枳壳下气利膈。二者合用治痰气郁结、胸膈痞闷、脘部痞满。

川芎、大黄：川芎引药上行，大黄清热泻火。二者合用清上部湿热火毒，治疮疡、目赤、头眩、头痛。

九、散与敛

细辛、五味子：细辛散寒解表，五味子收敛肺气。二者合用治寒饮蕴肺、肺虚上气咳逆。

桂枝、白芍：桂枝发汗解肌，白芍敛阴和营。二者合用调和营卫，治表虚感受风邪，恶风自汗，脉缓。

十、表与里

麻黄、石膏：麻黄宣肺散寒，石膏清肺泄热。二者合用治表寒里热、邪热郁肺之喘咳等。

柴胡、黄芩：柴胡透达半表之邪，黄芩清泄半里之热。二者合用，入少阳肝胆，和解枢机，疏散郁热，治寒热往来，胸胁苦满，心烦欲呕，口苦，咽干等。

桂枝、石膏：桂枝祛卫表之寒，石膏清内伏郁热。二者合用治外寒束表、内热烦躁、热痹、关节痛、身痛。

麻黄、附子：麻黄发表散寒，附子温里。二者合用温经散寒，治风湿相搏，身体疼烦。

十一、寒与热（温与清）

细辛、黄连：细辛升散郁火，黄连清心泻火（如属肾火改黄柏）。二者合用治心肾火炎，口舌生疮。

苍术、黄柏：苍术燥湿，黄柏清热。二者合用治湿热在下焦，腿膝肿痛，小便赤涩、短少疼痛。

十二、开与泄

即辛开苦泄法，治胃气不降出现痞满、疼痛、呕吐等症。

黄连、干姜：黄连清热，干姜温中散寒。二者合用开中焦胃家之痞，令热从中散，治寒热互结，脘部痞胀或痛，呕恶。

黄连、吴茱萸：黄连苦泄清中，吴茱萸辛通理气。二者合用泻肝经之痞结，令热从下达，解肝郁，治肝胃不和，气郁化火，脘痞痛，胁痛，恶心吐酸嘈杂。

总之，中药配伍不仅是单纯有效量的积累，同时还可产生质的变化（如乌梅、甘草同用，有酸甘化阴、敛肝和胃的作用），改变其影响及作用，促进疗效，更好地发挥其在某一方面的专长而减少其副作用与毒性（如半夏配生姜），或牵制其偏盛，此即古人所谓"使药各全其性、各失其性"的意思。也就是说，药的功效不止一个方面，不同的配伍，可以发挥不同的特长，并避免其偏弊，有时甚至药量的比例不同，在作用上也都可发生变化。为此，必须根据疾病的特点，把握矛盾的本质和主次关系，决定药物的配伍，正确掌握和利用药与药之间的不同特性及互相联系、互相制约的关系，把中药配伍列为辨证论治的重要一环，用对立统一的辩证法思想，理解总结药物的配伍规律。

第四章　风湿病辨治的临证思路

一般而言，对风湿病的辨治，基本不越痹证范畴，但从辨病角度，识别它的特异性，可有助深化辨证，把握病机特点，指导立法选方遣药，加强治疗的针对性。

对风湿病的临床分证，一般可分风寒湿痹、风湿热痹、寒热夹杂痹、痰瘀痹阻、久痹正虚（肝肾不足、气血虚痹）。然各证之间病因病机每多错杂相关，且可变异转化。论治不外祛风、散寒、除湿、清热、化痰、祛瘀、补虚七端，但又当据证参合应用，做到辨病审证求机，按法选方遣药。

第一节　寒热既应分治，也须相机合伍

风寒湿痹、风湿热痹两类证候，在急性期固可出现表证，如寒证畏寒发热无汗，肢节疼重，热证身热有汗不解，历节烦疼，但在慢性期则并无明显寒热表证可据，故切不可与一般外邪伤人皆具表证等同理解。

风寒湿痹，寒湿伤表，用麻黄加术汤；寒湿偏盛，可选乌头汤；三气杂感可选薏苡仁汤作为基本方，量其偏盛配药；内寒明显者，可取麻附细辛汤加味，温经散寒；若寒湿伤阳，阳虚阴盛，可予阳和汤助阳消阴。

风湿热痹，急性期身热明显而有表邪者，多选石膏配剂；风热偏盛，用白虎加桂枝汤；风热与湿相搏，用越婢加术汤；湿热痹阻，予加减木防己汤；湿热在下者，可取四妙丸；湿热与痰瘀

互结者，用上中下通用痛风方；若风热化火，湿热酿毒，又当参合犀角地黄汤加漏芦、土茯苓、忍冬藤、地龙、苍耳子、海桐皮；邪热伤阴，另用秦艽、功劳叶、白薇、生地黄、石斛、知母、赤芍等养阴而清络热。

至于寒热错杂者，又当清温并用。寒初化热，应温中有清，用桂枝芍药知母汤；寒湿已趋热化，可予白虎加苍术汤，或选用热证诸方。由于风湿热痹每见热与风邪相搏，或湿遏热郁，故常须配伍辛通之品以助疏散宣化，分消三气，不得误认为必具寒热错杂之证，方能配合辛散宣通，如取石膏分别与桂枝、麻黄、苍术配伍，即寓此意。

常用祛风药有桂枝、防风、秦艽、羌活；散寒药有川乌、草乌、麻黄、细辛；除湿药有独活、苍术、木防己、蚕沙；清热药有石膏、知母、黄柏、忍冬藤等。

第二节　顽痹化痰祛瘀，当重虫类搜剔

顽痹因三气与痰瘀互相搏结为患，内外合邪，愈益深伏骨骱，缠绵难已。临证如杂见风寒湿热症状者，当结合祛邪；与肝肾气血亏虚并存者，又当同时扶正补虚。

若证见痰瘀痹阻为主者，还应审察两者的偏盛配药。痰盛则肢节肿胀僵硬，重滞麻木；瘀盛则骨节刺痛，强直畸形。祛瘀活血可取桃红饮加穿山甲、土鳖虫、姜黄、乳香、没药；化痰通络用青州白丸子；风痰加僵蚕；寒痰加白芥子；热痰改南星为胆南星。如关节漫肿而有积液，可加用小量控涎丹祛痰消肿，每日服1.5g，连服 7 ～ 10 日为一疗程。但不必空腹顿服，可分两次在餐后服下。

痰瘀痼结，深伏血络，非借虫类药不足以走窜入络，搜剔逐

邪。前人所谓"风邪深入骨骱，如油入面，非用虫蚁搜剔不克为功"即是此意。但虫类药功用同中有异，活血行瘀用炮山甲、土鳖虫，而炮山甲"其走窜之性无微不至"，尤善疗痹；搜风剔络，用全蝎、蜈蚣，而蜈蚣对僵挛肿痛又胜一筹；祛风除湿，用乌梢蛇、白花蛇，乌梢蛇效虽略逊，而性平无毒。此外僵蚕之祛风痰，地龙之清络热，露蜂房之祛风毒，单味蚂蚁之温补强壮，均各有所长，应予辨证选择。如能应用得当，对缓解疼痛、改善活动，确有裨益。大凡虫类药，作用均较猛烈，祛风散结通络之力较强，但性多偏辛温，有毒或小毒，能破气耗血伤阴，故使用时必须中病即止，不可久服。体虚者必须在扶正的基础上配合使用，且用量宜小不宜大。

第三节　注意病位、病证特点及辨病用药

痹证病在肢体关节，而部位不一，故应注意病位所在选药。如痛在上肢项背，用羌活、防风、葛根、片姜黄、桂枝；痛在下肢腰背，用独活、防己、木瓜、蚕沙、川续断、牛膝；痛及全身关节筋脉，用松节、千年健、伸筋草、威灵仙、路路通。同时还应选用相应的藤类药通络引经，以增药效。如祛风通络用清风藤、海风藤、络石藤、丝瓜络；清热通络用忍冬藤、桑枝；补虚和血通络用石楠藤、鸡血藤、天仙藤等。他如针对病机病证特点组合配药，亦有助于疗效的提高。如地黄、淫羊藿阴阳相济益肾而蠲痹；石楠藤、鹿衔草补虚而祛风湿；松节、天仙藤祛湿消肿；透骨草、威灵仙通利关节；漏芦、土茯苓清解湿毒等。

当前对痹证的辨病专药治疗，已经取得了可喜的进展，如雷公藤、昆明山海棠、青风藤等及其制剂，均能取得较为良好的效果。但毕竟药效单一，且有一定的毒副反应，难以适应病证具体

情况及个体的差异，若能在辨证的同时结合辨病，配伍针对性较强的专用药物，则更能增强疗效，发挥中医药的优势。

第四节　把握毒药治痹的两重性

《素问·五常政大论》说："大毒治病，十去其六；常毒治病，十去其七；小毒治病，十去其八；无毒治病，十去其九。"说明古代医家在实践中已认识到药物有大毒、常毒、小毒、无毒之分，而制方用药应该是有一定尺度的，必须注意做到"无使过之，伤其正也"。

凡药皆毒，即使参芪之类，用之不当，亦可误疾。临床对毒性药物的应用，要注意：①控制在安全用量范围之内；②把握个体对药物反应的差异性、耐受性、敏感性，了解有无蓄积作用；③重视药物的配伍，力求既能减毒，又能增效。

随着现代中药药理、药化研究的进展以及从现代药化知识对中药的再认识，有关中药毒性的报道也时有所见，这原本是一件好事，它可促使我们更好地从药物的品种、炮制、用量、用法、疗程、药物配伍以及成药生产工艺等多环节进行研究探讨，以利于掌握应用。但值得省思的是当前对某些单味药的毒性，基本仅凭药理药化实验加以评价，既没有同时对临床应用效果及毒副反应加以客观分析，更没有考虑以上多因素的关系，这是不够全面的，其结果必然是因噎废食。毒性药物只要辨证得当，胆大心细，应用适度，每可收奇效而愈顽疾。若只斥毒药的不安全性，一概摒弃，不予深入研究，未免失之偏颇。如当前美国已接受用砒制剂治疗白血病、肿瘤，并在我国进行临床试验，这一事例颇能促发我们的再思考、再认识。

临床使用频率较高之川乌、草乌、细辛、白附子、马钱子、雷公藤等，其毒性较烈，但只要炮制得当，用量符合常规，辨证准确，其疗效十分显著，关键在于对这类毒药的正确驾驭。

第五节　谨慎掌握应用剧毒药物

临证治痹应用辛热性猛、虫类毒药的机会较多，必须谨慎掌握，密切观察，切忌孟浪，追求急功，总应"以知为度"，中病为宜。因虫类药大都有毒，能破气耗血伤阴，故量不宜重，一般不宜持续久服，可间歇给药或数药交替选用，体虚者应用扶正药配合使用。但亦有虚体患者或产后得病用之而痛反剧者，临证须注意。

川乌、草乌为治寒痹之要药，但大辛大热有毒，一般均应制用，若症仍难改善，可改用生川乌、生草乌，宜由小量开始递增，先各用 1.5g，如无反应可渐增至各 5g，煎煮时间应长，1～1.5小时为宜，可加甘草同煮以缓毒性。若药后出现唇舌发麻、头晕、心悸、脉迟有歇止者，皆为毒性反应，应停药，并用甘草、生姜各 15g 煎服解毒。

马钱子苦寒，有大毒，善通经络，消肿散结止痛，治痹有专功，一般不入煎剂，多为炮制后入丸散中用，单用散剂每日量为 0.3～0.6g。过量见牙关僵硬、手足挛急或强直性痉挛等毒性反应者，用肉桂 6g，甘草 6g 煎服解毒。

雷公藤苦有大毒，为治顽痹专药，可从小量开始，从 5g 递增至 15g，去皮，先煎 1 小时减毒，复入辨证方中为好。本品持续服用过久对肝肾功能及造血系统有损害，妇女可致闭经，故以间歇应用为宜。过量可见吐泻腹痛等反应，除洗胃、灌肠外，可饮生莱菔汁或用莱菔子 100g 煎服解救。

曼陀罗辛温有毒，但疗痹止痛有显著效果，多用作散剂，每次 0.1 ～ 0.15g，每日两次；入煎剂可用至 0.3 ～ 0.5g。过量可见烦躁不安、口渴、步履不灵、幻觉、痉厥、神昏等毒性反应，可用防风 10g，桂枝 10g，甘草 10g 煎服解救。

第六节　辨病施治与中药新用

一、辨病施治与中药西用的得失

当前辨病结合辨证的诊查要求，基本已为中医界所公认，但首先必须明确，辨病的内涵，既指西医的病名，也有中医自身特有的病名诊断，如狐惑病、阴阳毒、脏躁、百合病等。

从总体来说，中医学的许多病多是以证为名。这一方法看似笼统，内涵不清，辨病诊断难明，但它反映了辨证论治的诊疗体系和同病异治、异病同治的特色。因为证在横的方面涉及中医或西医的多种病，如痹证涉及多种风湿病，是类风湿关节炎、骨关节炎、强直性脊柱炎、痛风等病的主症。通过辨证就能突出疾病的主要矛盾，把握不同的病理特点，分别给予相应治疗。尤其在辨病难明的情况下，有时可以通过辨证取得疗效，解决问题。与此同时如能结合现代西医的辨病知识，必然会更好地做到同中求异，了解同证异病的特异性及各自不同的发展转归预后。总之，中医的辨证与西医的辨病，虽有互补关系，但决不可互相替代，病与证可以双轨并存，但不宜对号入座，生搬硬套。

临证既不可简单地认为以证名病无明确概念和范围，难以表明病的特异性，而转向单一的辨病施治，走一病一方的异途，丢掉中医治病强调个体化的特色，也不应把极少数无症可辨的病作为口实，借此否定辨证，因为有些无症可辨的病，有时从中医四诊角度还是可以找到一些辨证依据的，即使遇到症状非常隐蔽的病，也是可以按病的共性及基本规律，针对病机特点进行辨治的。

中药治病是从实践－理论－再实践的反复过程中得出的一套理性知识，且与中医理论密切地融为一体，为此，只有正确应用中医药理论指导临床实践，才能取得良好的疗效。

现代中药药理研究的不断发展既为中药的功能主治提供了佐证，也从西医辨病角度发现了一些新的治疗作用，假如能够按中医药理论引入这些新的发现，就可更好地为我所用，提高我们的用药水平。如在已知的众多具有抗炎镇痛作用药中，青风藤、海风藤、威灵仙祛风通络，络石藤、忍冬藤、豨莶草清热通络，桑寄生、续断补肝肾，强筋骨。若能分别辨证选用，自能与传统经验融为一体，反之，药虽对病，但用不对证，或杂凑成方，恐难取得正面效果。

因为药物是通过人体而起治疗作用的，病与不病对药物反馈的效应原本就不同，在疾病情况下必须针对生理失衡所表现的病理特点分别采用相应的治法和药物，才能"有病则病受之"，达到以偏纠偏的目的。

假如不以传统理论和临床疗效为依据，走只治病、不辨证的思路，只重视现代实验研究的信息，不注意动物与人的差异，体外与体内的差异，不能理解中药是以人体为实验对象所获得的认识，势必导致中药西用，废医存药，丧失中药治病的优势和特色，影响临床疗效。

二、注意拓宽中药新用途

探析历代多家本草记载，值得正视的一个客观事实就是在大量的中药典籍中，除了看到记载有药物的常规功能主治外，也可以通过对比求异，从共性中找出特点，从禁忌有害的反面看出文章，发现另一种潜在的用途。如桑叶一般皆知为疏风清热、轻宣上焦肺气的常用药，但它又可治盗汗、眩晕；根据《证治要诀》"荷叶灰服之令人瘦劣"，《本草害利》"赤小豆最渗津液，久服令人枯燥，肌瘦身重"，反能悟出二者可减肥消脂。

其次，在漫长临床经验的积累或民间流传而不见载于典籍的单验方中，往往可以发现某些药物具有重要价值的新功效，甚至这种功效很难用固有的理论做解释，但在实践检验的基础上，必须吸取引入，丰富充实自身的治疗手段。如将蜈蚣纳入鸡蛋内煨熟，食用可治疗蛋白尿，是能起显效的单味验方。

中药的临床应用以中医药基本理论和证候、治法为依据，不是立足于现代西医的病，只要有斯证就可用斯药。证从横向方面贯穿了中医和西医的若干病，在医疗实践中，只有不断积累扩大病证之间的交叉关系，从知之甚少到逐渐增多，才能扩大中药治疗领域，做到一药多用。例如常用的补气药黄芪，可统治气虚类病证，辨病治疗则涉及表现为白细胞减少、蛋白尿、免疫功能低下、肌萎缩等多种现代疾病。若囿于治疗其中某一种病，则失之远矣。

中药的基本特点是多组分的复合物，且其主要成分未必就是唯一的有效成分，但由于中药具有多种组分，因而其功效也是多向性的。前人从实践中虽已认识到每味药的主要功效，但尚有未被发现的效用，须在临床应用中探索，以原有理论和经验为依据，联系现代中药药理、药化研究，触类旁通，对辨病、辨证都有可能得到新的启示，发现新的作用。假如再进一步从药物配伍、复方组合方面做研究，了解其质的变化，联系临床实际，就会取得有实用意义的创新成果。如漏芦苦寒，长于通络活血，解毒消痈，主要用于乳病及疔疮肿毒，可治产后乳汁不下，周师据此先后用于风湿病发热、关节红肿热（剧）痛等有热毒征象者，发现其也具有良好的清热解毒、消肿散结作用；鬼箭羽功能活血祛瘀，历来主治血瘀经闭，但以血瘀这一病理表现为切入点，用以治疗类风湿关节炎、系统性红斑狼疮等颇有良效；天仙藤味苦性温，行气活血，通络利水，《妇人大全良方》有天仙藤散治子肿的记载，据此扩大应用，配鸡血藤治疗气血失调之水肿，颇有效验；金毛狗脊辛苦温，功能祛风湿，利关节，补肝肾，壮筋骨，习用于风湿痹痛、腰脊酸疼、腿膝软弱，对肾虚不固的尿频、带下清稀者，也有固涩作用，且皆在药理知识方面得到了一定的佐证，从而拓宽了诸药的新用途。

总之，扩大中药新用途，必须以功能为依据，通过临床实践，结合临床药理研究，才能充实其主治病证范围。

第七节　对无证可辨与无病可辨的认识

一般而言，现今辨病结合辨证的概念，基本是西医学的辨病与中医学的辨证，而对两者主次位置的互易性、中医自身识病的认同性，尚有待深入探析。特别是对中医辨证的特异性、系统性、规范性、再现性，以及标准化、客观化、量化、微观化诸方面，还有许多值得从反面思考的新问题。

其中，强调以辨病为主导者，往往提出"无证可辨"以及治"证"仅是满足于疾病某个阶段临床症状和体征的暂时改善等见解，以"无证可辨"的病为借口，证实其用辨病统辨证的必要性，甚至无视"证"是病的外在表现，"有诸内必形诸外"的客观事实，认为治"证"仅是对病的暂时改善。但周师在长期临床实践中，先后诊治过多个无病可辨的患者，从中医辨证却能得到治愈。表明中西医的两种理论体系是一种平行的互补关系，治证与治病两者有其内在的统一性，"辨病"和"辨证"也是互有长短的。

兹举"无病可辨"的恶寒、身痛案例一则为证：

耿某，男，50岁，干部。

初诊（1996年11月9日）：患者定时畏寒，身体酸痛4个月。今夏以来每日上午11时，下午5时，两度自觉形寒，周身肌肉酸困，手足为甚，似有低烧，但体温正常，大便稀，胸闷，口干而黏，无汗，苔薄腻，脉细濡。检查血沉、抗"O"、生化等无异常。拟从湿困卫表治疗。处方：羌活10g，独活10g，防风10g，川芎10g，藁本6g，蔓荆子10g，炒苍术10g，葛根10g，生薏苡仁12g，秦艽10g。7剂。

二诊（1996年11月16日）：患者1周来仍有阵发性形寒怕冷，周身四肢酸困乏力，低烧不显，大便溏，每日1次，食后脘宇稍有胀感，口干口黏，苔腻，脉濡。此为湿困表里，卫阳不宣。处方：羌活10g，独活10g，防风10g，川芎10g，藁本6g，炒苍术10g，厚朴5g，陈皮6g，法半夏10g，葛根10g，生薏苡仁12g，秦艽10g。7剂。

三诊（1996年11月23日）：患者发作性形寒怕冷缓解，大便较实，但周身肌肉尚有酸胀感，食后脘胀，苔薄腻微黄，脉濡。此为湿困表里，治以原法巩固。处方：羌活10g，独活10g，防风10g，川芎10g，藁本6g，炒苍术10g，厚朴5g，陈皮6g，法半夏10g，葛根10g，生薏苡仁12g，秦艽10g，生姜衣3g。7剂。

四诊（1996年12月16日）：患者出差旬日，近三、四天又觉形寒，身楚酸困乏力，大便溏改善，脘宇稍有痞胀，口干黏，苔薄腻色淡黄，脉濡。仍当宣表化湿和中。处方：羌活10g，独活10g，防风10g，川芎10g，藁本6g，蔓荆子10g，炒苍术10g，厚朴5g，陈皮6g，法半夏10g，生黄芪12g，秦艽10g，茯苓

10g。14 剂。

五诊（1997 年 1 月 11 日）：患者药后形寒解除，周身酸困减轻，两下肢时感酸重，大便溏，汗出不多，口黏改善，苔淡黄白腻，质暗，有黏沫，脉濡。此为气虚湿困，依原法再进。处方：羌活 10g，独活 10g，防风 10g，川芎 10g，藁本 6g，蔓荆子 10g，炒苍术 10g，厚朴 5g，陈皮 6g，法半夏 10g，生黄芪 12g，秦艽 10g，茯苓 10g，生薏苡仁、炒薏苡仁各 10g。14 剂。

按语：

临床上有症状而无体征及检查异常者并不少见，因该患者定时形寒怕冷，身体困倦，辨为风湿在表，治宜宣表祛湿，用羌活胜湿汤加减颇为贴切，因风能胜湿故也。便溏、胸闷、口黏、脘胀、苔腻为湿困脾胃之征，故配用平胃散燥湿运脾，表里同治。继配生黄芪补气固表，乃补气化湿固本之法，表固卫密，风湿之邪自不再侵。

第五章 风湿病辨治的方药应用

第一节 经方、古方应用

经方主要是指仲景的伤寒、金匮方，它是汉代以前临床医家实践经验的积累，是经得起重复考验的效方，其特点是方随证立，配伍严谨，组药精练，加减有度。《医学源流论》云："古圣人之立方，不过四五味而止。其审药性，至精至当。其察病情，至真至确。方中所用之药，必准对其病……后世之人，果能审其人之病，与古方所治之病无少异，则全用古方治之，无不立效。"古方今用，活法在人，临床若能方证相合，自能变通应用于外感、内伤多种疾病，取得显著的疗效，如执方不变，舍证从病，势必误以为古方不可治今病矣。

一、抵当汤治腰椎间盘突出症

考《伤寒论》抵当汤，功能攻逐瘀血，主治下焦蓄血证并癥瘕积聚，症见少腹硬满、躁狂，或沉默若痴，或善忘，小便自利或涩痛，脉沉结，苔白，舌绛或紫等。药取水蛭、虻虫咸苦之品，灵动走窜入络，以破瘀血；桃仁、大黄苦滑之品，滑利以泻血热。今用治腰椎间盘突出，竟获奇效，表明瘀血阻滞为其应用依据，辨证加减，则是具体的变通。

丁某，男，54岁。

初诊（2000年5月9日）：患者有腰痛史多年，近期病发，住当地医院治疗无效，今用机动小拖车送来就诊。症见卧不能动，痛不能忍，双下肢不能站立，左手臂不能活动，疼痛，麻木，食纳尚可，大便偏干，舌苔薄黄腻，质红偏暗，脉弦。腰部 CT 示腰 3 ～ 4、腰 4 ～ 5、腰 5 ～骶 1 椎间盘突出，查 MRI 已排除脊髓占位。辨证：湿热痰瘀阻络，气血涩滞。方宗抵当汤加减。处方：熟大黄 5g，桃仁 10g，炙水蛭 5g，炮山甲 1g，泽兰 15g，炙全蝎 5g，制南星 10g，片姜黄 10g，川续断 15g，怀牛膝 12g，骨碎补 10g。14 剂。

二诊（2000 年 5 月 23 日）：患者药后腰痛减轻，但双下肢肿胀，尤以双踝、左前臂更甚。证属瘀阻水停，治守原意。初诊方加木防己 12g，天仙藤 15g，晚蚕沙（包）10g，威灵仙 15g，黄柏 10g，改熟大黄为 10g。7 剂。

三诊（2000 年 5 月 30 日）：患者左手臂已可活动，疼痛亦减，但仍感麻木，双下肢肿胀减轻，余症同前，舌苔薄黄腻，质暗，脉弦。二诊方加土鳖虫 6g。7 剂。

四诊（2000 年 7 月 4 日）：患者家属代诉患者在搀扶下左下肢已可缓慢行走，左上肢仅能轻微活动，时有肢体酸痛，大便正常，食纳良好，精神转佳，舌苔薄黄腻，质红偏暗，脉小弦。三诊方加路路通 12g。14 剂。

五诊（2000 年 8 月 17 日）：患者左下肢可举步自由行走，左手可自由转动，两膝仍有酸痛，舌脉如前。四诊方去炮山甲，加生黄芪 20g，油松节 12g。14 剂。

按语：

腰椎间盘突出症是常见难治性疾病，本例治疗辨证以湿热痰瘀阻络，气血涩滞为病机特点，方选抵当汤加味，药用熟大黄为君，取其活血化瘀之性，使下部瘀滞得散，如李东垣曰："大黄之苦寒，能走而不守，泄血闭也。"伍以水蛭、山甲、桃仁、怀牛膝活血通络止痛；制南星、全蝎化痰散结，通络止痛；川续断、骨碎补既补肝肾，又行血脉、强筋骨；泽兰活血利水。二诊症状有所缓解，但又见肢体肿胀，遂加木防己、天仙藤、晚蚕沙、黄柏、威灵仙调理气血，清利湿热。三诊时再增土鳖虫加大活血力度，与山甲共代虻虫，既寓抵当汤意，又显示了土鳖虫治疗血瘀腰痛的专长。五诊时患者诸症明显改善，于是去破血之品炮山甲，加生黄芪 20g，油松节 12g，益气止痛，以善其后。综观辨治思路，用药以通为主，通则不痛，故取效甚捷。

二、白薇煎合三妙加味治颈椎病、腰椎间盘突出症

吴某，男性，54 岁，于 2008 年 10 月 28 日就诊。

主诉：两腿麻木，腰背疼痛 1 年余。

患者于 2007 年 5 月开始出现两腿麻木无力，行走不稳，常常跌倒，膝关节以下麻木、灼热，双足心热感明显、痛觉迟钝，背部亦有灼热感，腰背疼痛，双指关节疼痛，无肿胀变形，口干苦，大便偏干，舌苔薄黄腻，舌质暗红，脉弦滑。MR 检查：颈椎病、腰椎间盘滑脱。西医诊断：颈椎病，腰椎间盘突出症；中医诊断：痹证（热痹）。辨证属风湿久痹，经络蓄热，痰瘀互结，肝肾阴虚。拟方如下：秦艽 10g，白薇 15g，炮山甲 9g，泽兰 15g，炒苍术 6g，黄柏 10g，汉防己 15g，怀牛膝 10g，广地龙 10g，生地黄 12g，制南星 10g，炙僵蚕 10g，鬼箭羽 15g，川石斛 10g，川续断 15g。每日 1 剂，分 2 次服。

服药 1 剂后，患者即感双下肢灼痛麻木好转，腰背疼痛减轻；服药 3 剂后患者即能行走自如；服药 8 剂后患者双下肢灼痛麻木消失，诸症缓解。后一直守方服药巩固 2 月余。

按语：

本案属疑难顽疾，取效明显，立竿见影，提示慢性疾病未必取效皆慢，关键在于辨证、用药切中病机。

审证求机，本病应以肝肾阴虚为本，络热血瘀为标，标实重于本虚，其病理实质与我们既往对风湿病研究提出之阴虚络热证及目前的瘀热痹阻证基本相同，统属瘀热病机范畴。

进而言之，在"络热血瘀"这一复合病机的基础上，既有风湿的前提，又有湿热的蕴结、痰瘀的凝聚、瘀热的伤阴、肝肾的亏损，正虚邪实，多种病理因素错杂并见。故治疗既应针对"瘀热"这一主要特点，又要多因复合并顾。

白薇煎为大家少有论及的小方、验方，《春脚集》曾有收载，亦有仅列药味而无方名者，称其功能行血络，通瘀透邪，可治周身肢体疼痛，或用治类中风的肢体经络麻木，筋骨疼痛，半身不遂。周师临证用之颇多得益。白薇苦咸性寒，凉血清热，适用于血热阴伤之证；泽兰苦辛气香，活血祛瘀，散结消肿；穿山甲咸寒软坚，活血祛瘀，通络散风，性善走窜。三药合用，共奏凉血祛瘀之功，故对络热血瘀之证颇具效验，其治疗大法仍属针对瘀热病机而定。再配三妙以清湿热；秦艽、防己以祛风湿；制南星、僵蚕、鬼箭羽、地龙化痰祛瘀，通络疗痹；并借虫类走窜之品，搜剔经隧络道之邪；合入生地黄、石斛、续断滋补肝肾而壮筋骨。表明审机论治是提高临床疗效的关键。本案例表明中医之"痹证"内涵广泛，颈椎病、腰椎间盘滑脱用治痹之法亦能获得佳效，故中西病名还当双轨并存，互为沟通，不可局限对照，更不能弃中从西，僵化中医思维。

三、一贯煎治自身免疫性肝病

患者,女,57岁。

初诊(2005年11月14日):患者于2004年2月因恶心纳差、四肢乏力在某院检查,提示肝功能明显异常,乙型肝炎病毒标志物检查(-),抗核抗体(+++),诊断为"免疫性肝功能损害"。曾治疗半年多(不详),反复查肝功能多次,转氨酶均在正常范围以上。最近一次肝功能示:谷丙转氨酶(ALT):169U/L,谷草转氨酶(AST):211U/L,谷氨酰转肽酶(GGT):103U/L,碱性磷酸酶(ALP):277U/L。刻诊:右后背痛,恶心欲吐,纳谷不馨,疲乏无力,每夜燥热,口干口苦,盗汗,两腿酸软无力,小便偏黄,大便干结,1~2日一行,舌苔薄黄,舌尖暗红,中有裂纹,质紫,脉小弦滑。辨证:肝肾阴伤,湿热瘀郁。治拟滋养肝胃,清热化湿。处方:北沙参10g,麦冬10g,生地黄12g,枸杞子10g,川楝子10g,当归9g,秦艽10g,茵陈12g,炙鳖甲12g,牡丹皮10g,丹参10g,垂盆草30g,合欢皮15g,老鹳草15g,雷公藤5g,银柴胡6g,苦参10g,苍耳草15g。每日1剂,水煎服。

二诊(2005年11月21日):患者药后口干有明显好转,大便通畅,仍诉睡眠差。药已奏效,原方加功劳叶10g,白薇12g,知母9g,夜交藤20g。

三诊(2005年12月12日):患者药后烘热明显减轻,双腿酸软好转,行走有力,大便偏稀,舌紫,苔薄黄,脉细滑。复查肝功能,各项指标均有下降。效不更方,初诊方加功劳叶10g,白薇15g,夜交藤20g,石斛9g,焦白术10g,山药12g,地骨皮12g。服14剂以善其后。

按语：

本例患者属阴虚湿热体质，又年近花甲，每夜燥热明显，口干口苦，盗汗，两腿酸软无力，小便偏黄，大便干结，舌中有裂纹等，均属肝肾阴精亏虚，湿热瘀郁，此为正虚与邪实并见。故治以滋养肝肾，清热化湿。方用一贯煎合秦艽鳖甲散加茵陈、垂盆草、老鹳草、苍耳草、雷公藤、苦参、牡丹皮、丹参清热利湿，活血化瘀。全方养肝肾益阴血方能化气有力，使正胜邪退。一贯煎补肝肾之阴而不滞，秦艽鳖甲散滋阴养血，清热除蒸。肝经湿热瘀郁，故加清热利湿、活血化瘀之品。阴虚与湿热瘀郁病机不同，但可互为因果，相互转化。湿热瘀郁为肝肾阴虚所致，用一贯煎配合清热利湿、活血化瘀之品治疗本例免疫性肝病，故能取得满意疗效。

四、犀角地黄汤治系统性血管炎

王某，男，35岁。

初诊（2005年10月17日）：患者近期在上海某医院住院检查，出院诊断为"系统性血管炎"，服激素泼尼松、环磷酰胺治疗至今。近来双目视力、两耳听力下降，口干，活动后易出汗，夜尿2～3次，舌质暗红，苔淡黄薄腻，脉细滑。病机属营血伏热，痰瘀上蒙，清阳不展。处方：水牛角片20g，赤芍15g，丹皮10g，生地黄20g，紫草10g，炙僵蚕10g，蝉衣5g，升麻3g，熟大黄5g，凌霄花10g，肿节风20g，路路通10g，炮山甲（先煎）6g，片姜黄10g，广地龙10g，地肤子15g，青风藤15g。

二诊（2005年10月24日）：患者听力、视力下降，四肢乏力，睡眠差，腹胀，口干略减，舌质暗红，苔黄薄腻，脉细。药用初诊方去路路通，加石楠藤20g，雷公藤5g，夜交藤25g，川石斛 10g。

三诊（2005 年 11 月 7 日）：患者听力、视力仍下降，腿软无力，夜晚口干，舌质红，苔中部黄腻，脉细。证属肝肾亏虚，营血伏热。处方：生地黄 15g，丹皮 10g，山萸肉 10g，炙女贞 10g，旱莲草 12g，黄柏 6g，知母 6g，炙龟甲 10g，炮山甲 10g，紫草 10g，肿节风 20g，青风藤 15g，阿胶（烊化）10g，广地龙 10g，灵磁石 25g，雷公藤 6g，生槐花 15g。

四诊（2006 年 1 月 19 日）：患者疲劳略减轻，两腿酸重，上楼气喘，行走费力，口干口苦（夜晚明显），视力、听力未再下降，大便正常，舌质暗红，苔薄黄腻，脉细滑。药用三诊方加生槐花 15g，木贼草 10g，黄柏 10g，知母 10g，川石斛 10g。

按语：

本案初诊症见视力、听力下降较重，口干，动后易汗，舌质暗红，苔淡黄薄腻，脉细滑，辨为营血伏热，痰瘀上蒙，清阳不展。治以犀角地黄汤加紫草、炮山甲、熟大黄、凌霄花、片姜黄等以凉血散瘀通络；炙僵蚕、蝉衣、地肤子祛风化痰；肿节风、路路通、广地龙、青风藤清热利湿通络；病变主要在上部，故加小量升麻引药上行。二诊诸症无明显变化，故加川石斛益肾明目，石楠藤、雷公藤、夜交藤加强通络之功。其后在此基础上，加阿胶滋养阴血；灵磁石明目通窍；雷公藤、生槐花、木贼草等药凉血活血；黄柏、知母以清相火。如此治疗 3 个月，主症改善，听力、视力未再继续下降，病情趋于稳定。

从微观的病理上而言，系统性血管炎当以血瘀为基本病机。但本病与肝肾阴亏或病后体虚致热毒之邪侵入体内，或由饮食劳倦、七情过极、服药不当等导致阴虚内热，火热毒邪郁于脏腑经络，气血失调，煎熬津液，酿生瘀热有关。因此，整个治疗过程以清化瘀热为核心，并配合清热利湿、化痰通络等治法，是本案取效的关键。

五、痛泻要方治食物过敏

熊某，女，67 岁。

初诊：患者多年来经常过敏，可由多种因素诱发，西药治疗疗效较差。1 个月前因食冷冻鲜桃出现腹胀腹痛，自行服用藿香正气水后又觉胃脘疼痛，肛门有紧缩感，但经肛肠科检查无异常，故来门诊求治。现诉脘腹嘈杂，有烧灼感，小腹疼痛，腹胀肠鸣，矢气频多，大便不溏不结。察舌质淡红，苔薄，脉小弦。辨为脾胃虚弱，肝气乘侮。治拟健脾和胃，疏肝理气。处方：焦白术 10g，炒白芍 10g，橘皮 5g，防风 5g，潞党参 10g，茯苓 10g，炙甘草 3g，炒枳壳 10g，苍耳草 10g，玫瑰花 3g，炒谷芽 10g。7 剂。

二诊：药服 7 剂，患者脘腹胀痛逐渐减轻，仍有嘈杂、灼热，肛门紧缩感消失，但前日食小块蒜头后小便频数，次日食用南瓜，又增肌肤瘙痒，头痛，脘胀，多汗，舌质暗，苔薄，脉细。此属肾虚肝旺，脾虚生风，风邪伤表，上扰清窍。处方：焦白术 10g，炒白芍 12g，防风 5g，炙甘草 3g，苍耳草 12g，炙僵蚕 10g，蝉衣 3g，橘皮 5g，黄精 10g，首乌 10g。7 剂。

三诊：患者皮肤瘙痒已止，多汗、头痛消失，脘胀减半，惟尿频量少，舌质暗，苔少，脉小弦。再予疏肝健脾益肾。二诊方去蝉衣、橘皮，加玫瑰花 5g，覆盆子 10g，菟丝子 10g。续服 7 剂，诸证悉除。

按语：

中医学认为瘾疹因饮食过敏而发者是为"脾风"。此例虽然症状多变，不以风团疹块为特点，但呈现皮肤瘙痒、头痛、多汗、腹胀、肠鸣矢气、肛门紧缩等诸风象。深究病机实系脾虚肝旺，肝气乘侮，脾虚生风，故从"脾风"引申其义，久病不愈从脾治，投痛泻要方合四君子汤以健脾疏肝，配伍苍耳草、僵蚕、蝉衣祛风。继因患者禀赋不足，肾精素亏，肾气不固而见尿频尿少，故加入黄精、首乌、菟丝子、覆盆子益肾固摄，以收全功。

第二节　动物类药物的临床应用

周师认为疑难杂症、顽疾或久病多为痰瘀作祟、真阴亏虚。动物类药尤其是虫类药多具有破血行血、化痰散结、息风搜剔止痛的共性，而介壳类药又具有养阴润燥散结之特征。故周师在治疗疑难杂病时，重视配合使用动物类药物。

一、动物类药物的适应证

因人、因地、因时制宜和辨证论治是周师诊治疾病的基本特点，辨证用药是其一贯强调的原则。对于动物类药周师常根据此类药物的共同特点及独特个性，"有的放矢"地使用。

1. 治疗痹证疼痛

疼痛多为风湿病的常见症状。按照中医"不通则痛"的理论，疼痛的主要病机是经络气血凝滞不通，津液凝涩不畅。周师认为临床一些久治不愈的顽痛皆有"痰瘀"，在治病求本的同时加用虫类药，可获捷效。

对于痹证疼痛，周师常用炮山甲、乌梢蛇、广地龙、蜈蚣、炙全蝎、露蜂房等息风搜剔，化瘀止痛。或配合温阳散寒止痛的川乌、草乌、附子、淫羊藿、巴戟天、鹿角霜；或配合祛风除湿之羌活、独活、苍术、防风和燥湿化痰之南星；或配合养血活血之川芎、鬼箭羽、赤芍药、白芍药、桃仁、红花、片姜黄、鸡血藤、广郁金；或配合祛风湿通经络之青风藤、海风藤、络石藤、桑枝、石楠藤、油松节、雷公藤、威灵仙；或配合使用强腰补骨壮脊之金毛狗脊、杜仲、桑寄生、骨碎补、川续断、千年健等。

2. 治疗"萎废"

"萎废"很难指具体的某个病证，而是一个较广义的概念，通常指肢体某部分功能进行性衰退甚至完全丧失，如多种风湿病后期的肢体肌肉萎缩，萎废不用，治疗比较棘手。

对于"萎废"，周师常用穿山甲、广地龙、全蝎、僵蚕祛痰化瘀通络。或配合桂枝、黄芪、白术、葛根等温阳益气；或配合赤芍药、川芎、鸡血藤活血通络；或配合补骨脂、金毛狗脊、杜仲、桑寄生、骨碎补强腰壮脊。

对骨关节炎出现手足麻痹的病证，周老常用全蝎、僵蚕、广地龙、水蛭化瘀搜络祛痰。同时根据病患不同的病理因素，或配葛根、丹参、路路通、川芎、鬼箭羽、泽兰、玄参凉血活血，化瘀通络；或配黄芪、党参益气；或配桑寄生、川续断、怀牛膝、狗脊、骨碎补强腰壮脊。

3. 治疗"硬化及结节"类疾患

以肺纤维化及肝硬化为例，治疗肺纤维化，周师善用炙鳖甲、僵蚕养阴化痰，软坚散结，再加炙蜈蚣入络化瘀。或配合益气养阴的太子参、生黄芪、南沙参、北沙参、天冬、麦冬、灵芝；或配合活血通络之茜草根、旱莲草、仙鹤草、煅花蕊石；或配合散结解毒之泽漆、猫爪草、露蜂房、山慈菇等。

对于肝硬化，周师善用炙鳖甲软坚散结。或配合北沙参、大麦冬、川石斛、枸杞子、白芍药滋肾养阴；或配合太子参、焦白术、怀山药健脾益气；或配合制香附、炒延胡索、青皮、陈皮等疏肝理气；或配合茵陈、垂盆草、田基黄、苦参、野菊花、鸡骨草、虎杖、平地木等清热利湿；或配合山慈菇、泽漆、露蜂房、石打穿等解毒散结；或配合旱莲草、茜草根、老鹳草、马鞭草、路路通、赤芍药、片姜黄等滋阴化瘀通络。

4. 治疗虚劳

在治疗虚劳时，周师多根据患者气血阴阳皆损、五脏虚弱的特点，在辨证施治基础上，从"精血同源""脾胃乃后天生化之源"的理论着手，常用鹿角片、龟甲阴阳同补。或配合阿胶珠、熟地黄、当归、山萸肉填精生髓；或配合黄芪、党参、白术健脾益气生血。同时需要注意积极配合治疗引起虚劳之原发疾病。

5. 治疗痒证

周师治风疹、痤疮、鼻渊等有痛痒之疾，常用蝉衣及白花蛇、乌梢蛇、地龙、苍耳子息风通络，必要时配水牛角凉血清热。或配合苍耳草、防风祛风止痒；或配合藿香、黄芩、白鲜皮、地肤子、苦参、土茯苓清利湿热；或配合紫草、茜草、生山楂、鬼箭羽凉血消斑；或配合金银花、天葵子、野菊花、蒲公英、紫花地丁、黄连、黄芩、黄柏等清热解毒。

二、动物类药物的使用要点

痰、瘀由人体的气血津液代谢异常所产生，痰为津聚，瘀为血滞。《丹溪心法》认为："百病中多有兼痰者。"而《证治准绳》则言："百病由污血者多。"临床疑难杂病，虽病位不同，病势各异，病性有别，但常兼夹有因气血津液代谢阻滞而导致的痰浊、瘀血等病理产物。故对疑难杂病，祛瘀化痰是常用且非常关键的治法。就药物而言，祛瘀化痰药种类繁多，但虫类药物更为广大临床医师所常用。尤其对于顽症、久病、难症、重疾，因其病位较深，一般植物类药物难以取效。而虫类药物"体阴而用阳"，具有破血活血、化痰散结、解毒止痛之功，适当选用易于提高疗效。久病必伤及于肾，尤其是真阴不足之时，动物药中的另一大类药物如介壳药又可滋阴补肾、软坚散结。

临床运用动物类药物需注意如下事项：

1. 根据药物的特性适当选用

动物类药物中每种药物特性不同。如虫类药的共性为破血行血，化痰散结，搜剔止痛，但每种药物的主治有所区别，应根据具体情况适当选用。如全蝎、僵蚕对于风痰入络的痹证较佳；而乌梢蛇、地龙、蜈蚣对于瘀血入络的痹证作用较好；地鳖虫、九香虫等对气滞血瘀的疼痛作用突出。在介壳类药物中，龟甲滋阴力甚；鳖甲软坚力强。在海壳类药物中，瓦楞子、海螵蛸制酸止痛力强；石决明、珍珠母平肝潜阳、镇心安神之力更胜一筹。在动物角类药物中，鹿角温肾填髓；水牛角、羚羊角清热凉血开窍。

2. 根据疾病的轻重缓急适当选用

病之初，正未虚，可选用峻利之剂；病久正虚或体质虚弱的老人、幼童，当配用扶正、补益气血之品或改用丸药及其他剂型以图缓攻。

3. 掌握药物的使用禁忌和剂量

虫类药辛散而燥、作用峻烈，血虚风燥、阴虚体质之人和妇女当慎用。介类药物如龟甲、鳖甲偏于咸寒，脾胃虚寒者当慎用。同时一些动物类药的用量要准确掌握，虫类药物入汤剂时一般为 3～6g，入粉剂吞服时仅控制在 0.6～1g；龟甲、鳖甲用量一般为 10～15g；海壳类药物用量为 15～30g。另外，需注意配伍其他药物以防止动物类药的毒副作用，如使用虫类药时可适当配伍养阴药，使用咸寒之品适当配伍健脾和胃药。

4.密切观察不良反应

动物类药含有异体蛋白，其中许多虫类药又具毒性，所以在使用过程中需注意观察患者的用药反应，以防止毒副作用、过敏反应的发生。有反应时应及时停药，积极处理。

第三节　药对应用

一、"药对"是临证组方的基础

"药对"指两味以上的药物配伍合用。中药配伍是从单味药发展而来，是临床治疗学中的重要组成内容。它基于临床实践经验和中药"七情和合"的理论，配伍得当可以加强作用，提高治疗效果。应该认识到中医方剂学的形成和发展，很大程度渊源于药物的配伍，它是组成方剂的基础，特别是从二三味药的小方中，可以使人悟出方剂的组合规律，掌握药对的配伍应用。

七情和合除了"单行"外，互相配合起协同作用的有相须、相使，相须是将两味功用相近的药物合用以加强疗效；相使是将两味功用不同的药物合用以促进疗效。互相配合起相制作用的有相杀、相畏、相恶，相杀是一种药物能减弱或消除另一种药物的毒性或副作用；相畏即是后者受制于前者的关系；相恶，是一药牵制另一种药，使其减低甚至丧失原有性质和功用。若两种药物合用，产生毒性反应或强烈副作用的为相反。

在了解药物配伍时，协同作用中的同类相须一般易于掌握；异类相使最有理论意义。相制作用中的相杀、相畏，则是对有毒或作用较峻药物采用的配伍方法；而对相恶、相反之药，一般应避免同用，只有在特殊情况下，才能取其相反相成的关系，须谨慎配伍合用。

总之，中药配伍不仅是量效之间的累积加强，同时还可产生质的变化（如酸甘化阴、辛甘助阳），改变影响其作用，更好地发挥其在某一方面的专长，减少副作用和毒性，或牵制其偏盛，"使药各全其性，各失其性"，也就是说，一药往往多功效、多用途而不是一药一效，通过不同配伍，可以更好地发挥某一方面的特长，趋利避害，克服其短处或形成新的功效，有时甚至药量配伍的比例不同，在效用上也都会发生变化（如大黄、厚朴）。

二、常用药对

1. 石楠藤与鹿衔草

石楠藤，味辛，性平，归肝、肾经，既能祛风湿，舒筋络，又能补肝肾，强腰膝。《神农本草经》云："养肾气，内伤阴衰，利筋骨皮毛。"《本草纲目》言："古方为治风痹肾弱要药。"《药性论》曰："能添肾气，治脚软烦闷疼，杀虫，能逐诸风。"《医林纂要》说："润肾补肝，壮命门火。"鹿衔草，味甘、苦，性平，归肝、肾经，功能祛风除湿，补肾强骨。两药相须为用，取其祛风除湿、补虚通络之功，治疗痹痛日久，肝肾亏虚，腰膝无力者效佳。

2. 千年健与油松节

千年健，味苦、辛，性温，入肝、肾经，"用之于宣通经络，祛风逐痹，颇有应验"（《本草正义》）。《柑园小识》记载："可入药酒，风气痛老人最宜食此药。"油松节，味苦，性温，归肝、肾经，功能祛风湿，通络止痛，善走骨节，其"气温性燥，如足膝筋骨有风有湿，作痛作酸，痿弱无力者，用之立瘥"（《本草汇言》）。《名医别录》谓："主治百节久风，风虚，脚痹疼痛。"两药配伍功擅祛风湿、强筋骨，尤宜用于退行性病变所致的关节疼痛。

3. 青风藤与伸筋草

青风藤，味辛、苦，性平，功能祛风除湿，和络通痹，为"散风寒湿痹之药也，能舒筋活血，正骨利髓"（《本草汇言》）。伸筋草，味苦、辛，性温，功能祛风散寒，除湿消肿，舒筋活络。《本草拾遗》谓："主人久患风痹，脚膝疼冷，皮肤不仁，气力衰弱。"两味合用，通络蠲痹之力增强，用于风寒湿痹关节疼痛较甚者。

4. 土茯苓与萆薢

土茯苓，味甘、淡，性平，功能清热除湿，泄浊解毒，通利关节，主治筋骨挛痛，脚气，肢体拘挛，筋骨疼痛。《本草正义》云："土茯苓，利湿去热，能入络，搜剔湿热之蕴毒。"萆薢，味苦，性平，长于利湿去浊，祛风通痹，能治风湿痹痛，关节不利，腰膝疼痛。《本草正义》谓："性能流通脉络而利筋骨，入药用根，则沉坠下降，故主治下焦。虽微苦能泄，而质轻气清，色味皆淡，则清热理湿。"两药配伍，可增强其利湿泄浊、通痹止痛的作用，对于湿热下注者尤宜。

5. 露蜂房与漏芦

露蜂房，味甘，性平，有小毒，功能祛风止痛，攻毒消肿，杀虫止痒，主治风湿痹痛、痈疽恶疮、瘰疬、风疹瘙痒、皮肤顽癣等。《本草汇言》记载："露蜂房……治风痹肿痛……及历节风疼，痛如虎咬，盖取其以毒治毒之义云。"漏芦，味苦，性寒，功能清热解毒，消肿排脓，通筋脉。《神农本草经》谓："主皮肤热，恶疮疽痔，湿痹。"《药性论》云："治身上热毒风生恶疮，皮肌瘙痒瘾疹。"《圣济总录》记载："治历节风，筋脉拘挛，骨节疼痛。"两药合用，长于祛风毒，可治风湿病活动期症见发热、关节红肿、皮疹色红瘙痒者。

6. 制南星与炙僵蚕

制南星，味苦、辛，性温，有毒，本品温燥且祛痰之力较强，兼有止痉功效，为"开结闭，散风痰之药也"（《本草汇言》）。炙僵蚕，味咸、辛，性平，功能祛风止痛，化痰散结。《本草纲目》载："散风痰结核瘰疬。"两者相须为用，南星借僵蚕走窜之性，开涤风痰，无处不达，僵蚕借南星燥湿之功，加强祛风化痰、通络止痛之功效，用于关节肿痛、僵硬、变形、屈伸不利者。

7. 乌梢蛇与炙全蝎

乌梢蛇，味甘，性平，善走窜，"功与白花蛇同，而性善无毒"（《本草纲目》），能搜风祛邪，通利关节，主治"诸风顽痹，皮肤不仁，风瘙瘾疹"（《本经逢原》）。全蝎，味辛，性平，有毒，其气善走窜，既能平肝息风镇痉，又可搜风通络止痛。《玉楸药解》谓："穿筋透骨，逐湿除风。"两药相配，可"搜剔络中混处之邪"，增强其祛风除湿、剔络疏经之力，用于骨痹顽疾、疼痛难除者，全蝎用量宜小。

8. 白芥子与皂角刺

白芥子，味辛，性温，功能祛痰利气，散结消肿。其善温通经络，可搜皮里膜外或筋骨间之痰结，能治肢体麻木、关节肿痛、痰湿流注、阴疽肿毒。如《本草新编》所云："白芥子善化痰涎，皮里膜外之痰无不消去，实胜于半夏、南星。"皂角刺，味辛，性温，功能消肿排脓，"去风化痰，败毒攻毒"（《本草崇原》）。《本草汇言》谓："拔毒祛风，凡痈疽未成者，能引之以消散；将破者，能引之以出头；已溃者，能引之以行脓。"故取其化痰、消散之力。两药相使，可治痰滞经络、肢体、关节所致之骨节变形、肿胀难消者。

9. 天仙藤与鸡血藤

天仙藤为青木香之藤，味苦，性温，归肝、脾、肾经，功能行气活血，通络利水，主治产后血气腹痛、风湿痹痛、妊娠水肿等。其"流气活血，治一切诸痛之药也"（《本草汇言》），能"宣通经隧，导达郁滞"（《本草正义》），"凉血活血，去风利湿，走经络，兼治腰腿肿疼"（《本草再新》）。鸡血藤，味苦微甘，性温，归肝、肾经，功能养血活血，舒筋通络，主治手足麻木、风湿痹痛、肢体瘫痪、妇女月经不调、痛经、闭经。《饮片新参》云："（鸡血藤）去瘀血，生新血，流利经脉。治……风血痹症。"两药并用，取其行气活血、疏通经络、利水消肿之功，凡因气血不调所致的浮肿、手足肢体胀结、手足麻木不仁，用之皆可获效。

10. 鬼箭羽与水蛭

鬼箭羽，又名卫矛，味苦、辛，性寒，归肝、脾经，苦辛行散入血，既善破瘀散结，又善活血消肿止痛，药力较强，可治经闭、癥瘕、痛经、跌打伤痛、关节痛等瘀血阻滞之证，《本经逢原》称其"专散恶血"。水蛭，味咸、苦，性平，有小毒，归肝经，入至阴之处，功擅破血逐瘀，通经消癥，用于癥瘕痞块、血瘀经闭、跌仆损伤等证。《本草汇言》云："水蛭，逐恶血、瘀血之药也。"两药相须，凉血化瘀力宏，用于瘀热痹阻之证。

11. 白薇与功劳叶

白薇，味苦、咸，性寒，苦能降泄，咸入血分，故能清热凉血，为清血热要药，主治阴虚发热、骨蒸劳热、风湿痛、瘰疬等。《要药分剂》谓："清虚火，除血热。"《本草纲目》载白薇"疗伤中淋露，下水气，利阴气益精"，"利阴气"即寓有通血脉之意，可泄脉络郁热。功劳叶，味苦，性凉，入肝、肾经，功能清虚热，益肝肾，祛风湿，主治阴虚劳热、腰膝酸软、风湿痹痛。《要药切用》言其"入肝肾，益阴祛风"。二药合用可治阴虚血热之血痹，症见肢体疼痛、麻木不遂，手足心热，口干，舌质偏红者。

12. 苏木与路路通

苏木，味甘、咸，性平，功能行血祛瘀，消肿止痛，主治产后瘀阻、血滞经闭、胸腹刺痛、跌打损伤、瘀滞作痛。《医学启源》谓其能"发散表里风气……破死血"。路路通，味苦，性平，功能祛风除湿，舒筋通络，利水，既能"通行十二经"，且可"搜逐伏水"（《纲目拾遗》），主治风湿痹痛、肢体麻木、手足拘挛、水肿胀满等。两药配伍祛瘀通络之力加强，行血通脉，直达病所，化瘀生新，活血止痛，适用于风湿久痹，瘀血内阻，症见关节肿胀刺痛、僵硬，舌质紫者。

第四节　特色用药

周师临证用药注重理、法、方、药的紧密联系，在遵循辨证用药、按法用药基本原则的基础上，结合辨病用药，参以对症用药，以缓解患者的主要痛苦，并将个人用药的独特经验上升为理性认识。用药善于变通，综合古今经验及自身临床实践，临证治疗风湿免疫病时，往往配用一药多能且有专功的药物，使治疗更有针对性，多获佳效。兹列举如下。

1. 凌霄花

凌霄花，味辛、酸，性寒，归肝经，功能清热凉血，化瘀散结，祛风止痒。《日华子本草》言其治"酒渣热，毒风，刺风，妇人血膈，游风，崩中，带下"。《本草求真》谓："凡人火伏血中，而见肠结血闭，风痒，崩带，癥瘕，一切由于血瘀血热而成者，所当用此调治。"《医林纂要·药性》云："治诸血热生风之证。"其性寒清热，专入血分，有凉血祛风之功，擅治血热生风所致的皮肤疾患。常加入犀角地黄汤用于风湿病瘀热互结程度较重的病证,症见皮肤斑疹焮红、瘙痒者。

2. 白残花

白残花,又名蔷薇花,味苦、涩,性寒,入胃、肝经,功能清暑和胃,活血止血,解毒,其气芳香,能泄热化浊。《医林纂要·药性》云:"干之,可罨金疮,去瘀生肌。"善治口角生疮、口腔糜烂,日久不愈者。取其清热解毒、化瘀生肌之功,可治瘀热所致之口舌破溃,疗效颇佳,口疮久溃不敛可配木蝴蝶。

3. 人中白

人中白,味咸,性寒,无毒,"入足厥阴、少阴、太阳经"(《本草汇言》),功能清热解毒,降火凉血,止血化瘀,主治喉痹、牙疳、口舌生疮、诸湿溃烂、衄血、吐血等。《本草纲目》云:"人中白,降相火,消瘀血,盖咸能润下走血故也。今人病口舌诸疮,用之有效,降火之验也。"《本草正》亦云:"大治诸湿溃烂,下疳恶疮,生肌长肉,善解热毒。"常用于风湿免疫病热毒偏盛所致的口腔溃疡,亦可配伍马勃、甘中黄。

4. 苍耳草

苍耳的药用部分为菊科一年生草本植物苍耳的果实和茎叶,其味苦、甘、辛,性温,有小毒,功能祛风除湿,清热解毒,止痒。本品早在《神农本草经》中即有记载,谓其"主风头寒痛,风湿周痹,四肢拘挛痛,恶肉死肌",后世有治"一切风毒"(《千金方》)、"一切风气"(《食疗本草》)、"癫痫、头风、湿痹、毒在骨髓"(《唐本草》)、"风瘙痒疹"(《太平圣惠方》)等记载;药理研究证实本品具有抗炎、镇痛、免疫抑制、抗氧化等作用。历代医家多以该药的果实入药(苍耳子),因其有小毒,易耗散气血,故应用较谨慎,用量亦小。周老依据古代文献记载和现代研究资料，通过大量临床验证，发现苍耳的茎叶（苍耳草）与其果实作用相似，且毒性较小，药性和缓，无升散过度、伤气耗血之虑，大剂量（15～20g）应用亦较安全。现代药理研究苍耳草有抗炎、镇痛、抗过敏、免疫抑制等作用。对于风湿免疫病见有皮疹瘙痒者，在辨证基础上参入本品，往往收效显著。

5. 生槐花

生槐花，味苦，性微寒，入肝、大肠经，功能凉血止血，清肝明目。《大明本草》说："治五痔，心痛，眼赤，杀腹脏虫，及皮肤风热。"《本草用法研究》云："凉血清肝，除下焦湿热之邪，祛风疗痔。""治肠风痔漏而外，又能治痈疽毒疮，皮肤风湿等证。"槐花苦寒入血，"为凉血要药"（《本草求原》），凡血热所致的各种出血证均可应用，还可用于痈肿疮疡疔毒。药理研究结果表明，本品能降低毛细血管脆性，增强毛细血管抵抗力，并能抑制过敏性炎症。若与凌霄花配伍，可增清热凉血、活血散瘀之力，且兼祛风止痒之功，常用于风湿病症见红斑、瘀斑明显者。

6. 肿节风

肿节风（又名草珊瑚），味苦、辛，性平，归心、肝经，功能祛风除湿，活血散瘀，清热解毒，主治风湿痹痛、肢体麻木、跌打损伤、骨折等。《分类草药性》云："治一切跌打损伤，风湿麻木，筋骨疼痛。"《陆川本草》谓其能"接骨，破积，止痛。治跌打骨折，损伤肿痛，风湿骨痛，烂疮，毒蛇咬伤"。多用于热痹患者肢体关节疼痛、肿胀者，如患者咽部不爽，咯痰不利，本药兼有化痰利咽之效，用之更佳。

7. 菝葜

菝葜，味甘、酸，性平，功能祛风利湿，解毒消肿，主治关节疼痛、历节痛风、肌肉麻木、疔疮肿痛、瘰疬、胃癌、食管癌、直肠癌等。文献记载有"祛湿热，利水坚筋骨"（《本经逢原》）、"散肿毒"（《品汇精要》）功效，善治"腰背痛，风痹"（《名医别录》）等。现代药理研究显示本品能抑制慢性炎症及肿瘤细胞增殖，具有抗炎、调节免疫、抗肿瘤等作用。临床用于风湿病症见关节红肿、斑疹红热，属风毒痹阻、营血热盛者，可与漏芦配伍。

8. 萹草

萹草，味甘、苦，性寒，功能清热解毒，利尿通淋，主治肺结核潮热、感冒发热、痈毒、瘰疬、皮肤瘙痒、肾盂肾炎、膀胱炎等。《本草正义》言其"苦寒泄降，主湿热壅塞之实症"；《本草衍义》言其"治伤寒汗后虚热"。本品不仅可除实证之热，对于虚热也有治疗之功，临床常用于风湿病发热不退者，可与青蒿配伍。

9. 泽漆

泽漆，味辛、苦，性微寒，有小毒，功能利水消肿，化痰散结，解毒杀虫，主治水气肿满、痰饮喘咳、肺热咳嗽、瘰疬、癣疮、淋巴结结核、淋巴肉瘤、神经性皮炎等。《本草纲目》言其"利水，功类大戟"，能"逐水"（《唐本草》）、"止疟疾，消痰退热"（《日华子本草》）。药理研究发现本品有镇咳祛痰、抑菌、抗癌作用。风湿病症见咳嗽咯痰、咽喉痰滞、腮腺肿胀、淋巴结肿者可配用。

10. 羊乳

羊乳，味甘，性平，功能补气养阴，润肺生津，清热解毒，消肿排脓，主治虚劳羸弱、消渴、咳嗽、肺痈、疮疡等。《药性论》言其"润心肺，治消渴"，能"补肺、肾气，……治虚劳，益精气"（《食疗本草》）。本品具有调节免疫功能、镇咳、抗感染、抗癌及抗疲劳等药理作用，善治肺虚咳嗽，常用于间质性肺炎出现干咳、咽喉不适者。

11. 楮实子

楮实子，味甘，性寒，归肝、肾、脾经，功能滋肾益阴，清肝明目，健脾利水，主治肾虚腰膝酸软、虚劳骨蒸、头晕目昏、目生翳膜、水肿胀满。《名医别录》云："主阴痿，水肿，益气，充肌肤，明目。"《大明本草》言："壮筋骨，助阳气，补虚劳，健腰膝，益颜色。"《药性通考》言本品为"补阴妙品"。《本草思辨录》认为本品"补阴而又能伸阳者……与纯阴填补者有别"。周师认为本品平补肝肾与枸杞子相仿，利水消肿与泽泻相似，兼有两者之长而无利水伤阴之弊，临床用于阴虚水肿，治更年期面浮胫肿也有殊效。楮实子补益肝肾似能调节内分泌功能，因更年期患者阴气自半，气化不利，其能补阴气，助阳气，利水湿，故为对证之品。

12. 狗舌草

狗舌草，味苦，性寒，功能清热解毒，利水杀虫，常用于治疗肺脓疡、肾炎水肿、疖肿、疥疮等。历代本草对之论述较少，《唐本草》云："主疥、瘙疮，杀小虫。"《履巉岩本草》云："治髭痈，收疮口。"现代药理研究表明，狗舌草能抗肿瘤，对白血病细胞、恶性网状细胞肉瘤、皮肤癌等有较强的抑制作用。周师根据长期的临床实践发现，本品用于治疗系统性红斑狼疮有特效。

13. 山慈菇

山慈菇，味甘、微辛，性寒，功能清热解毒，化痰散结，主治痈疽恶疮、瘰疬痰核、咽痛喉痹、淋巴肿瘤等。《本草新编》云："山慈菇，玉枢丹中为君，可治怪病。大约怪病多起于痰，山慈菇正消痰之药，治痰而怪病自除也。"《本草正义》言："山慈菇能散坚消结，化痰解毒，其力颇峻。"药理研究提示本品有抗肿瘤、降尿酸（含秋水仙碱）等作用，可用于风湿病见有淋巴结肿、肿瘤、急性痛风性关节炎等。

下篇 常见风湿病的辨治

第六章　类风湿关节炎

　　类风湿关节炎（rheumatoid arthritis，RA）是一种以侵蚀性、慢性进行性关节炎为主要表现的全身性自身免疫病。本病多见于女性，男女患病比例约为1∶3，可发生于任何年龄，以30～50岁为发病高峰。RA患病率占世界总人口数的0.5%～1.0%[1,2]，我国患病率约为0.32%～0.36%[3]。

　　本病病因和发病机制尚不完全明晰，中心环节是感染和自身免疫反应，而内分泌、遗传和环境因素等则是病人易感的基础，抗原多肽通过提呈细胞激活T细胞，导致其他免疫细胞的活化，免疫球蛋白、致炎性细胞因子以及氧自由基等炎症介质产生增多，进而引起滑膜衬里细胞增生、慢性滑膜炎、血管翳形成、软骨和骨破坏等特征性的病理变化[4]。临床表现为以双手和腕关节等小关节为主的对称性、持续性多关节炎，早期有游走性的关节疼痛和活动受限，中、晚期则表现为关节功能障碍，继则僵硬、变形，甚至丧失劳动力，终至残废。自然病程中，10年致残率可超过60%[3]。血清中可出现类风湿因子（RF）及抗环瓜氨酸肽（CCP）抗体等多种自身抗体。西医学的主要治疗药物包括非甾体抗炎药（NSAIDs）、抗风湿药（DMARDs，如氨甲蝶呤、来氟米特、羟氯喹等）、糖皮质激素、生物制剂等[5]，目前尚无治愈方法，治疗目的在于控制病情，改善关节功能和预后。

　　根据RA的临床表现，本病可归属于中医学"痹证"范畴，但因其病情顽固，久延难愈，疼痛遍历周身多个关节，故有别于一般的痹证,医籍中有"顽痹""鹤膝风""历节风"等名称;又因其可出现关节畸形、功能障碍,故现在中医学上统称之为"尪痹"。

【病因】

1. 禀赋不足

本病的发生有明显的家族倾向。从患者的性别来看,女性患者居多,且发病每与经、胎、产等激素水平变化有关。《傅青主女科·产后》说:"产后百节开张,血脉流散。气弱则经络间血多阻滞,累日不散,则筋牵脉引,骨节不利。"盖女子以肝为先天,肝藏血而司血海,胞脉系于肾,肾精不充,肝血不足,则筋骨失养,经脉痹阻。故先天禀赋不足是本病的根本发病原因。

2. 外邪侵袭

由于居处、劳动环境寒冷潮湿,如坐卧湿地、涉水淋雨,或长期水下作业,或出入冷库,或遇寒冷潮湿季节,或暑湿交蒸,或气候剧变,冷热交替等,以致风寒湿热诸邪侵入肌体,注于经络,留于关节筋骨,使气血痹阻,日久积而成痹。《景岳全书》指出:"观《痹论》曰:风寒湿三气杂至,合而为痹……然又有湿热之为病者。"

3. 劳倦过度、精神刺激

劳力过度伤及营卫气血,阳气不足,腠理空虚,卫外不固,邪气留注经络、关节、肌肉;情志过极导致脏腑损伤,气机紊乱,功能失调,则气机运行失和,郁滞不通,脉络痹阻。此即清·罗美《内经博议》所云:"凡七情过用,则亦能伤脏气而为痹,不必三气入舍于其合也。"

【病机钩要】

1. 核心病机为风湿痹阻、痰瘀互结、肝肾亏虚

（1）风湿痹阻是尪痹发病及迁延反复的主要因素

风湿是痹证的主要病因，《金匮要略·痉湿暍病脉证治》载："风湿相搏，一身尽疼痛。""风湿相搏，骨节疼烦，掣痛不得屈伸，近之则痛剧。"说明关节疼痛由风湿入侵所致。风湿之邪既可外感，亦可内生，与寒、热之邪杂合致痹。且常因外感风湿，痹阻经络，而使病情急性发作；风湿留着不去，与外感之邪同气相召，则使症状持续加重，难以缓解。

（2）痰瘀是重要病理因素，又可因果为患

久痹不已，不仅外感、内生之风寒湿热诸邪客于经络骨节，痹阻气血，且因留邪与气血相搏，津液不得随经运行，凝聚成痰，血脉涩滞不通，着而成瘀，或因气血不足，阴阳虚损，不能运行布散津血，导致痰瘀生成。痰与瘀又可因果为患，致痰瘀互结，临床表现为关节肿大畸形，僵硬不利，活动障碍，皮下结节，舌质暗紫而有瘀斑瘀点，苔腻，脉涩或滑等尪痹的特异性证候。

（3）脏腑之虚重在肝肾，但以肾为主

尪痹早期虽以邪实为主，然标实的同时寓有本虚，先天禀赋不足，肾精亏虚是其发病之根。久痹则邪伤气血阴阳，病及脏腑及所属五体而致虚。盖肾为先天之本，藏精主骨，肝为罢极之本，藏血主筋，统司筋骨关节，且肝肾同源，精血互生。久痹病邪内舍肝肾，使关节失养而不用，筋骨失养而挛缩。故尪痹脏腑之虚重点在于肝肾，五脏之伤以肾为本，故又以肾虚为主。

（4）病位在于筋骨

尪痹的临床主症是关节的疼痛、肿胀、僵直畸形。关节为骨之交接，由筋膜束合而成。肝血不足，筋失所养，则肢体麻木，筋腱拘急、挛痛，关节屈伸不利；肾精亏损，骨髓化源枯竭，骨骼失养，则骨质疏松，酸软无力，以致关节拘挛屈曲，强直畸形，终因筋伤骨损，而成残废。故尪痹的病变部位主要在于筋骨。

2. 病理性质为本虚标实，虚实夹杂

久痹邪留伤正，虽可由实致虚，但纯虚无邪者罕见，多为本虚标实。本虚指肝肾阴阳气血的亏虚，标实指风寒湿热之邪和痰浊瘀血。肝血不足，肾精亏虚，导致筋柔骨弱，关节每为病邪易犯之处。故患者常易反复感邪而使病情急性发作，表现实多于虚；缓解期则外邪已处于相对次要地位，病理特点为虚中夹实。故虚实虽然夹杂，而又主次有别。然而必须强调，虚实之间又常因果错杂，本虚易于感邪而致标实，反之，标实又可加剧本虚，进一步损伤阴阳气血，导致痰浊瘀血不断内生，形成恶性循环，从而使病情加重。

3. 病机演变

外邪侵袭机体，可因禀赋素质不同、病程、用药诸因素而致寒热之间每易转化。阴虚阳盛之体，风寒湿邪久郁化热，则寒从热化；阳虚阴盛之体，或过用寒凉，则热从寒化。病邪经久不去，内舍五脏，则常由肝肾之虚累及心、肺、脾。

【辨证要点】

1. 明辨寒热病性，识其兼夹转化

临证辨别寒热之病性，有其特定意义；区别风寒湿痹、风湿热痹两大类别，实是重要原则。正如吴鞠通论痹证分类所言："大抵不外寒热两条，虚实异治。"热证多见于急性活动期，寒证多见于缓解期，然活动期亦可表现寒证，缓解期亦可表现湿热逗留不

化者，故又不可执一而论。

进而言之，寒热既须明辨，又不可截然分开，其间尚有兼夹、消长、转化的关系。如寒郁每可化热，而素体阳盛尤易从化；若热去湿留，而素体阴盛又可转从寒化。他如经络蓄热而客寒外加，寒湿久痹而外受客热，均可呈现寒热错杂之证。且在兼夹转化过程中，寒热二邪还会表现出消长主次的动态变化，审此对辨证用药至关重要。

2. 区别邪正虚实，注意错杂主次

久痹不已，病情虚实夹杂，然据症细辨，其虚者无非阳气、阴血损伤，肝肾不足；其实者乃风寒湿热滞留不去，兼夹痰瘀。尪痹早期以邪盛标实为主；中、晚期表现为阴阳偏虚、寒热错杂、痰瘀并见；晚期则在阴阳俱虚之中，又可见虚中夹实、寒中裹热之候。

【治则治法】

本病以祛风湿、化痰瘀、益肝肾为基本治法。临证需注意寒热既应分治，也须相机合伍。风寒湿偏盛，治宜祛风、散寒、除湿；风湿热偏盛，治宜祛风、清热、除湿。至于寒热错杂者，又当温清并施；寒初化热者，应温中有清；寒湿已趋热化，则宜清热之中兼以宣通。久痹则应益肾补气养血以治本顾标，如外邪触发，又须标本兼顾。

【病机证素条目】

1. 风寒湿痹证

（1）辨证

特异症：关节疼痛，遇寒加重。

可见症：疼痛游走不定，或痛有定处，得热痛缓；肌肤麻木不仁，关节屈伸不利；肢体关节酸楚，重着，肿胀散漫。

相关舌脉：舌质淡，苔薄白或白腻，脉弦紧或濡缓。

（2）治法：祛风散寒，除湿通络。

（3）例方：薏苡仁汤、乌头汤加减。

（4）常用药：羌活、独活、威灵仙祛风除湿；桂枝、川乌温经散寒；苍术、薏苡仁健脾燥湿；鸡血藤、川芎活血通络。

（5）加减：风邪偏盛，疼痛游走者，加防风、寻骨风、秦艽；寒邪偏盛，疼痛固定，拘急冷痛者，加麻黄、细辛、制附子、制草乌；湿邪偏重，关节肿胀重着者，加防己、木瓜、茯苓、五加皮；肌肤麻木，苔腻者，重用苍术，加青风藤、路路通以祛风除湿通络；关节疼痛较甚，可加伸筋草、透骨草以增温经通络之功效。

2. 风湿热痹证

（1）辨证

特异症：关节疼痛，灼热红肿。

可见症：疼痛游走不定，活动不利；痛不可触，得冷则舒；肌肤红斑；发热，汗出，口渴，烦躁，溲赤。

相关舌脉：舌质红，苔黄或黄腻，脉滑数或浮数。

（2）治法：清热通络，祛风除湿。

（3）例方：四妙丸、宣痹汤加减。

（4）常用药：黄柏、防己、薏苡仁、牛膝、蚕沙清利湿热，通络宣痹；忍冬藤、桑枝、萆薢、络石藤、漏芦清热通络；鬼箭羽、赤芍凉血活血通络。

（5）加减：风热偏盛，关节疼痛，游走不定，加秦艽、地龙；关节肿痛甚者，加海桐皮、青风藤、肿节风活血通络，祛风除湿；

湿热偏盛，关节肿胀明显，重着不利，苔黄腻，加土茯苓、豨莶草；皮肤有红斑者，加水牛角片、丹皮、赤芍、生地黄、凌霄花以清热凉血，活血化斑，也可用犀角地黄汤加味。口舌反复破溃，口渴明显者，加马勃、甘中黄、天花粉清热泻火生津。

若寒热错杂症见关节灼热肿痛而又遇寒加重，关节冷痛喜温又有手心灼热，治宜温经散寒，清热除湿，方选桂枝芍药知母汤加减。药用桂枝、防风、秦艽、羌活祛风胜湿，温经通络；麻黄、细辛温经散寒；苍术、木防己、晚蚕沙除湿宣痹；芍药、知母、黄柏、忍冬藤清热化湿通络。寒重热轻者，加制川乌、威灵仙、伸筋草温经通络；热重于寒者，加生石膏、络石藤、豨莶草、海桐皮清热通络。

3. 痰瘀痹阻证

（1）辨证

特异症：关节刺痛，甚则僵硬变形。

可见症：疼痛固定不移；关节屈伸不利；关节肌肤紫暗、肿胀，按之较硬；有硬结、瘀斑；胸闷痰多。

相关舌脉：舌质紫暗或有瘀斑，苔白腻，脉弦涩。

（2）治法：化痰祛瘀，蠲痹通络。

（3）例方：桃红饮、双合汤加减。

（4）常用药：桃仁、红花活血化瘀，通络止痛；当归、川芎、白芍养血活血；僵蚕、制南星祛痰散结；炙山甲、鬼箭羽、乌梢蛇祛瘀化痰，搜风通络。

（5）加减：痰浊滞留，皮下有结节者，加白芥子、露蜂房；瘀血明显，关节疼痛、肿大、强直、畸形，活动不利，舌质紫暗，脉涩，可加三七、地鳖虫、乳香、没药、延胡索；痰瘀胶结，疼痛不已者，加白花蛇、全蝎、蜈蚣搜剔络道；有痰瘀化热之象者，加地龙、陈胆星、水蛭；关节屈伸不利者，加油松节、木瓜祛风化湿，舒筋活络；关节漫肿而有积液，可加用小量控涎丹祛痰消肿，每日服 1.5g，连服 7～10 日，为一疗程，但不可空腹顿服，须分 2 次在餐后服下。

4. 肝肾亏虚证

（1）辨证

特异症：关节疼痛时轻时重，腰膝酸软。

可见症：疲劳加重；关节屈伸不利，肌肉瘦削；畏寒肢冷，阳痿，遗精；骨蒸劳热，心烦口干。

相关舌脉：舌质淡红，苔薄白或少津，脉沉细弱或细数。

（2）治法：培补肝肾，通络止痛。

（3）例方：独活寄生汤加减。

（4）常用药：独活、桑寄生祛风湿，补肝肾，强筋骨，除痹痛；防风、秦艽祛风除湿止痛；桂枝、细辛温经通络；牛膝、杜仲补益肝肾；党参、茯苓、甘草健脾益气；当归、川芎、生地黄、白芍养血活血。

（5）加减：肾精气亏虚，腰膝酸软，加制黄精、续断、狗脊；骨节疼痛，腿软乏力较著，加鹿衔草、千年健、石楠藤、骨碎补补虚通络，强壮筋骨；阳虚，畏寒肢冷，关节疼痛拘急，加附子、鹿角片、淫羊藿、巴戟肉、肉苁蓉；肝肾阴亏，腰膝疼痛，加生地黄、首乌、桑椹子、枸杞子、山萸肉；低热心烦或午后潮热，加鳖甲、功劳叶、青蒿、地骨皮养阴退热。

若气血亏虚，经脉失养，症见关节疼痛、酸楚，时轻时重，神疲乏力，头晕目花，舌淡苔薄，脉细弱，治宜益气养血，和营通络，方选黄芪桂枝五物汤加减。药用黄芪、党参益气；当归、白芍养血活血；桂枝和营通络；川芎、姜黄、鸡血藤、天仙藤行气和血通络，此即"气血流畅，痹痛自已"之意。肢体麻木者，加苏木、路路通活血通络；久病迁延或产后体虚，关节酸痛，加鹿衔草、石楠藤、金雀根、徐长卿祛风湿，强筋骨。

【临证备要】

1. 风寒湿热杂合，当审外受、内生

《素问·痹论》说："风寒湿三气杂至，合而为痹也。""其热者，阳气多，阴气少，病气胜，阳遭阴，故为痹热。"指出痹证总由外受风寒湿热等邪，痹阻经络、肌骨之间，影响气血运行所致。但就尪痹而言，外邪作用于人体发病后，在其久延不愈反复消长过程中，外入之邪，未必始终羁留不去，每因内外相引，同气相召，进而导致风、寒、湿、热内生，成为久痹的病理基础，若复感外邪，又可促使病情愈益加重。具体言之，外风可以引触身中阳气变生内风，外寒郁伤阳气可生内寒，外湿困遏则内湿难化。若经络先有蓄热，复加外受客热，又可内外合邪致病。于此可知，风、寒、湿、热既是致病原因，更是重要的病理因素，不应单纯囿于外来之邪为病。一般而言，急性病期或慢性转为急性发作期多以外邪为主导，而慢性缓解期则内生之邪已经成为持续为病的重要条件，治法方药虽无大异，但又不尽相同。

2. 辨别风湿兼夹、转化的不同特点

鉴于寒热兼邪不一，邪正之间互有关联，本病还会表现出不同的特点。如风湿热痹证，风热偏盛者，多见历节走注；湿热偏盛者，骨节烦疼，肿痛每常固定；若风与热两阳相合，热从火化，或湿与热合，蕴酿成毒，还可出现火热毒盛之候，表现为关节红肿热痛更甚，壮热汗多烦渴；或因热入营络，则见皮下红斑、结节；若邪热伤阴，虚热内郁，则低热持续不解，骨节疼痛时有消

长，口干，舌红。风寒湿痹证，风寒偏盛者，多见历节疼痛而肩背凝重；寒湿偏盛者，痹而身寒如从水中出；若寒湿伤阳，则久延不已，自觉寒从骨髓中来，骨节挛痛，舌淡。又如寒热错杂症见关节灼热肿痛而又遇寒加重，恶风怕冷，苔白罩黄，或关节冷痛喜温，而又有内热症见口干口苦、尿黄等。此即何梦瑶所言："有寒热并用者，因其人有寒热之邪夹杂于内，不得不用寒热夹杂之剂。"

3. 久痹治本顾标，益肾补气养血

久痹，寒伤阳气，热耗阴血，伤筋损骨，病及肝肾，正虚邪留，可见肝肾不足，气血虚痹证候，当扶正祛邪，治本顾标，如因外感触发，病情活动，又须标本兼顾。

尪痹日久，反复消长，多见骨质疏松及破坏，活动功能障碍，腰脊僵痛，关节强直变形，筋痿骨弱废用，胫瘦腿软而膝部肿大，舌淡脉细，治当补益肝肾，强壮筋骨。肝肾同源，补肾即可养肝，故扶正蠲痹尤重益肾。益肾当温养精气，细审阴阳之虚配药，以平补阴阳为宜，不得概投温热之剂。独活寄生汤、三痹汤（即独活寄生汤去寄生，加黄芪、川续断、生姜）均属扶正兼以祛邪之方。若阴虚湿热，腰酸胫瘦足弱，筋骨痿软，又可参照虎潜丸意，药如淫羊藿、地黄、白芍、鹿角片（胶）、杜仲、川续断、狗脊、桑寄生、怀牛膝、鹿衔草、千年健、石楠藤等。

【医案选录】

案1　风寒湿杂合，痰瘀互结

朱某，女，60岁。

初诊（1994年7月30日）：患者病起5年，当地医院诊断为类风湿关节炎。刻诊：周身关节疼痛，尤以肩、肘、腕关节较著，

左侧为重，关节肿胀，局部畏风、畏寒，舌质淡紫，苔薄白，脉小弦。辨证为风寒湿杂合，久病痰瘀互结，肝肾亏虚。治拟温经宣痹，补益肝肾。处方：制川乌6g，制草乌6g，炙细辛4g，制白附子6g，制南星10g，青风藤15g，生黄芪15g，淫羊藿10g，熟地黄10g，鬼箭羽10g，天仙藤12g，露蜂房10g，雷公藤10g。

二诊（1994年8月5日）：患者药后关节疼痛肿胀减轻，但仍畏寒，舌质淡紫，苔薄白，脉细。服药1周见效，守原法继进，初诊方改制川乌9g，制草乌9g。

三诊（1995年5月5日）：患者自述持续间断服用二诊方，病情逐渐缓解，但近月又感周身关节疼痛，手指关节肿胀，畏寒，舌质淡紫，苔薄，脉细。证属寒湿久痹，痰瘀互结，肝肾亏虚，仍当温经宣痹，兼以补益肝肾。处方：制川乌6g，制草乌6g，炙细辛4g，秦艽10g，雷公藤10g，青风藤15g，威灵仙12g，油松节10g，生黄芪20g，当归10g，防己10g，熟地黄10g，淫羊藿10g，露蜂房10g。

四诊(1995年5月19日)：患者服药2周，关节疼痛、肿胀减轻，自觉关节酸痛，局部畏寒，舌质淡红，苔薄，中心少苔，脉细。辨证为风湿痰瘀互结，久病肝肾气血亏虚。三诊方改制川乌5g，制草乌5g，细辛3g。

后继续调治年余，病情基本稳定。

按语：

本案病因为外感风寒湿邪，寒湿偏盛，痹阻经络，气血津液运行不畅，津凝成痰，血滞成瘀，然本病总属本虚标实之证，且久痹更伤肝肾气血，故治宜温经宣痹，补益肝肾。始以温经散寒止痛为主，仿乌头汤意治之，病邪渐退，疼痛缓解后，则重用扶正补虚药物。方药以制川乌、制草乌、炙细辛温经散寒止痛；制白附子、制南星、露蜂房、鬼箭羽化痰祛瘀通络，鬼箭羽可制川草乌之辛热；熟地黄、淫羊藿、生黄芪、当归兼以补益肝肾气血，而黄芪生用则取其祛湿走表之功。

案 2　风湿热毒留著，经络痹阻

陈某，男，57 岁，教师。

初诊：患者四肢关节反复肿痛 1 年，曾于外院住院治疗，诊断为类风湿关节炎，迭进中西药治疗效果不佳，现已全休半年，长期服用地塞米松，每次 0.75mg，每日 2～3 片。刻下四肢关节疼痛不已，上肢为著，腕、指小关节尤甚，红肿灼热，手指梭形肿胀，局部色素加深，形体消瘦，步履困难，口干苦，舌苔黄厚腻，质暗红，脉小弦滑。检查：类风湿因子阳性，血沉 140mm/h。此为风湿热毒留著，经络痹阻。治以清热化湿，解毒宣痹。处方：秦艽 12g，防己 12g，防风 5g，黄柏 10g，苍术 10g，土茯苓 15g，苍耳草 20g，鬼箭羽 12g，白薇 12g，炙僵蚕 10g，广地龙 10g，炮山甲（先煎）6g。

二诊：药服 8 剂，肿势减轻，疼痛好转，初诊方加生地黄 12g，炙全蝎 3g，乌梢蛇 10g 以养阴除痹。再投 30 剂。

三诊：经治患者病情逐渐好转，肿痛明显减轻，但觉酸楚，关节活动恢复正常，苔化未净，脉小弦数。此为湿热不净，阴伤气耗之候。处方：生地黄 15g，石斛 12g，知母 10g，生黄芪 15g，当归 10g，炒苍术 6g，黄柏 10g，土茯苓 15g，透骨草 15g，木防己 12g，漏芦 12g，广地龙 10g，乌梢蛇 10g，炙全蝎 3g，炮山甲 5g。25 剂。地塞米松减至每日 0.75mg。

四诊：患者药后关节肿痛基本消失，精神亦振，纳佳，寐安，惟每日上午觉肢体酸楚，苔脉如前。此为久痹正虚，湿毒不净，气血痹阻，三诊方去透骨草、木防己、漏芦，加五加皮 10g，鬼箭羽 12g 以强筋通络。停服地塞米松。

五诊：药服 20 剂，肢体酸楚减轻，查血沉 25mm/h，予原法巩固。后 2 年间断服用培本除痹之剂，后恢复工作。

按语：

本案证属热痹、顽痹，因风湿热毒留著，经络痹阻，伤阴耗气所致，此为实中夹虚之候，故先从标治。药用秦艽、防己、防风、黄柏、苍术、苍耳草等祛风清热化湿；土茯苓清热解毒祛湿；鬼箭羽、白薇、炮山甲、炙僵蚕凉血活血，祛瘀消痰；广地龙增强蠲痹通络之力。病邪渐退，正虚较显时则分步加入生地黄、石斛、生黄芪以养阴益气，扶正祛邪，若起手即大剂补益恐有助邪之弊。

案 3　风湿久滞，寒热互结

华某，女，41 岁。

初诊（1996 年 4 月 10 日）：患者有类风湿关节炎病史 6 年余，近来病情加重，关节疼痛、肿胀、僵硬、变形，活动不利，畏寒，口干，月经不调，经量偏少，舌红偏暗，苔黄薄腻，脉细弦。辨证为风湿久滞，寒热互结，肝肾亏虚，痰瘀痹阻。处方：秦艽 10g，桂枝 6g，赤芍 10g，白芍 10g，知母 6g，生地黄 12g，青风藤 15g，雷公藤 9g，鬼箭羽 12g，制南星 10g，全蝎 5g，川石斛 10g，淫羊藿 10g，露蜂房 10g。

二诊（1996 年 5 月 29 日）：服药月余，患者仍觉关节疼痛僵硬不利，关节发热，汗出，耳鸣，月经量少，便溏，舌暗红，苔薄黄腻，脉细弦。治从前法，处方：秦艽 10g，桂枝 10g，赤芍 12g，白薇 15g，生地黄 10g，炒苍术 6g，黄柏 6g，鬼箭羽 12g，炙僵蚕 10g，青风藤 15g，雷公藤 9g，全蝎 5g，露蜂房 10g，制南星 10g，石楠藤 15g。

三诊（1996 年 8 月 31 日）：上方服用近 3 月，患者关节肿痛有减，口干，便溏，月经量少，面色欠华，舌红偏暗，苔薄黄腻，脉小弦滑。效不更法，处方：秦艽 10g，桂枝 10g，赤芍 10g，生地黄 12g，白薇 15g，苍术 6g，黄柏 6g，鬼箭羽 15g，炙僵蚕 10g，青风藤 10g，雷公藤 5g，全蝎 5g，露蜂房 10g，制南星 10g，石楠藤 15g。

四诊（1996 年 11 月 23 日）：患者药后关节疼痛不著，畏寒，胃脘疼痛，声哑，月经不调，舌质暗，苔薄黄，脉弦数。病机为尪痹久病，肝肾两虚，痰瘀痹阻。处方：桂枝 6g，制附片 5g，生白术 10g，赤芍 12g，生黄芪 12g，青风藤 15g，天仙藤 10g，鸡血藤 15g，千年健 15g，徐长卿 10g，鬼箭羽 15g，雷公藤 6g，路路通 10g，青木香 10g。

按语：

尪痹病程长久，反复发作，常因外受、内生之邪，过用温燥、久用苦寒，脏腑功能失调，呈现寒热之间的兼夹、消长、转化，而有寒热错杂之证。本案主症为关节疼痛、肿胀、僵硬、变形，活动不利，而患者既感畏寒，关节怕冷，又有口干、舌红苔黄，故仿仲景桂枝芍药知母汤意出入。此方功能祛风除湿，温经散寒，滋阴清热，与风湿久痹，寒热互结，肝肾亏虚之病机甚合。方中秦艽、青风藤、雷公藤、全蝎祛风清热，通络止痛；赤芍、鬼箭羽凉血活血，清散络中瘀热；生地黄、川石斛滋肾养阴除痹；淫羊藿为阳中求阴之用；制南星、露蜂房祛风化痰通络。若湿热偏盛，症见关节发热，汗出，便溏，舌暗红，苔黄腻，则去淫羊藿，参入二妙丸。临证尚需依据寒热主次、病机转化，随证施治，方获良效。

案 4　风湿久痹，经络蓄热

周某，女，30 岁。

初诊（2000 年 6 月 19 日）：患者于 1994 年产后受凉，经期下海，感受风湿，出现关节疼痛，诊为类风湿关节炎。目前关节疼痛，足跟痛，多个手指小关节肿痛，颈肩胸背腰骶腿胯均有疼痛，疲劳乏力，手心灼热，小便灼热，口苦，咽痛，汗出不多，舌质红，苔薄，脉细滑。实验室检查示类风湿因子阳性。此为风湿久痹，经络蓄热，痰瘀互结，肝肾亏虚。处方：秦艽 10g，白薇 15g，生地黄 12g，淫羊藿 10g，石楠藤 15g，青风藤 15g，黄柏 10g，木防己 10g，炙桂枝 10g，赤芍 10g，制川乌 6g，细辛 3g，鬼箭羽 15g，雷公藤 6g，露蜂房 10g，炙僵蚕 10g，广地龙 10g。

二诊（2000 年 7 月 3 日）：患者近来关节疼痛有减，但双下肢关节仍疼痛不适，胸闷气短，双目干涩，手心灼热，小便灼热，舌质红，苔薄，脉细滑。继以养阴清热，宣痹通络，初诊方改生地黄 15g，加川石斛 12g，知母 10g，千年健 15g，川续断 15g。

三诊（2000 年 7 月 17 日）：经治患者各处疼痛有所减轻，大关节仍交替发作，严重时可为胀痛，小关节基本稳定未发。近日上呼吸道感染，咳嗽明显，胸闷胸痛，有痰色黄，咽痒，咽喉红肿充血，舌质偏红，苔黄薄腻，脉细滑。当标本分治，先宜治标。处方：前胡 10g，杏仁 10g，大贝母 10g，桔梗 4g，生甘草 3g，佛耳草 12g，南沙参 12g，法半夏 10g，炒黄芩 10g，炙桑白皮 10g，橘皮 6g，炙枇杷叶（去毛）10g。5 剂。

感冒缓解后，按原方加减化裁继服。初诊方改白薇为 12g。

嗣后长期依原法调治，病情得到控制。

按语:

本案因产后受凉、经期下海起病,风寒湿邪已久郁化热,表现为阴虚络热证候,故辨证为风湿久痹,经络蓄热,肝肾亏虚,治以养阴清热,宣痹通络。方中白薇、生地黄、赤芍、鬼箭羽养阴清热,凉血活血;秦艽、黄柏、石楠藤、青风藤、防己、雷公藤祛风除湿,清热通络;病初受寒较深,以制川乌、淫羊藿、炙桂枝、细辛温经通络;露蜂房、炙僵蚕、广地龙祛风宣痹,通络止痛。方中露蜂房祛风毒,炙僵蚕祛风痰,广地龙清络热,借用虫类药走窜入络之性搜剔骨节经络之邪,对于本病治疗确有裨益。药后关节疼痛即有改善,故用原方化裁以加强养阴清热、补益肝肾之力。三诊患者出现上呼吸道感染,故宜暂缓调治其本,先治其标,待感冒愈后继服原方调治,体现了中医标本分治,急则治标,缓则治本的灵活辨治思路。

案 5 风寒湿杂合,湿盛气虚

顾某,女,42 岁。

初诊:患者有类风湿关节炎病史多年,实验室检查示类风湿因子阳性,红细胞沉降率 34mm/h。症见周身大小关节疼痛剧烈,痛处怕冷,两膝尤著,行走不利,手指骨节明显变形,僵硬难以屈伸,筋脉拘急,两肩酸重,肌肤时发水疱痒疹,下肢微有浮肿,时有烘热,口干,舌淡红,苔薄腻,脉濡细。风寒湿三气杂合为痹,此为湿盛气虚,寒凝热郁,痰瘀互结,肝肾亏损。当治标顾本,温经散寒,宣痹通络。处方:制川乌 6g,制草乌 6g,细辛 3g,制南星 6g,威灵仙 10g,雷公藤 10g,防己 10g,生黄芪 15g,炒苍术 10g,黄柏 6g,防风 10g,乌梢蛇 10g,熟地黄 10g,炮山甲 10g,炙全蝎 3g。

二诊:药服 7 剂,1 周见效,此后随症略加增减,或配桂枝、白芍以和营卫；或配青风藤、海风藤祛风通络；或加露蜂房、广地龙入络祛风；或配淫羊藿、生地黄补益阴阳；或加知母、白薇以清郁热。连服 40 余剂，痛势显著减轻。

三诊：先后调治近 1 年，疼痛基本缓解，自觉口干欲饮，夜卧烦热，或有汗出，肌肤时发痒疹，舌淡红，苔薄黄腻，脉细。转从寒湿久郁化热，痰瘀互结，肝肾亏虚治疗。处方：秦艽 10g，功劳叶 10g，生地黄 10g，白薇 10g，青风藤 15g，雷公藤 6g，制南星 6g，炒苍术 10g，黄柏 6g，木防己 10g，炮山甲 6g，广地龙 10g，乌梢蛇 10g，露蜂房 10g。后随症加减，酌配益肾补虚之品，现行走活动便利，已经恢复工作。

按语：

本案临床主要表现为大小关节疼痛剧烈，痛处怕冷，肌肤时发水疱痒疹，下肢微有浮肿，时有烘热，口干，舌淡红，苔薄腻，脉细濡。由风寒湿三气杂合，寒凝热郁，痰瘀互结，肝肾亏损所致，证属寒热相兼，虚实错杂。但起始尤以湿盛气虚、寒凝痰瘀为主，当治标顾本，温经散寒，宣痹通络，故多用川乌、草乌、细辛、制南星、威灵仙温热诸药，全方配伍，温中兼清，祛邪佐以扶正。后见化热，郁热较显，且久痹正虚，肝肾阴伤，转以疏风化湿清热为主，兼以化痰祛瘀，酌配益肾补虚之品而得巩固。

案 6 阳虚寒凝，痰湿瘀阻

童某，男，25 岁。

初诊（2002 年 10 月 28 日）：患者患类风湿关节炎多年，四肢关节疼痛反复发作。刻诊：手足关节疼痛、肿胀、变形、僵硬、活动不利，手足清冷，咽喉梗阻，口干，舌质暗紫，苔腻底白，上罩淡黄，脉小弦滑。证属寒湿伤阳，痰瘀痹阻。处方：炙麻黄 5g，细辛 5g，炙桂枝 10g，鹿角片（先煎）10g，制南星 15g，炒白芥子 10g，生地黄 10g，熟地黄 10g，炮姜 5g，炙僵蚕 10g，油松节 15g，炮山甲（先煎）10g，制川乌 5g，泽漆 15g。

二诊（2002 年 11 月 21 日）：患者药后关节疼痛明显减轻，关节怕冷、僵硬、变形，下肢稍浮肿，腰脊酸楚，畏寒，舌质暗，苔淡黄腻，脉小弦。效不更法，初诊方去泽漆，加生黄芪 20g，天仙藤 15g，炒苍术 10g，鸡血藤 15g。

三诊（2002 年 12 月 5 日）：经治患者关节疼痛不著，下肢浮肿消退，仍有关节僵硬，舌质暗，苔淡黄薄腻，脉小弦滑。辨证为阳虚寒凝，痰湿瘀阻。处方：炙麻黄 5g，炙细辛 5g，炙桂枝 10g，鹿角片（先煎）10g，制南星 15g，炒白芥子 10g，生地黄 10g，熟地黄 10g，炮姜 5g，炙僵蚕 10g，油松节 15g，炮山甲（先煎）10g，制川乌 5g，泽漆 15g，生黄芪 20g，当归 10g，炙全蝎 5g。

四诊（2002 年 12 月 12 日）：患者关节已不疼痛，怕冷减轻，但仍有关节肿胀、僵硬，疲劳乏力，舌质暗，苔薄黄，脉弦。仍守前方出入，以三诊方去泽漆，改生黄芪 25g，加淫羊藿 10g。

五诊（2002 年 12 月 19 日）：患者关节肿胀，双目干涩，畏寒，舌质暗红，苔黄，脉小弦滑。继从阳虚寒凝，痰瘀痹阻治疗。处方：生麻黄 5g，炮姜 5g，肉桂（后下）3g，制川乌（先煎）5g，制草乌（先煎）5g，制南星 15g，细辛 4g，炮山甲（先煎）6g，当归 10g，生黄芪 20g，片姜黄 10g，炙全蝎 5g，炙僵蚕 10g，雷公藤 6g，炒白芥子 10g，土鳖虫 6g，露蜂房 10g，熟地黄 10g，油松节 15g。

嗣后坚持中药调治，病情未再加重。

按语：

本案患者病属晚期，久病寒湿伤阳，阳气亏虚，风寒湿痹阻，痰瘀互结，症见关节疼痛、肿胀、变形、僵硬，怕冷，舌质紫暗，苔白腻。主要病机为阳虚寒凝，痰湿瘀阻。治宜温阳散寒，祛痰化瘀，蠲痹通络。方投阳和汤合乌头汤。阳和汤善治营血本虚，寒凝痰滞，痹阻肌肉、筋骨、血脉、关节之症，乌头汤为治寒湿历节之经方。药用制川乌、麻黄、细辛、桂枝、炮姜温经散寒，除湿止痛；麻黄开腠达表宣痹，白芥子祛皮里膜外之痰，与制南星、僵蚕、泽漆相伍以祛痰散结；炮山甲、土鳖虫化瘀通络；鹿角片、生地黄、熟地黄、当归温阳填精补血，且可防川乌过于燥烈。由此稍事增减，以蠲顽痹。

案 7 肝肾阴虚，风湿痹阻，络瘀血涩

唐某，女，49 岁。

初诊（2004 年 9 月 15 日）：患者自述去年 10 月曾有面浮足肿，尿常规红细胞计数 1.09 万 /mL，白细胞 2 ～ 5/HP，今年初查类风湿因子 404U/mL，西医诊断为类风湿关节炎。当时两下肢关节疼痛，服用雷公藤多苷片后好转。今又复发，下肢微有浮肿，青紫花斑密布，双手关节晨僵，下肢关节疼痛，时有烘热汗出，伴有多年头痛，大便秘，口干，舌质暗红，苔薄黄腻，中部剥脱，脉细。拟从肝肾阴虚，风湿痹阻，络瘀血涩治疗。处方：生地黄 12g，功劳叶 10g，石楠藤 15g，青风藤 15g，肿节风 20g，鬼箭羽 15g，白薇 15g，炮山甲（先煎）10g，泽兰 15g，路路通 10g，威灵仙 15g，川牛膝 10g，汉防己 12g，炙全蝎 5g，露蜂房 10g，制南星 12g，火麻仁 15g，全瓜蒌 20g。

二诊（2004 年 9 月 22 日）：药服 3 剂后患者左下肢关节疼痛缓解，大便通畅，下肢肿消，花斑减少，阵发烘热汗出，口干，舌质红，苔黄薄腻，中部少苔，脉细滑。处方：初诊方加苍耳草 15g，知母 10g，改生地黄 15g。

三诊（2004 年 10 月 27 日）：患者右膝疼痛减轻，怕冷，有胀感，不肿，腰脊酸痛，绝经半年余，多汗出，舌质暗，苔薄黄腻，脉细滑。处方：初诊方改全瓜蒌 25g，加油松节 15g，伸筋草 15g，木瓜 15g，土鳖虫 5g。

四诊（2004 年 11 月 5 日）：患者药后腰脊酸痛减轻，但走路不稳，大便不实，每日一次，多汗出，舌质暗，苔薄黄腻，脉细。初诊方改生地黄 15g，加油松节 15g，伸筋草 15g，土鳖虫 5g，木瓜 15g，川续断 15g。

五诊（2004 年 11 月 26 日）：患者药后膝痛缓解，但不能受凉，得暖则舒，腰膝等处时有酸痛，近来口干明显，如停药则大便干，舌质红，苔薄，脉细。处方：初诊方加油松节 15g，土鳖虫 5g，川续断 15g，伸筋草 15g。

按语：

本案以两手晨僵，下肢关节疼痛、轻微浮肿、青紫花斑密布，烘热汗出，头痛为主症，伴大便秘，口干，舌质暗红，苔薄黄腻，中部剥脱，脉细。证属肝肾阴虚，风湿痹阻，络瘀血涩。拟从滋养肝肾，凉血祛瘀通络，祛风湿除痹痛治疗。然总以祛风湿、补肝肾为主，兼顾凉血活血、通络止痛和利水消肿。药用生地黄、功劳叶、白薇、牛膝、炮山甲、泽兰、鬼箭羽补肾滋阴清热，凉血散瘀通络；石楠藤、青风藤、肿节风、路路通、威灵仙、汉防己祛风湿止痹痛；炙全蝎、露蜂房、制南星善搜风剔络止痛；火麻仁、全瓜蒌润肠通便。且方中用鬼箭羽配露蜂房，功能化瘀散肿，除痹止痛；牛膝配泽兰，活血利水效果较佳；全蝎配炮山甲，解毒通络，散血消肿。本案虚实夹杂，风湿、瘀热、虚热等病机兼夹，辨证用药以祛邪为主，补虚为次，标本同治，祛风胜湿，补益肝肾，更以白薇活血通络，且用凉血祛瘀药居多。守方守法，随症加减，治疗 2 月余，病情明显改善。

案 8 风湿久痹，营卫不和，气血亏虚

袁某，女，35 岁。

初诊（1995 年 10 月 11 日）：患者有类风湿关节炎病史数年，手足关节、肌肉酸痛，畏寒，手足清冷，汗出，腰膝酸软，寐差，腰痛，尿频，舌质淡红，苔薄黄，脉细。证属表虚卫弱，营卫空疏，风湿乘袭，肝肾亏虚。处方：生黄芪 15g，当归 10g，炙桂枝 10g，炒白芍 10g，炙甘草 3g，鸡血藤 10g，细辛 3g，鹿衔草 15g，淫羊藿 10g，桑寄生 12g，杜仲 12g，青风藤 10g。

二诊（1995 年 11 月 11 日）：服药 30 剂，患者肌肉酸痛、寐差、尿频基本消失，关节酸痛，月经量少，面色欠华，舌质淡红，苔薄，脉细。病机为营血亏虚，表卫不固，风湿乘表。治疗仍当实表固卫，宣痹通络。初诊方加焦白术 10g。

三诊（1996 年 1 月 6 日）：患者自觉关节怕冷，腰膝酸痛，月经量少，苔薄黄，脉细。病机为风湿久痹，营卫不和，气血亏虚。处方：生黄芪 20g，当归 10g，炙桂枝 10g，炒白芍 10g，焦白术 10g，鸡血藤 10g，细辛 3g，川续断 12g，桑寄生 12g，杜仲 12g，黑料豆 10g。

四诊（1996 年 1 月 17 日）：患者手足关节、肌肉酸痛不著，尚有畏寒，腰酸，舌质红，苔薄黄，脉细。继以补气固表，调和营卫，培补肝肾。处方：生黄芪 10g，炙桂枝 10g，炒白芍 10g，焦白术 10g，当归 10g，鸡血藤 10g，制黄精 10g，桑寄生 15g，川续断 10g，豨莶草 10g，杜仲 12g。

继守前法调治，方药略事加减，间断服药。

按语：

本案临床主症为关节、肌肉酸痛，畏寒，汗出，腰膝酸痛，

脉细。诸症皆由表虚卫弱，营卫空疏，卫表不固，风湿乘袭，气血不足，肝肾亏虚所致。据症分析，病机总属风湿久痹，营卫空疏，肝肾气血亏虚，故治宜补气固表，调和营卫，培补肝肾，投以黄芪桂枝五物汤加味。此方在《金匮要略》中治气虚血滞、营卫不和之血痹，用于"骨弱肌肤盛"者，与本案之病情相合。药用黄芪与桂枝益气通阳；白芍养血和营，配桂枝以调和营卫；参入细辛即当归四逆汤意，治血虚寒凝、血脉不畅之畏寒、手足清冷；焦白术、当归、鸡血藤可增补气固表、养血通络之力；淫羊藿、制黄精、桑寄生、杜仲、青风藤补肝肾，祛风湿；舌质红，苔薄黄为寒郁化热之势，故稍入苦寒之豨莶草祛风湿，强筋骨。治疗重在扶正达邪，攻补兼施，缓缓图治。若用猛剂，以期速效，则反伤正气，欲速而不达。

案9　风湿痹阻，气血失和

牟某，女，52岁。

初诊（2004年8月13日）：患者患类风湿关节炎多年，周身大小关节疼痛，以肩背明显，影响工作，面浮，手背肿胀，劳累后手指僵硬明显，下肢肿，怕冷，背寒喜温，多汗，口干，烦躁，大便偏干，舌质红，苔薄黄腻，脉细弱。证属风湿痹阻，气血失和，肝肾亏虚。治以祛风除湿，调和气血，滋养肝肾。处方：生黄芪12g，汉防己12g，石楠藤20g，青风藤15g，鸡血藤15g，天仙藤12g，路路通10g，片姜黄10g，楮实子10g，桑寄生15g，白薇12g，鹿衔草15g，生地黄12g，淫羊藿10g，功劳叶10g。

二诊（2004年8月20日）：患者药后手背肿胀明显减轻，手指活动转灵，口干减轻，颈肩肘腰关节仍然疼痛，卧床时转侧困难，心慌、怕冷明显，烘热易汗，大便偏干，日行两次，舌质暗红，苔薄黄，脉细滑。药已合机，原方加味再求。初诊方中加肿节风 20g，秦艽 10g，改生黄芪 20g，白薇 15g。

三诊（2004 年 8 月 27 日）：患者手背肿胀消退，小关节疼痛好转，颈肩背大关节酸痛程度亦有减轻，烘热感不著，舌质暗，苔薄黄，脉细。守原方出入。处方：秦艽 10g，生黄芪 15g，汉防己 12g，肿节风 20g，路路通 10g，片姜黄 10g，楮实子 10g，石楠藤 20g，青风藤 15g，鸡血藤 15g，天仙藤 12g，川续断 20g，桑寄生 15g，白薇 20g，鹿衔草 15g，生地黄 12g，淫羊藿 10g，功劳叶 10g。

四诊（2004 年 9 月 3 日）：患者两手浮肿消退，关节疼痛缓解，腰脊、关节晨起僵硬、酸痛，舌质暗，苔薄，脉细。三诊方加千年健 15g。

五诊（2004 年 9 月 17 日）：患者两手浮肿消退，未再复发，夜晚双手稍胀，手臂、腕、指关节痛减，颈僵，大便正常，舌质暗，苔薄，脉细。守四诊方 14 剂，以善其后。

按语：

本案患者周身大小关节疼痛多年，怕冷、背寒喜温、手背肿胀为风寒湿痹之征，而口干、多汗、烦躁、大便偏干、舌质红、脉细弱则为肝肾阴虚之象。故治疗当标本兼顾，扶正蠲痹，祛风除湿、调和气血以治标，滋养肝肾、强壮筋骨以顾本。药用秦艽、千年健、肿节风祛风除湿，通络止痛，利水消肿；生黄芪、鸡血藤、路路通调和气血；生地黄、功劳叶、白薇滋阴清热；淫羊藿、川续断、桑寄生补肾强筋壮骨。凡藤蔓之属，善于攀越缠绕，质地坚韧，不但有祛风除湿、行气活血之功效，更是通络引经之使药，用于痹证尤宜，故周师巧妙运用石楠藤、青风藤、鸡血藤、天仙藤等藤类药。其中天仙藤一味，现代药理研究证实其含有马兜铃酸，对肾脏有一定损害，但若辨证准确，配伍在复方中定量使用，其祛湿消肿功效非一般药物可取代，与鸡血藤、路路通相伍，用于气血失和之面浮、肢体肿胀效佳。

案10 肝肾亏虚，风湿久痹

孙某，女，61岁。

初诊（2001年2月8日）：患者有类风湿关节炎病史数年，去年11月以来两膝关节疼痛发作，天阴加重，怕冷恶风，颈部酸胀，手指关节疼痛不明显，口稍干，小便微黄，舌质暗红，苔薄黄腻，脉细滑数。证属肝肾亏虚，风湿久痹。治宜标本兼顾，祛风散寒，宣痹通络，温养肝肾。处方：秦艽10g，炙桂枝10g，白芍10g，葛根15g，油松节12g，木防己12g，威灵仙15g，青风藤15g，生地黄10g，淫羊藿10g，鹿衔草15g，炙全蝎5g，千年健15g，露蜂房10g。

二诊（2001年2月15日）：患者天阴关节疼痛加重，畏风，右膝关节为著，膝关节局部肿胀，小便黄，舌质暗红，苔薄黄腻，脉细滑，左手小弦滑。两膝关节X线检查示有骨质增生。痹证顽固，难求速效，守原方加味再求。初诊方加细辛3g，骨碎补10g，制南星10g。

三诊（2001年2月22日）：患者两膝关节肿胀疼痛减轻，怕风，疲劳乏力，小便黄，口干欲饮，舌质暗红，苔薄黄腻，脉濡滑。初诊方去葛根、千年健、鹿衔草，加川续断15g，生黄芪12g。

四诊（2001年3月1日）：患者关节疼痛基本缓解，行走活动自如，天阴时稍有不适，颈部酸胀，口稍干，小便淡黄，舌质暗，苔黄，脉细滑。效不更方，守三诊方继续治疗。

五诊（2001年3月8日）：患者两膝关节肿胀基本消退，疼痛缓解，可以蹲下、起立、行走，精神改善，颈部稍有不适，鼻干，舌质暗红有裂纹，苔薄黄腻，脉小滑数。初诊方加川续断15g，生黄芪12g，骨碎补10g，改生地黄15g。

按语：

本案虚实夹杂，寒热交错，辨证当属肝肾不足，风寒湿痹，痰瘀阻络，既有阳虚寒凝之怕冷、恶风，亦有口干、小便黄、脉细数等阴虚热郁之征，但总以寒凝为主，治宜温通为法，稍加清热通络之品。药用秦艽、桂枝、葛根、威灵仙祛风散寒；木防己、青风藤、油松节、千年健祛湿消肿；全蝎、露蜂房等虫类药搜风止痛，深入隧络，攻剔痼结之痰瘀，以通经达络止痛；生地黄、淫羊藿、白芍、鹿衔草温养精气，平补阴阳，强筋壮骨。但因患者年老病久，症情顽固，虽辨证准确，亦药力不够，难求速效，故二诊加入细辛、骨碎补、制南星，增强温通祛痰之力。气为血帅，故三诊予生黄芪益气以行血活血，使"气血流畅，痹痛自己"。诸药合用，共奏补肝肾、益气血、祛风湿、止寒痛、散痰结、活瘀血之功。

案11　寒热错杂、虚实相兼

陈某，男，53岁。

初诊（1992年12月30日）：患者关节疼痛1年余，确诊为类风湿关节炎，先后住院3次，遍用布洛芬、吲哚美辛、泼尼松及雷公藤，现肾功能受损，关节畸形，尿常规检查示有蛋白尿、管型尿。刻诊：面色萎黄暗滞，精神不振，疲劳乏力，全身关节疼痛，行走不利，右腕、左膝、指关节痛甚，手指关节肿大变形，口干，小便黄，舌暗，苔薄黄腻，脉细。尿常规：蛋白(++)，管型(++)，尿素氮8.9mmol/L。病机属风寒湿痹，久郁化热，痰瘀互结，肝肾气血亏虚。治予祛风散寒，清热除湿，化痰祛瘀，益气养血。药用炙桂枝10g，赤芍10g，白芍10g，知母6g，炒苍术

10g，川黄柏 10g，制胆南星 10g，木防己 10g，威灵仙 12g，鬼箭羽 10g，广地龙 10g，生黄芪 20g，青风藤 15g，鸡血藤 15g。

二诊（1993 年 3 月 10 日）：周师从肝肾亏虚、痰瘀痹阻治疗，患者持续服药 2 个月，病情逐渐缓解，但 2 月下旬感冒致关节疼痛再次出现，原方增苍耳草 10g，老鹳草 15g，病情缓解。现仅两膝关节拘急牵掣不舒，入夜仍有疼痛，指关节肿大好转。尿常规亦明显改善，今查脓细胞少量，管型少量，蛋白微量。面色萎黄无华，腰酸，行走乏力，舌淡有齿印，苔淡黄腻，脉细。辨证为风痰湿热瘀阻，营卫气血不和，久病肝肾亏虚。药用炙桂枝 10g，赤芍 10g，白芍 10g，生黄芪 25g，炒苍术 10g，炒白术 10g，淫羊藿 10g，生地黄 10g，黄柏 5g，鬼箭羽 12g，青风藤 15g，威灵仙 12g，乌梢蛇 10g，当归 10g，鸡血藤 10g。另外加服当归养血膏，每次 10g，每日两次。

三诊（1994 年 6 月 9 日）：上方稍予加减，患者持续服用 3 个月，近 1 个月来两膝、腰际及周身其他关节均无疼痛，病情继续好转，尿常规示尿蛋白微量，管型少许。天阴则膝关节时有酸痛不适，怕冷喜温。药证合拍，再守原方巩固：炙桂枝 10g，赤芍 10g，白芍 10g，生黄芪 30g，当归 10g，淫羊藿 10g，生地黄 10g，熟地黄 10g，鹿角胶 10g，鬼箭羽 10g，补骨脂 10g，鹿衔草 15g，制附子 6g，乌梢蛇 10g，青风藤 15g。

按语：

本例尪痹关节畸形肿大，久痛不已，肾功能亦有损害，先拟祛邪为主，佐以扶正。方选痛风方、黄芪桂枝五物汤加减。药用桂枝、苍术、威灵仙、青风藤祛风散寒胜湿；乌梢蛇、地龙入络搜风剔邪；鸡血藤、赤芍、白芍、鬼箭羽养血活血祛瘀；胆南星、地龙化痰通络；黄芪扶正达邪；知母、黄柏清热化湿。继则蠲痹祛邪，扶正固本并施。随着关节疼痛的好转，肾功能亦相应改善。

【参考文献】

［1］Wang MJ，Huang Y，Huang RY，et al. Determination of role of thromboxane A2 in rheumatoid arthritis［J］. Discov Med. 2015，19（102）：23-32.

［2］Korczowska I. Rheumatoid arthritis susceptibility genes：An owerview［J］. World J Orthpo，2014，5（04）：544-549.

［3］李芬.类风湿关节炎的精准医学研究：任重而道远［J］.中华风湿病学杂志，2016，20（09）：577-579.

［4］吴东海，王国春.临床风湿病学［M］.北京：人民卫生出版社，2008.

［5］徐丽玲，苏茵.2015年美国风湿病学会类风湿关节炎的治疗指南［J］.中华风湿病学杂志，2016，20（01）：69-70.

（周学平　周捷）

第七章　强直性脊柱炎

强直性脊柱炎（ankylosing spondylitis，AS）是以累及骶髂关节和脊柱关节为特征的一类血清反应阳性的慢性、进行性、系统性多关节炎。我国的患病率为 0.2% ~ 0.54%，发病年龄多在 15 ~ 35 岁，35 岁以后及 8 岁以前发病较为少见，男女之比为 5.54 : 1[1, 2]。

AS 的发病机制尚不明确。已有研究提示，本病以韧带附着端病变为特征性病理改变，可先后经历关节炎症和异位骨化两个阶段。人类白细胞抗原 B27（HLA-B27）与本病的发病密切相关，因 HLA-B27 异常产生的非正常抗原肽复合物导致抗原递呈错误激活免疫应答，可能是引发炎症反应的主要原因[3, 4]。

本病起病缓慢，病程长，致残率高，以骶髂、腰背部疼痛和（或）僵硬为特点，夜半、晨起或久坐后明显，活动后减轻。多数患者随病情进展由骶髂及腰椎向胸、颈部脊椎发展，最终部分患者出现全脊柱僵硬，并呈典型的"竹节样"变。目前西医治疗主要通过非药物、药物和手术等综合治疗，缓解疼痛和晨僵，控制或减轻炎症，防止脊柱或关节变形。药物治疗以非甾体抗炎药及抗风湿药为主，严重时使用生物制剂[5, 6]。

根据本病早期"骨重不可举，骨髓酸痛"、进展期"身体俯仰，不能直立"以及后期"尻以代踵，脊以代头"的临床特点，结合病机，多将其归于痹证之"骨痹""背偻""大偻""脊痹""肾痹"等范畴。现一般统称为"大偻"。

【病因】

1. 禀赋不足

本病的发生有明显的家族倾向，研究表明患者 HLA–B27 阳性率高达 90%，提示先天禀赋不足是本病发病的基础。肾主先天，《素问·逆调论》言："肾不生则髓不能满，故寒甚至骨也……病名曰骨痹，是人当挛节也。"《千金要方》也云："腰背痛者，皆是肾气虚弱。"故肾虚先天不足，精髓不满，阳气不旺，可致邪气深侵入骨，则见腰骶、背脊疼痛和僵硬诸症。

2. 外邪侵袭

患者多因本虚易受外邪侵袭致病。正如《素问·生气通天论》所言："阳气者，精则养神，柔则养筋。开阖不得，寒气从之，乃生大偻。"指出寒邪乘虚而入是其发病的重要原因。《备急千金要方》又言："腰背痛者，皆由肾气虚弱，卧冷湿地，当风所得也。"认为可因肾气虚弱，风寒湿之气乘虚入客，杂合为患。故外邪侵袭是本病发生的常见病因。

【病机钩要】

1. 核心病机为肾督失养，风湿痹阻

本病以腰骶、背脊部位病变为特征，而腰骶、背脊实皆为督脉所过之处，如《难经·二十八难》载："督脉者，起于下极之俞，并于脊里，上至风府，入属于脑。"《素问·骨空论》言："督脉者……贯脊属肾……夹脊抵腰中。"故督脉病变则可见其所过部位疼痛、僵硬。且督脉以肾为根，若肾之精气不足，则督脉空疏，又因督脉总主一身之阳，脉疏失养，则其所主阳气不旺，风湿邪气得乘客之机，而致发病。故以肾督失养，风湿痹阻为核心病机。

2. 病理性质为本虚标实，虚实夹杂

其本虚者主要为肾虚，标实则主要为风湿痰瘀等病理因素。正如《杂病源流犀烛·腰脐病源流》所言："腰痛，精气虚而邪客病也……肾虚其本也，风寒湿热痰饮，气滞血瘀闪挫其标也。"

（1）病位虽在督脉，但以肾虚为本

督脉根于肾，故督脉之病亦以肾为本，先天禀赋不足，或兼后天劳损，以致肾之精气不足，是督脉空疏的基础，故本病常由肾虚而致督脉脉气不充，见背脊作痛之症。正如张锡纯在《医学衷中参西录》中所言："凡人之腰痛，皆脊梁处作痛，此实督脉主之……肾虚者，其督脉必虚，是以腰痛。"

肾虚者又有偏于阳气与阴精之异。督脉所主一身之阳，源于肾中元阳，肾为阳气之根，故肾之阳气虚衰，则督脉失其主阳之根，其气衰弱，而致诸症叠见。正如朱丹溪《丹溪心法》所言："盖诸经皆贯于肾而络于腰脊，肾气一虚……种种腰疼叠见而层出矣。"督脉与任脉相通，其功能发挥有赖精血阴气的充养，若肝肾精血不足，失其濡润，亦可致督脉空疏涩滞，导致本病发生。正如陈士铎《石室秘录》所言："背脊骨痛者，乃肾水衰耗，不能上润于脑，则河车之路干涩而难行，故尔作痛。"

（2）病理因素主要为风湿痰瘀

肾虚督弱之体，易致风湿与寒杂合客于肾督，督为寒滞，不通则痛，故风寒湿多是病初的主要病理因素，如尤在泾《静香楼医案》所言："背脊为督脉所过之处，风冷乘之，脉不得通，则恶寒而痛。"但风寒湿久郁，伏而不解，或因肾精不足，经络蓄热，则又可化热，转为风湿热痹，故本病活动进展阶段又以风湿热为主要病理因素。

《素问·平人气象论》云："脉涩曰痹。"张景岳又言："至虚之处，便是留邪之所。"本病先有肾之精气不足，复加风湿入客，督脉脉气涩滞，以致津聚为痰，血凝为瘀，随经络流注脊柱，充塞关节，深入骨骱，出现脊强转侧不能之变。故董西园《医级》中言："痹非三气，患在瘀痰。"又如王肯堂《证治准绳》说："若因伤于寒湿，流注经络，结滞骨节，气血不和，而致腰胯脊疼痛。"可知久病因气血不和而生痰瘀，多以痰瘀为主要病理因素。

3. 病机演变

（1）初病因虚致实，久病因实致虚

初病肾之精气亏虚，肾督失养，是招致风湿痹阻的基础，即《诸病源候论·腰痛候》所言："肾经虚损，风冷乘之，故腰痛也。"此时以骨痹之"骨重不可举，骨髓酸痛"为特点。后期风湿久痹，痰瘀阻络，则经脉涩滞日重，津血不归正化，精气损耗，则肾之虚损更甚，邪气痹阻入深，此时可见肾痹之"尻以代踵，脊以代头"诸症。

（2）病位可由肾及肝，肝肾两脏亏虚

因肝肾精血同源、共主筋骨的密切关系，肾之精气损耗常母病及子，致肝血不足而出现母子同病。且督脉与肝经互有交汇，督脉的充养亦得肝助。故本病进展过程中亦可因肝肾两虚而致病情加重。正如巢元方《诸病源候论·背偻候》所言："肝主筋而藏血……若虚则受风，风寒搏于脊膂之筋，冷则挛急，故令背偻。"

【辨证要点】

1. 辨明标本虚实

本病以肾督亏虚为本，风湿痰瘀痹阻为标，临证需辨明标本虚实。本虚者多见腰背、髋臀部疼痛酸软，关节酸痛，痛势绵绵；标实者多见腰背及髋臀部疼痛、僵硬明显，关节痛剧，活动欠利。

2. 本虚需辨阳虚与阴损

本虚又有阳虚与阴损的偏重，需进一步辨别。偏阳虚者多见背冷畏寒，乏力，四肢清冷，便溏，尿频等症；偏阴损者多见口干，双目干涩，形瘦，五心烦热，寐差，潮热盗汗等症。

3. 标实需分清病性寒热

标实又有偏寒与偏热者，尚需加以辨别。偏寒者多见疼痛天阴加重，得温痛减，多伴僵硬和沉重感；偏热者多有痛处灼热，得凉痛减，关节红肿，口苦，尿黄等。

【治则治法】

本病治宜补益肾督，宣痹通络。标实者，宜祛邪通痹：偏寒者，当散寒除湿通络；偏热者，当清热除湿通络；痰瘀痹阻者，化痰祛瘀通络。本虚者，宜补益肾督：偏阳虚者，当补肾温督，散寒通络；偏阴损者，当滋肾养督，清热通络。

【病机证素条目】

1. 风寒湿痹证

（1）辨证

特异症：腰背、髋臀部疼痛明显，天阴加重，得温痛减。

可见症：关节疼痛；腰背僵硬和沉重感，活动欠利。

相关舌脉：舌质隐紫，苔白或白腻，脉弦滑或沉迟。

（2）治法：散寒除湿通络。

（3）例方：乌头汤合桂枝附子汤加减。

（4）常用药：麻黄、桂枝、制附子、制川乌、生姜散寒除湿，温经通脉；黄芪、白芍益气和营；甘草守中调和诸药。

（5）加减：寒邪偏盛，疼痛剧烈，遇寒加重者，制川乌、制草乌可以同用，或加细辛、松节增强散寒通络之力；湿邪偏盛，腰腿沉重，可仿麻黄加术汤，加苍术、薏苡仁增强化湿通络之功；风邪偏盛，颈僵不和者，加葛根、威灵仙祛风通络。

2. 风湿热痹证

（1）辨证

特异症：腰背、髋臀部疼痛明显，喜凉恶热。

可见症：关节肿痛、灼热，活动欠利；口干口苦；烦热；小便黄赤。

相关舌脉：舌质隐紫偏红，苔黄腻，脉滑数或细濡。

（2）治法：清热除湿通络。

（3）例方：四妙丸合加减木防己汤加减。

（4）常用药：黄柏、石膏清化蕴热；杏仁、薏苡仁、苍术、滑石、通草清化湿热；桂枝、牛膝、防己通行经络。

（5）加减：热邪偏盛，痛处灼热，伴有发热者，可法白虎加苍术汤，加金银花、知母；湿邪偏盛，关节肿胀灼热者，加土茯苓、粉萆薢、肿节风以增清热祛湿通络之力；风邪偏盛，疼痛游走不定，加豨莶草、络石藤祛风通络。

3. 痰瘀痹阻证

（1）辨证

特异症：腰背、髋臀部疼痛，夜间痛甚，疼痛固定不移；腰背僵硬明显。

可见症：关节肿胀疼痛，活动不利，不能平卧；腰背、颈项畸形。

相关舌脉：苔白腻，舌紫暗或有瘀斑，脉弦滑或细涩。

（2）治法：化痰祛瘀，通络止痛。

（3）例方：小活络丹合桃红饮加减。

（4）**常用药**：制川乌、制草乌、威灵仙温经通脉；制南星、地龙化痰散结；归尾、川芎、桃仁、红花活血通络；乳香、没药化瘀止痛。

（5）**加减**：阳虚痰凝较重，关节满肿，苔白腻者，可仿阳和汤意，加白芥子、制半夏、僵蚕以助化痰蠲痹通络；阴虚络瘀较重，舌质暗见瘀斑者，加土鳖虫以增化瘀通络之功。

4. 阳虚督寒证

（1）**辨证**

特异症：腰背、髋臀部疼痛酸软；关节酸痛；背冷畏寒。

可见症：疲劳乏力；四肢清冷；便溏；尿频；活动欠利。

相关舌脉：舌质暗淡有齿痕，苔薄，脉濡弱。

（2）**治法**：补肾温督，散寒通络。

（3）**例方**：独活寄生汤合青娥丸加减。

（4）**常用药**：熟地黄、杜仲、补骨脂、胡桃肉补肾温督以助阳；白芍、当归、川芎、牛膝养血活血通络；党参、茯苓、甘草益气渗湿；独活、桑寄生除湿壮骨；细辛、桂枝温经散寒；秦艽、防风祛风通络。

（5）**加减**：肾督之阳亏明显，腰背痿软，不耐劳累，背冷畏寒者，可取斑龙丸、二仙汤，加鹿角片、淫羊藿、巴戟天以增温养肾督之功；肾虚骨弱者，加骨碎补、续断以强筋健骨；肾虚风湿内伏，腰背酸痛明显者，加狗脊、千年健、石楠藤以强筋骨祛风湿；阳虚寒痹为重，腰背冷痛明显者，可取麻黄附子细辛汤，加麻黄、附子以增温经散寒通络之力。

5. 阴虚督损证

（1）**辨证**

特异症：腰背、髋臀部疼痛酸软；关节酸痛；口干；双目干涩。

可见症：形瘦；五心烦热；寐差；潮热；盗汗；活动欠利。

相关舌脉：舌质暗红，苔裂或见剥脱，脉细弦。

（2）治法：滋肾养督，透热通络。

（3）例方：大补阴丸合虎潜丸加减。

（4）常用药：熟地黄、炙龟甲滋养肾督；锁阳、虎骨化肾气而强督壮骨；白芍、当归养营和血通络；知母、黄柏坚阴透泄伏热。

（5）加减：肾督之阴损明显，形瘦，腰背痠软，不耐劳累，口干者，可取法左归丸，加龟甲胶、菟丝子、鹿角胶以增滋养肾督之功；肝肾两虚，兼见双目干涩者，加山萸肉、枸杞子以养肝益肾；若精血不能养督，风湿外客者，可加鸡血藤、老鹳草养血通络，祛风除湿；若阴虚热郁为重，关节灼痛明显者，加石斛、玄参、功劳叶养阴透热。

【临证备要】

1. 注重阴中求阳

本病以肾督失养、风湿痹阻为主要病机，以肾虚督寒最为常见。虽病在肾督，但需注意督、任、冲三脉一源而三歧，共属于肾，如《类经》所言："若三脉者，则名虽异而体则一耳，故曰任脉、冲脉、督脉，一源而三歧也。"故督脉与任脉通肾之阴阳，寓阴阳之互根互用之理。如《灵枢集注》曰："任督二脉，并出于肾，主通先天之阴阳。"又如《证治准绳》说："督脉者与冲任本一脉……属于肾而为作强也。"因此，病虽在督脉，以肾阳为根，但其又以任脉为养，得肾阴之充，肾之阴精充盛，方可化生阳气，一旦充养不足，则其化气乏源，而成督空邪客之局，故治需注重阴中求阳。如用斑龙丸、二仙汤、右归丸等方，取其阴中求阳之法，宜补肾温督，兼顾滋肾养督。

2. 需识寒郁化热

本病肾虚督弱，每多寒湿外客，使督为寒滞，不通则痛。若寒湿久郁不解，又可化热，转见湿热蕴伏于内，而成寒湿外客、湿热内伏之寒热错杂证。此时治疗，既需散寒化湿通络，又需清热利湿通络。且因寒郁湿聚成痰，热郁血滞成瘀，以致痰瘀痹阻经隧。然治痰瘀，也宜分辨寒热论治。

【医案选录】

案1　肝肾亏虚，痰瘀阻络

邹某，39岁，男。

初诊（2010年4月15日）：患者自春节前始出现腰痛，疼痛逐渐加重，夜晚转侧困难，咽痛，颈痛，二便正常，口干不显，舌质暗，苔薄黄腻，脉细弦。查HLA-B27阳性，当地医院诊断为强直性脊柱炎。辨证为肝肾亏虚，痰瘀阻络。治以补益肝肾，化痰通络。处方：淫羊藿10g，巴戟天10g，熟地黄10g，川续断20g，骨碎补10g，千年健15g，土鳖虫6g，炙全蝎5g，葛根15g，制南星10g，赤芍15g，川石斛9g，穿山龙15g，鸡血藤15g，狗脊20g，乌梢蛇10g。

二诊（2010年5月8日）：患者服上方后腰痛好转，唯咳时引痛，痛连两胁、腹部，颈僵不和，舌质暗，苔淡黄，脉细。守法继进，初诊方加片姜黄10g，当归10g，生黄芪15g，独活10g，威灵仙12g。

三诊（2010年7月1日）：以上方调治后，患者腰痛与颈僵均减，后依此法继续调治，病情稳定，未见复发。

按语：

本案患者虽起病时间不长，但其既有咽痛、脉细弦等肝肾亏虚之象，又有疼痛夜间明显、痛连胁腹、舌暗苔薄黄腻等痰瘀阻络之症，病属本虚标实，虚实夹杂。但患者寒热之象不显，故治疗标本兼顾，以补益肝肾，化痰通络为法，用药兼顾寒热。方选独活寄生汤及二仙汤，以淫羊藿、巴戟天温养肾督；川续断、骨碎补强筋壮骨；千年健、狗脊、独活、葛根祛风除湿，强腰通督；以熟地黄、川石斛滋肾养督；黄芪、当归益气养血；姜黄、赤芍解透瘀热；鸡血藤、穿山龙、威灵仙和血祛风通络；制南星、土鳖虫、炙全蝎、乌梢蛇入络搜剔伏藏之痰瘀。其标本兼顾，药证相合，故而经两诊调治后，腰痛与颈僵均减，后继以此法收工。

案2 风寒湿痹，痰瘀阻络

陈某，43岁，女。

初诊（2011年4月14日）：患者右侧臀骶疼痛2年余，常苦酸胀疼痛不适。刻诊：左臀骶髋骨疼痛明显，大腿疼痛，背脊冷痛，怕冷，吹风受凉疼痛明显，胸闷，口干，咽喉不适，经行后期十天，舌质暗，苔淡黄薄腻，脉细弦。骶髂关节CT示双侧骶髂关节符合强直性脊柱炎病变特征，查HLA-B27阳性。有慢性咽炎病史。辨证为风寒湿痹，痰瘀阻络，肾督亏虚。治以散寒祛湿，化痰散瘀，温养肾督。处方：制川乌10g，制草乌10g，细辛4g，淫羊藿10g，巴戟天10g，川续断20g，金毛狗脊20g，骨碎补10g，土鳖虫6g，熟地黄10g，千年健15g，炙全蝎5g，炙僵蚕10g，制南星10g，当归10g，露蜂房10g，赤芍10g，白芍10g，青风藤15g，川石斛10g，穿山龙25g，老鹳草20g，肿节风20g，鬼箭羽20g，炙甘草3g。

二诊（2011年6月16日）：患者药后疼痛明显减轻，后停药

40天，骶髂疼痛发作一次，睡觉时转侧翻身稍有不利，舌质暗，苔黄，脉细滑。守法巩固，初诊方加鹿衔草20g。

三诊（2011年8月18日）：患者骶髂疼痛显著减轻，睡眠安稳，偶有腰酸，后背凉，舌质暗，苔黄，脉细滑。守法巩固，二诊方加生黄芪15g。后依此法调治，腰酸、后背凉亦消。

按语：

本案患者病程2年有余，脉呈细弦，此肾督亏虚之象，但其骶髂疼痛明显，背脊冷痛，畏恶风寒，表明仍有风寒湿之邪未尽；舌质暗，苔淡黄薄腻，胸闷，口干，咽喉不适，提示内有郁热，且其痰瘀蕴结已成。故治以散寒祛湿，化痰散瘀，温养肾督，用药兼顾寒热。其散寒祛湿用乌头汤、二仙汤与独活寄生汤三方合法，以制川乌、草乌、细辛散寒通经暖督；以熟地黄、川石斛滋肾养督；以淫羊藿、巴戟天温养肾督；又以川续断、骨碎补肾强筋壮骨；千年健、狗脊、鹿衔草、老鹳草强腰通督，兼除风湿；配以穿山龙、青风藤、肿节风祛风除湿消肿；黄芪、当归、白芍益气养血和营；赤芍、鬼箭羽清散瘀热；制南星、炙僵蚕、露蜂房入络搜剔伏藏之痰；土鳖虫、炙全蝎入络搜剔伏藏之瘀。经两诊调治后，疼痛明显减轻，后继以此法收工。从本案辨治来看，本病在寒痹重时可反见热蕴也甚，治疗时需注意两相兼顾。

案3　湿热内蕴，痰瘀阻络

卢某，45岁，男。

初诊（2008年7月3日）：患者腰痛7～8年，两膝关节痛，西医诊断为强直性脊柱炎、椎间盘突出。刻诊：腰痛时重时轻，膝痛，疲劳乏力，怕热，但食冷常见便溏，口干，体型肥胖，舌质暗紫，苔黄腻，脉濡滑。CT示腰5～骶1椎间盘轻度突出，左骶髂关节炎Ⅳ级。既往有右肾手术摘除史，有高血压、高脂血症、高尿酸血症病史。辨证为湿热内蕴，痰瘀阻络，肝肾亏虚。治以清化湿热，化瘀通络，兼以滋养肝肾。处方：川萆薢15g，土茯苓30g，炒苍术10g，黄柏9g，薏苡仁15g，汉防己12g，油松节10g，鬼箭羽15g，制南星10g，炙僵蚕10g，苍耳草15g，桑寄生15g，炒杜仲12g，川续断15g，络石藤15g，生地黄10g，炮山甲6g，鸡血藤15g。

二诊（2008年7月17日）：患者药后两膝痛缓解，腰痛转轻，但有大便稀溏，皮肤瘙痒，鼻炎时发，舌边尖暗红，苔黄腻，脉濡滑。治守原法，初诊方去油松节，加生山楂15g，炒六曲10g。

三诊（2008年7月31日）：患者两膝关节疼痛、腰痛缓解，困倦乏力亦轻，偶有腰酸、腹泻。治守原法，二诊方加怀山药15g，焦白术10g，六月雪25g，菟丝子12g。后在此法基础上调整，其余诸症亦均见改善。

按语：

本案患者病程虽已7年余，但就诊时本虚之象不甚，仅觉疲劳乏力，却有明显的标实之象，如以腰膝疼痛明显，怕热，口干，舌暗紫，苔黄腻，脉濡滑，一派湿热蕴伏，痰瘀阻络之象。故治以清化湿热，化瘀通络，兼以滋养肝肾。清化湿热用四妙散与加减木防己汤化裁，以炒苍术、黄柏分解湿热；薏苡仁、汉防己利湿热通经络；川萆薢、土茯苓利湿热消肿痛；络石藤、苍耳草清络祛风；以生地黄滋肾养督；鸡血藤和血通络；鬼箭羽清散瘀热；炮山甲入络搜剔伏藏之瘀；制南星、炙僵蚕入络搜剔伏藏之痰；杜仲、川续断益肾强筋壮骨；桑寄生、油松节祛风除湿强腰膝。其药证相合，故二诊即见两膝痛缓解，腰痛转轻。从本案辨治来看，本病虽为久病，但因体质从化也可见明显湿热蕴伏之证，然其病本仍为肝肾不足之肾督病变，治疗时需注意病证结合，分期论治，于湿热蕴伏为患阶段，当以清化为先，温养暂缓，后期湿热清化，再议养督之法。

案 4 寒湿郁热，肾督受损

于某，30 岁，男。

初诊（2005 年 9 月 23 日）：患者今年初腰脊痛，CT 示右侧骶髂关节炎（Ⅱ级），双侧骶髂关节髂骨面轻度骨质硬化，诊断为强直性脊柱炎。刻诊：痛在腰骶右侧，连及臀下，痛处下坠、麻木，寒冷天气及阴雨天加重，怕冷，舌质红，苔黄腻，脉细滑。辨证为寒湿瘀阻，郁而化热。治以散寒祛瘀，兼化湿热。处方：制川乌 9g，制草乌 9g，细辛 4g，熟大黄 5g，桃仁 10g，土鳖虫 6g，炙全蝎 5g，制南星 10g，骨碎补 10g，千年健 15g，川草薢 15g，川牛膝 12g，汉防己 12g，炒苍术 6g，黄柏 6g。

二诊（2005 年 9 月 30 日）：患者腰骶痛感略减轻，右侧为重，臀下疼痛，已不麻木，怕冷亦减，舌质红，苔黄腻，脉细滑。药后既效，原意进退。初诊方加炒延胡索 15g，改制川乌 10g，制草乌 10g。

三诊（2005 年 11 月 4 日）：前方加减服用月余，患者腰脊僵痛全无，唯见腰脊、两髂酸楚，阴雨天明显，久坐不舒，舌质红，苔黄，中后微腻，脉细滑。辨证为寒湿瘀阻，肾督受损。治以散寒祛瘀，温养肾督。处方：熟大黄 5g，桃仁 10g，细辛 4g，土鳖虫 6g，炙全蝎 5g，炒延胡索 15g，骨碎补 10g，制南星 12g，制川乌 10g，制草乌 10g，汉防己 12g，川牛膝 10g，千年健 15g，炒苍术 6g，黄柏 6g，川续断 20g，金毛狗脊 15g，独活 10g，淫羊藿 10g，巴戟肉 10g。

后在此法基础上调治，诸症消减，病情改善。

按语：

本案患者虽腰脊疼痛，寒冷天气及阴雨天加重，呈现典型寒湿阻络之象，但其舌苔黄腻质红，脉兼滑象，此为明显湿热内蕴之征，可知其为寒热错杂之证，由寒湿瘀阻、郁而化热所致。故初诊治以散寒祛瘀，兼化湿热。其散寒祛瘀仿小活络丹之意，以制川乌、草乌、细辛散寒通经暖督；千年健、骨碎补祛风除湿，强腰通督；熟大黄、桃仁、土鳖虫破瘀通经；制南星、炙全蝎入络搜剔伏藏之风痰。清化湿热则以四妙散与加减木防己汤化裁，以苍术、黄柏分解湿热；川牛膝、川草薢、汉防己清泄湿热，祛瘀通络。药证合拍，故复诊腰脊僵痛全无，腻苔渐化。但复诊仍见腰脊酸楚，久坐不舒，结合其脉兼细，知其虽督脉寒痹得通，内蕴湿热清化，但所兼肾督亏损之象渐显。故减川草薢，参合独活寄生汤与二仙汤，加用淫羊藿、巴戟肉温肾暖督；川续断、金毛狗脊、独活补肾强骨，兼除风湿。其先化后补，进退得法，故依此调治后，诸症改善。

案 5　厥少同病，阳虚络瘀

谭某，53 岁，男。

初诊（2003 年 2 月 13 日）：患者患强直性脊柱炎多年，多方求治，效果不佳，遂至周师门诊就医。刻诊：腰酸冷痛，背脊僵硬，小腿冷，足冷，但天气寒冷对其无明显影响，晨起阴部挛缩，会阴部冷，口干欲饮，二便正常，尿稍黄，舌质暗红，苔黄薄腻，脉细。辨证为肾阳虚衰，肝失温养，厥少同病。治以温肾暖肝，通脉除痹。处方：土鳖虫 10g，生黄芪 25g，制附片 10g，淫羊藿 10g，炙桂枝 10g，仙茅 10g，巴戟肉 10g，当归 10g，吴茱萸 3g，公丁香 3g，炙细辛 5g，川续断 15g，补骨脂 10g，鹿角片（先煎）10g，山萸肉 10g，熟地黄 10g，九香虫 10g。

复诊（2003 年 3 月 13 日）：前方加减服用 1 个月，患者腰痛背寒畏冷明显减轻，晨起阴下挛缩亦减，仍有小腹冷，舌质红，苔黄腻，脉弦。辨证为肾督阳虚，久病络瘀。治以温养督脉，化瘀通络。处方：土鳖虫 10g，生黄芪 25g，制附片 10g，淫羊藿 10g，炙桂枝 10g，仙茅 10g，巴戟肉 10g，当归 10g，吴茱萸 3g，公丁香 3g，细辛 5g，川续断 15g，补骨脂 10g，鹿角片（先煎）10g，山萸肉 10g，熟地黄 10g，九香虫 10g，乌药 10g，红花 10g，炙水蛭 3g，炙全蝎 5g。

后在此法基础上加减调治，诸症改善。

按语：

本案患者腰痛冷感明显，但天气寒冷对其无明显影响，知其寒者为虚寒之证。且其寒凉不唯腰脊，腿、足、阴部亦然，结合《素问·热论》所言"厥阴脉循阴器而络于肝"，《灵枢·经筋》"足厥阴之筋……循阴股，结于阴器"，可知其虚寒缘于足少阴肾脉，亦累及足厥阴肝脉，故初诊辨证为肾阳虚衰，肝失温养，厥少同病。治宜温肾暖肝，通脉除痹。案中温肾化用二仙汤与斑龙丸，以熟地黄滋肾养督；淫羊藿、仙茅、巴戟肉、补骨脂、鹿角片温养肾督；川续断温肾壮骨，兼除风湿。并取暖肝煎之法，以山萸肉、当归益精养血；吴茱萸、公丁香、九香虫暖肝助阳通络。复合桂枝附子汤，用炙附片、炙桂枝、细辛散寒通脉；生黄芪、土鳖虫益气行瘀。其厥少同治，药证合拍，故药后腰痛及冷感明显减轻。但复诊减而未尽，查其舌质转红，其脉转弦，虑其瘀痹松动，力尚不足，故加乌药增温肾暖肝化气之力；红花、炙水蛭、炙全蝎以增入络搜剔之功。其治有主次进退，故依此调治而获显效。

【参考文献】

［1］段振华，潘发明，梅杨，等. 强直性脊柱炎患者 445 例流行特征分析［J］. 中国公共卫生，2011，27（03）：341-342.

［2］杜琳，高延征. 强直性脊柱炎诊断及治疗新进展［J］. 中华实用诊断与治疗杂志，2019，33（07）：629-631.

［3］黄烽，杨春花. 强直性脊柱炎临床及免疫发病机制的研究进展［J］. 中国免疫学杂志，2001（06）：281-285.

［4］刘彧. 强直性脊柱炎免疫遗传学发病机制的研究进展［J］. 中国临床医学，2019，26（01）：117-121.

［5］中华医学会风湿病学分会. 强直性脊柱炎诊断及治疗指南［J］. 中华风湿病学杂志，2010（08）：557-559.

［6］谢雅，杨克虎，吕青，等. 强直性脊柱炎/脊柱关节炎患者实践指南［J］. 中华内科杂志，2020，59（07）：511-518.

（冯哲　董洪洋）

第八章　骨关节炎

骨关节炎（osteoarthritis，OA）是一种以关节软骨的变性、破坏及骨质增生为特征的慢性关节病。本病在中年以后多发，有资料表明，骨关节炎在40岁以上人群的患病率为46.3%，70岁以上患病率为62.0%[1]，而在75岁以上人群中超过80%有膝关节受累，并随着年龄增长，OA受累关节愈来愈多[2]。该病是导致50岁以上男性工作能力丧失的第二位原因，也是中年以上人群慢性致残的主要原因，致残率高达53.0%[3]。

OA的病因尚不十分清楚，发病无地域及种族差异，年龄、肥胖、炎症、创伤及遗传因素等可能与本病的发生有关。尽管OA发病与年龄密切相关，但并非是老化的必然结果。生物机械学、生物化学、炎症基因突变及免疫学因素均参与发病过程。其病理机制涉及代谢性炎症、氧化应激、生长因子和血管内皮功能调节障碍等，关节软骨、细胞外基质破坏，软骨下骨正常合成与降解耦联异常，导致多种关节结构的改变，包括关节软骨降解、低水平滑膜炎症、软骨下骨骨髓损害等[4]。

OA好发于负重大、活动多的关节，如膝、脊柱（颈椎和腰椎）、髋、踝、手等关节。临床以关节疼痛、肿胀、僵硬、功能障碍为主要表现。其特征为缓慢发展的关节疼痛，局部肿胀，活动受限，过度劳累或受凉后加重。目前临床尚无根本性治疗措施，缺乏较理想的治疗药物，西药除缓解疼痛外，多数药物仍在临床试验阶段[5]。临床常用药物主要有控制症状药物，如非甾体抗炎药（NSAIDs）、镇痛药、糖皮质激素、透明质酸钠等；改善病情、保护软骨药物，如双醋瑞因、硫酸氨基葡萄糖、多西环素等[6, 7]。

中医无此病名记载，根据其临床表现，当属痹证中的"骨痹""鹤膝风"等范畴。

【病因】

1. 年老肾虚

《素问·上古天真论》云："女子七岁，肾气盛，齿更发长……丈夫八岁，肾气实，发长齿更；……五八，肾气衰，发堕齿槁……"中年以后，肾精肝血渐亏，致筋骨失养，筋疲骨弱而发病。

2. 外邪侵袭

年老肾虚，机体易受外邪侵袭，外感风寒湿邪痹阻经络、关节，不通则痛。《素问·长刺节论》曰："病在骨，骨重不可举，骨髓酸痛，寒气至，名曰骨痹。"清·张璐在《张氏医通》中对本病症状有详细描述："骨痹者，即寒痹痛痹也，其证痛苦攻心，四肢挛急，关节浮肿。"

3. 过度劳损

因长期负重、姿势不良、用力过度等，久劳积损，伤及筋骨。《素问·宣明五气》云："五劳所伤……久立伤骨，久行伤筋。"说明长期劳损，导致血瘀气滞不通，经脉痹阻，不通则痛。

4. 骨节外伤

扭、挫、撞击、跌仆等骨节外伤，直接损伤筋骨，气滞血瘀，痹阻经脉，不通则痛，久则肝肾亏损，气血不调，脉络失和而致关节疼痛。

【病机钩要】

1. 核心病机为肝肾精血亏虚、风寒湿痹阻、久病络瘀

（1）肝肾精血亏虚为发病之关键

肝肾亏虚，筋骨失养是发病之关键，尤以肾精亏虚为本。盖肝藏血主筋，肾藏精主骨。肝将由脾输布、化生之精血濡润于筋与筋膜，则筋膜柔软，肢节灵活。《素问·六节藏象论》曰："肝者……其充在筋。"《素问·经脉别论》云："食气入胃，散精于肝，淫气于筋。"明·皇甫中《明医指掌》谓："劳伤乎肝，应乎筋极。"肝血亏虚，筋膜失养，则关节屈伸不利。《素问·五运行大论》曰："肾生骨髓。"即肾精充足，骨髓生化有源，骨骼得以滋养而坚固有力。《素问·痿论》说："肾者，水脏也，今水不胜火，则骨枯而髓虚，故足不任身，发为骨痿。"若肾精虚少，骨髓化源不足，不能营养骨骼，则致骨损，表现为关节软骨的退变，且多伴有骨质疏松。

本病多发生于中老年人，男子七八，女子七七，肝肾渐亏，筋骨懈惰；筋失血养，无以柔韧；骨失髓养，无以强壮；故发病与肝肾二脏虚弱关系最为密切。中年以后，肝肾亏虚，肾虚不能主骨，肝虚无以养筋，筋骨失养，是本病发生的病理基础，尤以肾精亏虚为本。

（2）风寒湿外邪侵袭，痹阻经络是发病的重要因素

《三因极一病证方论》曰："三气袭人经络……在骨则重而不举，在脉则血凝不流，在筋则屈而不伸，在肉则不仁。"本病因肝肾精血亏虚，筋骨失养，气血不足，腠理空虚，风寒湿乘虚而入，痹阻经络，凝滞血脉，脉络不通，以致关节疼痛、重着、肿胀，迁延难愈。《张氏医通·诸痛门》云："膝者，筋之府……膝痛无

有不因肝肾虚者，虚则风寒湿气袭之。"

（3）血瘀、痰凝是发病的重要环节

《素问·阴阳应象大论》曰："气伤痛，形伤肿。"由于关节的扭、闪、挫伤致脉络受损，血溢于外，阻塞经络，致经络气血受阻，气滞血瘀。或由于肝肾亏虚，气血不足，气之统率无力，则必气滞血瘀。寒湿痹阻，寒性收引，湿性黏滞，寒湿凝滞经脉，阻滞气血运行，则气滞血瘀。外来寒湿入侵，阻于脉络，聚而成痰；瘀血停滞，阻滞气机，津液不布，聚而成痰；痰湿凝聚，阻滞气血运行，又可加重瘀血。临床表现为关节漫肿，屈伸不利，肢体麻木等症状。

2. 病理性质属本虚标实

本病与年老体衰、长期劳损、外感风寒湿邪有关。年老肝肾亏虚，筋骨失养；长期劳损，血瘀气滞；风寒湿邪杂至，痹阻经络而发病。寒湿、瘀血、痰浊为主要病理因素，病理性质属本虚标实。病初虚实夹杂，肝肾精血亏虚，风寒湿痹阻；病久以正虚为主，每多耗损阳气，兼有瘀血、痰浊凝滞。

3. 病机演变

久病不已，加之年老日衰，反复发作，或复加外伤，可致肝肾阴阳气血亏虚，风湿痰瘀互结，加重关节肿痛，甚或变形、活动不利。

【辨证要点】

辨标本虚实为首要。本虚标实是本病的病机特点，以肝肾精血亏虚为本，风、寒、湿、瘀、痰为标。肝肾亏虚尤以肾精亏虚为主，肾主骨，生髓，髓居骨中，骨赖髓以充养。肾精亏损，骨髓化源不足，骨失充养，筋骨不健，出现腰膝酸软，腿足无力，不耐久站久立。风寒湿邪外侵，血瘀痰凝，邪阻经络，表现为关节疼痛、僵硬、畸形。

【治则治法】

治疗应标本兼顾，扶正以益肾补肝、强壮筋骨为主，祛邪则以祛风除湿、散寒止痛、活血化痰、舒筋活络为主。然总以正虚为本，故应补虚当先，兼以祛邪。宜补肝肾、益精血，阴阳并补，阴中求阳。本病特点多属寒痹，正如《儒门事亲》所言："真气元衰，加之坐卧冷湿，食饮失节，以冬遇此，遂作骨痹。"治以益肾助阳为主，兼以温经散寒。标本兼治，调养整体，则疗效佳且持久。

【病机证素条目】

1. 风寒湿痹证

（1）辨证

特异症：关节疼痛，遇寒加重。

可见症：痛有定处，得热痛缓；活动时疼痛加重；关节肿胀；肌肤麻木不仁；关节屈伸不利；肢体关节酸楚。

相关舌脉：舌质淡，苔薄白或白腻，脉弦紧。

（2）治法：散寒除湿，温经通络。

（3）例方：蠲痹汤加减。

（4）常用药：羌活、独活、秦艽、威灵仙、木防己祛风胜湿；川芎、姜黄、牛膝活血通络；生黄芪、当归益气养血；桂枝、细辛温经散寒，通络止痛。

（5）加减：上肢关节痛，羌活、桂枝可重用；下肢关节痛，加重独活、木防己、牛膝用量；颈项、肩臂僵痛，加姜黄、葛根解肌通络；关节肿胀，加油松节、青风藤、路路通祛风除湿通络；寒湿甚，关节冷痛者，加制川乌、制草乌，仿乌头汤意加减；寒湿郁而化热者，加苍术、黄柏、土茯苓。

2. 肝肾气血亏虚证

（1）辨证

特异症：关节疼痛日久不愈，遇劳加重，腰膝酸软。

可见症：筋脉拘急，屈伸不利；关节变形，筋肉瘦削（萎缩）；形寒肢冷；尿多便溏；气短乏力；面白无华或萎黄；头晕耳鸣；烦热盗汗。

相关舌脉：舌质淡或舌红少津，脉沉细或沉细而数。

（2）治法：培补肝肾，益气养血，兼以祛邪。

（3）例方：独活寄生汤加减。

（4）常用药：独活、秦艽、防风祛风除湿；桑寄生、川续断祛风湿，补肝肾，强筋骨；党参、熟地黄、当归益气养血；川芎、牛膝活血通络，强筋壮骨；细辛、桂枝温经散寒，通络止痛。

（5）加减：阳虚偏寒者，加附子、淫羊藿、鹿角片、骨碎补；偏气虚者，加黄芪、白术；偏阴虚者，加生地黄、制首乌、山萸肉、女贞子、旱莲草；腰痛甚者加杜仲、狗脊补肾强腰；膝关节痛，腿软乏力者，加鸡血藤、千年健、石楠藤、鹿衔草、老鹳草补虚通络；肢体筋脉拘急疼痛，加木瓜、丝瓜络舒筋活络；兼有风寒湿邪者，可参照风寒湿痹证酌加祛邪药。

3. 瘀血痹阻证

（1）辨证

特异症：关节疼痛日久，患处刺痛、掣痛。

可见症：疼痛较剧，痛有定处，痛而麻木；关节肿胀，僵硬变形，不可屈伸。

相关舌脉：舌体暗紫或有瘀点、瘀斑，脉细涩。

（2）治法：活血祛瘀，通络止痛。

（3）例方：身痛逐瘀汤加减。

（4）常用药：桃仁、红花、当归、川芎活血化瘀，养血通络；没药、乳香活血止痛；羌活、独活、威灵仙祛风除湿；牛膝、路路通活血通络。

（5）加减：关节疼痛明显，加透骨草、伸筋草、苏木通络止痛；痹痛日久，疼痛难解，加虫类药如乌梢蛇、土鳖虫搜剔络脉；关节肿胀、畸形者，加皂角刺、僵蚕、制南星、白芥子祛瘀化痰散结。

【临证备要】

1. 重视治未病和已病早治

对于中年以上患者，平时偶有轻微的关节疼痛，即应进行治疗和功能锻炼。根据病情内服或外用中药，可控制病情进展。同时通过锻炼以增强肌力，提高关节屈伸力量，增加关节稳定性和活动度，加强软骨和骨的负荷能力，有利于改善关节软骨的营养。

2. 药宜甘润忌辛燥

本病治以调补肝肾，填精养血为大法，药宜以甘润之品为主，温而不燥，凉而不寒，辛燥祛风尤为慎用。即使标实者，亦应选用风中之润剂配伍，如防风、秦艽、威灵仙等，以免耗伤气血，损伤肝肾。

3. 治疗强调补肾活络

补肾可以填精壮骨，是抗衰老的一种重要手段。它可以改善微循环，防止自由基过量产生，调节内分泌状态，增强免疫功能，保持骨量的稳定，抑制因性激素水平下降而导致的骨结构改变，使关节软骨退化破损等表现得到明显改善和修复，从而达到防治和改善病情的目的；同时可调节整体功能，较之单纯缓解局部症状的方法和药物，补肾活络的方药优势更为明显。

4. 自拟骨痹方治多效验

骨痹方为周师治疗骨关节炎的核心处方，由桑寄生、鸡血藤、怀牛膝、川续断、骨碎补、土鳖虫、千年健、油松节组成。方中桑寄生益肝肾、祛风湿、强筋骨，鸡血藤养肝血、柔筋脉、和血络，两者共为君药；怀牛膝补肝肾、强筋骨、散瘀血、消痈肿，川续断补肝肾、强筋骨，骨碎补益肾、强筋骨、活血止痛，三者共为臣药，可增强君药补肝肾、强筋骨的功效；土鳖虫破瘀血、续筋骨，千年健祛风湿、壮筋骨、止痛消肿，两者共为佐药；油松节祛风湿、通络止痛，善走骨节，直达病所，为使药。诸药合用共奏补肾养血、蠲痹通络之功效。临证应用此方略事增减，常获良效。

【医案选录】

案1　风寒湿久痹，痰瘀互结，肝肾亏虚

王某，女，62岁。

初诊（2004年6月22日）：患者两膝关节疼痛7年余，以右侧为主，腰腿亦疼痛。今年手指多个关节肿痛，有紧张感，两膝以下冷如冰水，两腿酸重，不能屈伸，视力模糊，口不干，二便尚调，舌质暗红，苔黄薄腻，脉细滑。既往右膝关节X线检查提示骨质增生，有高脂血症、脂肪肝病史。辨证为风寒湿久痹，痰瘀互结，肝肾亏虚。治宜祛风除湿，散寒止痛，活血化痰，补益肝肾。处方：制川乌5g，制草乌5g，细辛3g，威灵仙15g，青风藤15g，肿节风20g，汉防己12g，土鳖虫5g，制南星10g，炙僵

蚕 10g, 油松节 15g, 骨碎补 10g, 川石斛 10g, 川续断 15g。

二诊（2004 年 7 月 12 日）：患者关节疼痛、两膝以下冷如冰水感减轻，右膝仍痛，不肿，腘窝内侧有筋脉牵引感，连及足背，酸痛重胀，左侧腘窝仍有疼痛，腰痛，舌质暗红，苔黄薄腻，脉细滑。仍从寒湿痹阻，痰瘀互结，肝肾亏虚辨治。处方：制川乌 6g, 制草乌 6g, 细辛 4g, 伸筋草 15g, 油松节 15g, 怀牛膝 10g, 土鳖虫 5g, 制南星 10g, 千年健 15g, 骨碎补 15g, 川续断 15g, 淫羊藿 10g, 炙全蝎 5g, 巴戟肉 10g。

三诊（2004 年 7 月 26 日）：患者药后诸症明显减轻，舌质暗，苔黄薄腻，脉细滑。治守前意，原方加减调治。

按语：

患者膝痛多年，又有手指关节肿痛，且感两膝以下冷如冰水，为风寒湿久痹，尤以寒邪偏盛，证属寒痹。治疗主在祛风散寒止痛，佐以活血化痰，补益肝肾，故仿乌头汤意加减治之。药用制川乌、制草乌、细辛温经散寒止痛；威灵仙、青风藤、肿节风、汉防己祛风除湿通络；土鳖虫、制南星、炙僵蚕活血化痰；骨碎补、川续断、油松节补肝肾，强筋骨，祛风湿；因兼有视力模糊及舌红、苔黄等阴虚内热之象，故配入川石斛滋肾清热，养肝明目，以防过于温燥伤阴。初诊药后即效，但右膝仍痛，舌暗不红，故方中去僵蚕、石斛，加重制川乌、制草乌、细辛用量，并入伸筋草、全蝎以助温经散寒止痛之力，又用淫羊藿、巴戟肉、怀牛膝温肾祛寒，强筋壮骨，固本以增药效。

案 2　肝肾亏虚，寒湿瘀阻

范某，男，43 岁。

初诊（2009 年 10 月 21 日）：患者双膝关节疼痛 10 年余，近 1 年疼痛加重，拟诊为髌骨软化症。刻下双膝疼痛，腰以下酸重，活动不利，双腿少力，走路迟缓，下蹲困难，畏寒，胃纳可，二便尚调，舌质暗偏红，苔薄黄腻，脉细。病机为肝肾亏虚，寒湿瘀阻。处方：制川乌5g，制草乌5g，细辛4g，制南星10g，川续断20g，金毛狗脊20g，巴戟天10g，千年健15g，油松节10g，骨碎补10g，土鳖虫5g，熟地黄10g，川石斛10g，当归10g，赤芍10g，白芍10g，炙全蝎5g。

二诊（2009年11月4日）：服药14剂，患者双腿酸痛减轻，上下楼梯较前便利，腿足怕冷亦减轻，双腿仍乏力，不能多行，尿黄，有异味，舌质暗，苔淡黄薄腻，脉细。治守原意，初诊方加汉防己12g。

三诊（2010年1月20日）：服药2个月，经治患者诸症缓解，腿足酸重怕冷等症减轻，行走基本正常，时有口干，尿黄，大便尚调，舌质暗，苔黄腻，脉细。原法继进，初诊方加生黄芪15g，生白术10g，汉防己12g。

按语：

本案病程长久，因风寒湿邪痹阻，经络气血不畅，痰瘀留着，肝肾亏虚，筋骨失养，故症见双膝疼痛，腰以下酸重，双腿乏力，畏寒，舌质暗，脉细。据症细辨，又以肝肾亏虚，寒湿瘀阻为主要病机；从虚实而言，肝肾精血亏虚较著。药用制川乌、制草乌、细辛、制南星、土鳖虫、全蝎温经散寒，祛瘀化痰，通络止痛；川续断、狗脊、巴戟天、千年健、油松节、骨碎补补肝肾，强筋骨；熟地黄、当归、赤芍、白芍养精血。初诊见效，而双腿乏力改善不著，后再入生黄芪、生白术、汉防己以益气祛湿，其中黄芪、白术生用能走表祛湿。舌偏红、苔黄、口干、尿黄为热郁之象，则用石斛一味，甘寒清热，养阴生津。

案3 寒湿瘀阻，肾阳不振

范某，女，41岁。

初诊（2009年11月4日）：患者膝痛经年，骨科检查有膝关节退行性病变，两膝以下其冷如冰，局部需保暖，足胫肿胀，按之凹陷，舌质暗紫，苔淡黄，脉细。辨证为寒湿瘀阻，肾阳不振。处方：制川乌6g，制草乌6g，细辛4g，淫羊藿10g，巴戟天10g，骨碎补10g，土鳖虫5g，油松节10g，制南星10g，千年健15g，炙全蝎5g，当归10g，生黄芪15g，鹿角片10g，炙桂枝10g，赤芍10g，炙甘草3g。

二诊（2009年11月18日）：患者服药后两膝冷痛减轻，仍有肿胀，踝以下足冷，右手中指末节、肘关节疼痛，舌质暗，苔淡黄，脉细。治守前意，初诊方加炮山甲（先煎）5g，怀牛膝10g，片姜黄10g，楮实子10g。

三诊（2009年12月2日）：患者两膝以下冷痛继续减轻，有时屈曲作响，两膝肿胀减而未尽，腰已不酸，二便如常，舌质暗，苔淡黄，脉细弦。再用初诊方加炮山甲（先煎）5g，怀牛膝10g，片姜黄10g，天仙藤12g，金毛狗脊15g。

四诊（2009年12月30日）：患者两膝以下冷痛明显减轻，肿胀有所消退，腰部冷，舌质淡紫，舌苔淡黄，脉细滑。拟从寒湿瘀阻，气血失调，肾阳不振治疗。药用初诊方加炮山甲（先煎）6g，天仙藤15g，片姜黄10g，汉防己12g，路路通10g。

五诊（2010年1月27日）：患者两膝以下冷感基本缓解，膝痛天寒加重，下肢仍浮肿，腰酸，大便偏干，舌质暗淡，苔淡黄，脉细。守法巩固，药用初诊方加楮实子10g，稆豆衣10g，鸡血藤15g，天仙藤15g，路路通10g，炮山甲（先煎）6g，白芷10g。

嗣后再以上方略事增减，调治3个月，诸症均减。

按语：

本案以膝痛经年，两膝以下其冷如冰，足胫肿胀，按有凹陷为主症。因寒湿瘀阻经络，则两膝疼痛；肾阳亏虚不能温煦经脉，化气行水，故膝下其冷如冰，足胫肿胀。治予祛寒除湿，温阳益气，活血通络。服药 14 剂起效，守法原方加减治疗。方中用制川乌、制草乌、细辛、炙桂枝温经散寒止痛；以药性平和之淫羊藿、巴戟天、鹿角片温补肾阳。药用数诊，下肢浮肿难消，周师考虑由寒湿瘀阻经络，气血失调所致，先后加入路路通、天仙藤、鸡血藤行气活血，疏通经络，利水消肿；楮实子、稆豆衣补益肝肾，又兼利水。

案 4 肝肾亏虚，风湿痹阻，痰瘀互结

乐某，女，57 岁。

初诊（2002 年 6 月 6 日）：患者左膝关节僵硬，屈伸不利，行走困难，周身关节疼痛，口干黏腻，舌质暗红，苔薄黄微腻，脉细滑。既往有风湿病史。膝关节 X 线检查示轻度骨质增生。辨证为肝肾亏虚，风湿痹阻，痰瘀互结。治予祛风除湿，活血化痰，补益肝肾。处方：炒苍术 10g，黄柏 6g，威灵仙 12g，木防己 12g，油松节 12g，徐长卿 10g，骨碎补 10g，千年健 15g，苏木 10g，片姜黄 10g，土鳖虫 6g，制南星 10g，淫羊藿 10g。

二诊（2002 年 6 月 13 日）：患者左膝仍然疼痛，屈伸困难，肩背疼痛不舒，小便淋沥不尽，口干苦黏，苔薄腻，脉细。初诊方去千年健、油松节，加制川乌 6g，生地黄 12g，炙全蝎 5g。

三诊（2002 年 6 月 21 日）：患者药后疼痛明显减轻，口干，苔薄黄，舌质暗，脉细滑。治守前意，原方调治。

按语：

患者关节僵硬疼痛，虽无红肿灼热，但见口干黏腻，舌质暗

红，苔薄黄微腻，乃风湿久痹，寒湿郁而化热之象，方选二妙丸用苍术、黄柏清热除湿；威灵仙、木防己、油松节、徐长卿祛风通络止痛；骨碎补、千年健祛风湿，强筋骨；苏木、片姜黄、土鳖虫、制南星活血化痰，通络止痛；此热终究因寒湿所化，故少佐温补之淫羊藿。服药7剂，尚未起效，又感小便淋沥不尽，并无尿急、尿痛，当属肾虚不固，加川乌、全蝎剔络搜风止痛以增强药力；且以生地黄益肾，并兼制川乌之辛热。诸药寒温并用、虚实兼顾而取效。

案5 风湿痹阻，久病络瘀，肝肾亏虚

陈某，女，69岁。

初诊（2003年7月10日）：患者双膝僵硬，屈伸不利，关节变形，难以下蹲，左足明显，双下肢酸胀疼痛，行走不利，时有怕冷，胃纳可，二便尚调，舌质暗紫，苔薄黄腻，脉细滑数。有高血压、冠心病、糖尿病病史多年。病机属风湿痹阻，久病络瘀，肝肾亏虚。处方：油松节15g，怀牛膝12g，千年健15g，鸡血藤15g，川续断15g，炙僵蚕10g，制南星10g，炙全蝎5g，土鳖虫5g，木防己12g，威灵仙15g，巴戟肉10g，淫羊藿10g，广地龙10g，露蜂房10g，鬼箭羽10g，伸筋草15g，豨莶草15g，臭梧桐15g。

二诊（2003年7月24日）：服药14剂，患者双下肢疼痛缓解不著，难以下蹲，双膝僵硬，屈伸不利，大腿肌肉萎缩，怕冷易汗，畏风，得温则舒，舌质紫，苔淡黄，脉细。前法继进，初诊方去广地龙、露蜂房、鬼箭羽，加骨碎补10g，木瓜12g。

三诊（2003年8月11日）：服药18剂，患者双下肢酸痛减轻，双膝僵硬较前好转，屈伸较前明显便利，臀部时有疼痛，连及双膝内侧，右肩背痛，舌质紫，苔淡黄，脉细。从风湿痹阻，

痰瘀互结，肝肾亏虚辨治。初诊方去广地龙、露蜂房、鬼箭羽，加骨碎补 10g，木瓜 12g，片姜黄 10g。

四诊（2003 年 8 月 25 日）：患者双下肢疼痛均有减轻，双膝僵硬，时有受凉时加重，右肩背痛，余症不显，舌质暗，苔薄黄腻，脉细。处方：初诊方去广地龙、露蜂房、鬼箭羽，加骨碎补 10g，木瓜 12g，片姜黄 10g，桑寄生 15g。继以前法巩固，调治月余，病情得以缓解。

按语：

本案总因年老体弱，外受风寒湿邪所致，久病入络，痰瘀痹阻，故肾虚血亏与风湿、痰瘀相兼，且现阳虚寒凝之象，亦显内有郁热。症见关节酸痛、僵硬、变形，怕冷，舌质暗紫，苔薄黄腻。患者多年数病丛集，痰瘀互结，然尤以久病络瘀为主，故治应祛风除湿，温肾养血，兼以清热化湿，尚需活血祛瘀，化痰通络。初诊药后，寒象较著，症见怕冷易汗，畏风，得温则舒，则去性寒之地龙、露蜂房、鬼箭羽，各诊次分别参入骨碎补、片姜黄、木瓜、桑寄生以增药效。方中复入苦寒之豨桐丸（豨莶草、臭梧桐），既能祛风湿，利关节，又可降血压，与病情甚合。

案 6 肝肾不足，风湿痹阻，气血失调

林某，女，49 岁。

初诊（2003 年 7 月 3 日）：患者右膝关节疼痛，病起 1 年余，双手腕关节亦感疼痛，胸闷心慌，时有烘热汗出，双踝浮肿，外侧明显，舌质暗，苔黄薄腻，脉细。X 线示腰椎及膝关节退行性改变。病机为肝肾不足，风湿痹阻，气血失调。处方：秦艽 10g，生地黄 12g，功劳叶 10g，石楠藤 15g，千年健 15g，鸡血藤 15g，青风藤 15g，天仙藤 15g，油松节 15g，片姜黄 10g，露蜂房 10g，木防己 10g，威灵仙 15g，炙全蝎 5g。

二诊（2003 年 7 月 24 日）：服药 21 剂后，患者双膝疼痛缓解不著，两腘窝疼痛，行走时牵拉不适，不能自由行走，颈部僵硬，左转受限，手腕有酸痛胀感，舌质淡，苔黄薄腻，脉细。守法继进，初诊方去功劳叶，加用桑寄生 15g，鹿衔草 15g，木瓜 15g，骨碎补 10g，葛根 12g，路路通 15g。

三诊（2003 年 8 月 14 日）：继服 21 剂，患者关节疼痛仍有反复，近日双膝、双足疼痛不减，时有拘急，行走不利，喜温怕冷，倦怠嗜卧，胃纳尚可，大便溏，每日 2～3 次，舌质暗，苔薄黄腻，脉细。证属风湿久痹，阳虚寒凝，肝肾气血不足。处方：秦艽 10g，炙桂枝 10g，炒白芍 10g，骨碎补 10g，油松节 15g，生白术 15g，制川乌 5g，淫羊藿 10g，巴戟天 10g，细辛 3g，当归 10g，熟地黄 10g，片姜黄 10g，青风藤 15g，露蜂房 10g，石楠藤 15g，木防己 12g，威灵仙 15g。

四诊（2003 年 8 月 28 日）：服药 14 剂，患者双膝内侧及腕关节时有疼痛，手臂沉重，不能持重，余无不适，舌质暗红，苔淡黄薄腻，脉细。守前法继进：炙桂枝 10g，赤芍 10g，千年健 15g，油松节 15g，葛根 15g，片姜黄 10g，石楠藤 15g，青风藤 15g，熟地黄 10g，制南星 10g，制川乌 5g，制草乌 5g，细辛 3g，炙全蝎 5g，木防己 10g，炒苍术 10g，黄柏 6g，路路通 10g，露蜂房 10g。

五诊（2003 年 9 月 25 日）：再服近 1 个月，患者双膝关节疼痛减轻，时有牵引不适感，腕部活动不利，微有肿胀，大便溏，舌质暗红中裂，苔薄黄，脉细滑。四诊方加木瓜 15g，鸡血藤 15g，白芍 10g，炙甘草 3g，去油松节。

按语：

本案初诊患者以关节疼痛、烘热汗出、双踝浮肿为主症，细审病机属肝肾阴虚，风湿痹阻，气血失调。治予养阴清热，祛风除湿，活血通络。方中秦艽、生地黄、功劳叶滋肾养阴，清虚热，秦艽兼能祛风湿；鸡血藤、天仙藤、片姜黄活血通络，调畅气血以化湿消肿；石楠藤、千年健、青风藤、油松节、木防己、威灵仙祛风除湿通络；露蜂房、全蝎通络止痛。服药月余，烘热汗出消失，但关节疼痛未见明显减轻，又见喜温怕冷，倦怠嗜卧，大便溏，每日数次，治以温阳散寒，补益气血，祛风除湿，仿《近效方》术附汤意加减。药后收效，疼痛程度减轻，舌暗红，苔淡黄薄腻，宜温清并施，方中加入二妙丸。

案 7　肝肾不足，气血不调

张某，男，68 岁。

初诊（2006 年 1 月 19 日）：患者双膝关节疼痛，行走不利，双肘关节疼痛，用力后疼痛加重，夜晚口干，胃纳可，二便尚调，舌质暗红，苔薄黄，脉细。病机为肝肾不足，筋骨失养，气血不调。处方：生地黄 10g，川石斛 10g，桑寄生 15g，川续断 15g，狗脊 15g，杜仲 12g，千年健 15g，鸡血藤 15g，骨碎补 10g，片姜黄 10g，淫羊藿 10g，当归 10g，赤芍 10g，炙全蝎 5g。

二诊（2006 年 2 月 9 日）：服药 21 剂，患者左膝关节疼痛减轻，右腿疼痛缓解不著，活动尚可，余无不适，舌质略红，苔淡黄薄腻，脉细滑。前方继进，初诊方加伸筋草 15g，制南星 10g。调治月余，疼痛缓解。

按语：

本案症见关节疼痛，行走不利，用力后疼痛加重，夜晚口干，舌质暗红，苔薄黄，脉细，皆因肝肾阴血不足，肢体筋骨失养所致。方中生地黄、川石斛、当归、赤芍滋阴养血；桑寄生、川续断、狗脊、杜仲、千年健、骨碎补补肝肾，强筋骨，祛风湿；鸡血藤、片姜黄养血活血通络，以调和气血；全蝎祛风通络止痛；少佐淫羊藿以阳中求阴。药后疼痛渐轻，夜晚口干消失，舌红不著，复加伸筋草、制南星以增祛风通络止痛之效。

案8 风湿久痹，肝肾亏虚

孙某，女，43岁。

初诊（2003年11月26日）：患者腰背疼痛10余年，检查有腰椎增生，常有肩、肘、膝等关节疼痛，受凉加重，夏季不能吹风，易汗，病与产后有关，舌质暗红，苔薄，脉细。病机为风湿久痹，肝肾亏虚。处方：独活10g，桑寄生15g，川续断15g，千年健15g，骨碎补10g，鸡血藤15g，生白术12g，当归10g，生黄芪12g，炙桂枝10g，炒白芍10g，炒杜仲12g，细辛3g，制川乌5g。

二诊（2004年1月16日）：患者药后症状减轻，但阴雨天腰痛加重，右侧手臂乏力酸重，口干，怕冷，舌质偏红，苔黄，脉细滑。初诊方去细辛，加淡苁蓉15g，石楠藤15g，熟地黄10g，鹿衔草15g，改生黄芪15g。

按语：

本案产后起病，气血亏虚，风寒湿邪乘袭，久痹损及肝肾，而致腰背、肩、肘、膝诸关节疼痛；气血亏虚，卫表不固，则怕风、易汗。治宜补肝肾，益气血，祛风湿，止痹痛，方选独活寄生汤合黄芪桂枝五物汤加减。因关节疼痛，遇寒加重，又用细辛、川乌温经散寒止痛。服药21剂，患者疼痛减轻，症见口干、怕冷，舌质偏红，苔黄，故去性温辛散之细辛。总体而言，此案病性以正虚为主，肝肾阴血亏虚，阳气不足，营卫不和，故加性温柔润之苁蓉补阳益阴，滋液润肠；熟地黄养血滋阴，补益肝肾。

案 9　肾虚寒凝，血瘀络痹

张某，男，74 岁。

初诊（1997 年 5 月 23 日）：患者旬日来右腰、臀部连及腿足酸胀疼痛，步履困难，腿足怕冷，遇阴雨更甚，舌质淡紫，苔薄，脉细弦。X 线提示腰椎退行性病变。此乃肾虚寒凝，血瘀络痹所致。治拟温肾祛寒，活血通络。处方：制川乌 5g，制草乌 5g，细辛 3g，淫羊藿 10g，巴戟肉 10g，川续断 15g，骨碎补 10g，炙全蝎 5g，威灵仙 12g，当归 10g，土鳖虫 10g。

二诊（1997 年 5 月 30 日）：药服 7 剂，患者腰腿疼痛减轻，可在室内活动，但外出尚需扶杖，不耐久行，舌质淡紫，苔薄，脉小弦。前法奏效，守原法继进，初诊方加肉苁蓉 10g。

三诊（1997 年 6 月 14 日）：半月后再诊，患者腰腿疼痛明显减轻，可不扶杖行走，但久行疼痛仍较明显，腰臀部有酸楚感，舌质暗，苔薄腻，脉弦滑。二诊方加怀牛膝 10g，再进 14 剂，痛遂告愈，步履轻健。

按语：

患者年逾古稀，肾元自衰，肾精不足，骨髓不充，风寒湿邪乘虚入客，寒凝血涩，经脉痹阻，不通则痛。故治以温肾祛寒，活血通络，标本兼顾。药用川乌、草乌味辛大热，功擅除寒开痹，通络止痛，为治痛痹之要药；淫羊藿、巴戟肉、肉苁蓉、川续断、骨碎补温养肾元，强壮腰脊；细辛入肾散寒；全蝎搜风通络，以增宣痹止痛之效；土鳖虫与当归相伍，则破血逐瘀而不耗血；参入"走而能补，性善下行"（《本草经疏》）之牛膝补益肝肾，活血通经，引药直达病所。诸药合用，共奏温补肾元、祛风散寒、活血通络、宣痹止痛之功。

【参考文献】

［1］薛庆云，王坤正，裴福兴，等.中国40岁以上人群原发性骨关节炎患病状况调查［J］.中华骨科杂志，2015，35（12）：1206-1212.

［2］Cicuttini FM，Wluka AE. Osteoarthritis：is OA a mechanical or systermic disease?［J］. Nat Rev Rheumatol，2014，10（09）：515-516.

［3］郑毅，温晓宏.关于骨关节炎概念及治疗指南的更新［J］.中华风湿病学杂志，2017，21（01）：1-3.

［4］Poole AR. Osteoarthritis as a whole joint disease［J］. HSS Jml.2012，8（01）：4-6.

［5］王康，徐建华，郑双，等.骨关节炎治疗药物新进展［J］.中华风湿病学杂志，2017，21（06）：429-432.

［6］邱贵兴.骨关节炎诊治指南（2007年版）［J］.中华骨科杂志，2007（10）：793-796.

［7］王斌，邢丹，林剑浩.骨关节炎诊治指南的临床转化应用［J］.中华关节外科杂志（电子版），2017，11（01）：104-108.

（周学平）

第九章　痛　风

痛风（gout）是嘌呤代谢紊乱或尿酸排泄减少所引起的一种晶体性关节炎，临床表现为高尿酸血症（hyperuricemia）和尿酸盐结晶沉积所致的特征性急性关节炎、痛风石形成、痛风石性慢性关节炎，并可发生尿酸盐肾病、尿酸性尿路结石等，严重者可见关节致残、肾功能不全。本病不同人群的发病率存在差异，高尿酸血症患病率为2.6%～36%，痛风为0.03%～15.3%，近年呈现明显上升和年轻化趋势，中国高尿酸血症的总体患病率为13.3%，痛风为1.1%。痛风患病率随年龄增长与血清尿酸盐浓度升高而增加[1]。痛风分为原发性痛风和继发性痛风两种，本文所述主要指原发性痛风。

痛风的自然病程可分为3个阶段：①无症状性高尿酸血症；②急性痛风性关节炎反复发作；③慢性痛风性关节炎，此阶段有明显的痛风石。临床上痛风多以急性发作的剧痛性关节炎起病。首次发作通常累及单关节，全身症状轻微。随后，发作可累及多个关节，并伴发热。发作持续时间不一，但均为自限性。随着时间推移，无症状间歇期缩短，时有急性加重，发作持续时间延长，最终无法完全缓解，在此基础上，最终导致慢性关节炎，重者逐渐致残[2]。

西医治疗一般针对急性期、间歇期与慢性关节炎用药。急性痛风性关节炎用药主要包括秋水仙碱、非甾体抗炎药（塞来昔布、美洛昔康、依托考昔等）。间歇期与慢性关节炎用药主要包括抑制尿酸生成药（别嘌醇、非布司他）、排尿酸药（苯溴马隆）[3]。

中医学也有"痛风"之名，金元时期《东垣十书》《丹溪心法》等将痹证中的痛痹、行痹称之为痛风或白虎历节风。本文讨论的痛风，根据其临床表现，以急、慢性关节炎为主要表现时，当属中医学的"痹证""痛风""白虎历节风"范畴[4]。西医学所论"痛风"，目前中医风湿病学统称为"浊瘀痹"。

【病因】

1. 内因

嗜食醇酒、厚味，脾胃运化不及，致湿热、痰浊内生，凝滞于关节，如《景岳全书》曰："自内而至者，以肥甘过度，酒醴无节，或多食乳酪湿热等物，致令热壅下焦，走注足胫，而日渐肿痛。"也可因形体肥胖，湿浊内盛，走注关节、肌肉，闭阻经脉，导致本病。

2. 外因

感受风、寒、湿、热诸邪，如居住湿洼之地，或长期水中作业，或冒雨涉水，或汗出当风，适逢正气不足，卫外不固，则风寒湿邪或湿热之邪入侵人体经脉，留着肢体、筋骨、关节之间，痹阻不通，发为本病。

3. 诱因

劳累过度、七情所伤，内耗正气，或饮食不节，酗酒厚味，损伤脾胃，内生痰浊，或复遇外伤，因手术、关节损伤，均可加重经脉痹阻，气血运行不畅从而诱发本病。

【病机钩要】

1. 核心病机为湿热走注，痰瘀浊邪痹阻，脾肾亏虚

（1）湿热走注是痛风发病及反复发作的主要因素

湿热走注是痛风的主要病机。湿为重浊之阴邪，其性缠绵黏

滞，起病缓慢，隐匿难察，故有"千寒易除，一湿难去；湿性黏浊，如油入面"之说。湿邪郁久，易化热化火，或湿与热邪相合，均可酿生湿热。湿无定体，夹热流走于经络，则易滞留关节络脉，不通则痛，周身关节皆可累及。因湿性趋下，湿热下注，故痛风往往自下肢首发。

（2）痰瘀浊邪是重要的病理因素，又可因果为患

痛风失治或经治后调摄不当，湿热之邪痹阻络脉日久，阻滞气机，津失输布则成痰，血行不畅则为瘀，湿热与痰瘀互结，痹阻关节络脉，致使病程渐久，产生痛风石，发生骨质侵蚀等。痰、瘀虽然各具特有的征象，但因均为津血不归正化的产物，同源异物，故在病理状态下，又有内在的联系，往往互为因果，痰阻则血难行，血凝则痰易生；痰停体内，久必化瘀，瘀血内阻，久必生痰，在病变过程中痰瘀互结，胶痼难解。

（3）脏腑病位在脾、肾

痛风早期以邪实为主，但标实的同时也寓有本虚，先天禀赋不足或后天失养，正气虚损，均为发病之根。脾为内湿之源，因嗜食肥甘厚味、肆意饮酒，首先伤脾，脾运不及，湿邪内生，此为痛风发病之动因。湿热之邪本应经肾之蒸化而下泄，而湿热之邪留注于肾，则损伤肾精肾阴，使肾失蒸腾气化之功。或肾阴不足，筋骨经脉失却濡养；或肾阳不足，筋骨经脉失却温煦。病久不愈，可致关节畸形甚至残疾。

2. 病理性质为本虚标实，实重于虚

痛风一病，纯虚无邪者罕见，急性发作期以邪实为主，缓解期、间歇期以本虚标实多见。本虚是指脾、肝、肾气血的不足，标实是指湿、热、痰、瘀痹阻络脉。肝血不足、肾精亏虚，则使筋骨柔弱，经脉空虚，关节络脉每为病邪所犯。脾运不健，

则湿邪内生，夹热走注关节经脉。故痛风急性发作期病理性质以湿、热、痰、瘀痹阻的标实为主；缓解期、间歇期则虚实夹杂，以本虚为主。然虚实之间互为影响、相互转化，致使病情日渐加重。

3. 病机演变

痛风急性期多因诸邪侵犯经络，此时以邪实为主，正虚尚不显著。但若反复不愈，络脉痰瘀阻滞，以致关节筋骨刺痛不移，痰瘀互结，病情由浅入深，沉痼难解，则为邪实正虚。痛风久病不愈，正气日衰，抗邪乏力，则热盛之象渐衰，病机可由热转寒；若脾肾阳气精血亏虚，病邪由经络深入脏腑，并发脏腑诸疾，病机则由实转虚。

【辨证要点】

1. 明辨湿热痰瘀，厘清病邪病势深浅

本病首应明辨湿热痰瘀诸邪。辨析湿、热、痰、瘀，对临证遣方用药有直接的指导价值，且诸邪致病在疾病的不同阶段有先后主次之别，可根据病邪兼夹主次，判断病程新久、病势深浅。若湿热下注，痹阻经络，往往病属初起，病势尚浅；若痰瘀为患，则属久病，病势较深，损及骨节、脏腑。

2. 注意邪正进退，慎察虚实主次

辨识痛风病势进退要点，在于邪正虚实的主次。痛风新发之时，以邪实为主，正虚尚不显著，而痛风迁延日久乃至慢性期，肝脾肾诸脏亏损、气血津液耗伤，而湿热痰瘀诸邪痼结，则形成虚实夹杂的证候。

【治则治法】

本病治以清化湿热，化痰祛瘀，通络止痛。急性发作时，遵急则治标之旨，采用清热、利湿、化痰、祛瘀等祛邪之法，也应根据病机兼夹、复合，诸法合用。而当病势减退，病情稳定，则应益气健脾，补益肝肾，兼顾祛邪。至于病情迁延或慢性发作，又须斟酌正虚与邪实的主次关系，宜祛邪与扶正兼顾。

【病机证素条目】

1. 湿热走注证

（1）辨证

特异症：足趾、踝关节红肿热痛；肿痛波及周身多个关节。

可见症：肢体肿胀麻木；纳差，脘痞；口苦；尿黄；便秘。

相关舌脉：舌质红，苔黄腻，脉濡滑。

（2）治法：清化湿热，通络止痛。

（3）例方：四妙丸加减。

（4）常用药：黄柏、苍术清热燥湿；薏苡仁、威灵仙清热利湿，通络止痛；泽泻、车前子、茵陈、通草清泄湿热；怀牛膝、虎杖活血通经，引药下行。

（5）加减：若湿象明显，加川萆薢、土茯苓、晚蚕沙、木防己利湿泄浊；若热势炽盛，加生大黄、片姜黄、蝉衣升清降浊，清解三焦邪热；若湿火偏盛，心烦，口苦，尿黄，加龙胆草、生地黄；若筋脉拘急，活动不利，加络石藤、忍冬藤清热利湿，舒筋通络。

2. 痰瘀痹阻证

（1）辨证

特异症：关节漫肿、刺痛；关节强直变形。

可见症：肢体肿胀麻木；活动不利；皮下有结节；皮色发暗。

相关舌脉：舌暗紫，有瘀点瘀斑，苔黄腻，脉弦滑。

（2）治法：化痰祛瘀，通络止痛。

（3）例方：桃红四物汤加减。

（4）常用药：桃仁、红花活血化瘀，通络止痛；当归、川芎、白芍、鸡血藤养血活血；僵蚕、制南星、山慈菇祛痰散结；炮山甲、鬼箭羽、地龙祛瘀化痰，搜风通络。

（5）加减：痰浊滞留，皮下有结节者，加白芥子、露蜂房；痰瘀胶结，疼痛不已者，加全蝎、蜈蚣搜剔络道；有痰瘀化热之象者，加地龙、陈胆星、僵蚕；关节屈伸不利者，加油松节、木瓜祛风化湿，舒筋活络。

3. 脾肾两虚证

（1）辨证

特异症：关节僵硬变形，红肿不显；四肢冷痛，屈伸不利。

可见症：大便溏薄；腰膝酸软；神疲乏力；食欲不振，多食则胀。

相关舌脉：舌质淡，苔白腻，脉细滑或虚弦滑。

（2）治法：健脾益肾，蠲痹通络。

（3）例方：双补通络汤（周师自拟方）。

（4）常用药：生黄芪、党参、生白术、茯苓、生薏苡仁健脾益气，助运化湿；生地黄、熟地黄、山萸肉、枸杞子、怀牛膝滋阴益肾，培补先天；豨莶草、威灵仙、鸡血藤祛风除湿，活血通络。

（5）加减：若关节冷痛，腰膝酸软，加巴戟天、淫羊藿、骨碎补温补肾阳，威灵仙、白芥子、红花通络止痛；恶心呕吐，加黄连、吴茱萸苦辛通降，泻肝和胃；食纳不佳，加六神曲、砂仁、陈皮、半夏、谷芽、麦芽理气和胃；湿浊内蕴，口黏，苔腻，加藿香、佩兰芳香化湿；水湿内停，小便不利，加楮实子、冬瓜皮、泽兰、泽泻、玉米须利湿。

【临证备要】

1. 清利湿热，祛邪务尽

湿热是本病最基本的病理因素。湿邪为病最易阻遏气机，既可直接引起气滞血瘀，又能郁闭化热。热邪性急势迫，若与湿邪相搏，壅塞经络，则走注攻窜，见关节剧痛难忍。因此周师提出痛风早期应着眼祛邪，无论是选方遣药，还是药量大小，皆宜"除邪务尽"。尤应注意把握湿热阻络的特点，症见足趾、踝关节红肿热痛，亦可波及周身多个关节，均为湿热走注之特异症。治以清热化湿，通络止痛，以黄柏、苍术、薏苡仁、怀牛膝为清热化湿的基础药，复入龙胆草、生地黄、车前子以增强清热除湿之力。湿热之邪相合，又当清化分利，多用川萆薢、土茯苓、晚蚕沙利湿泄浊，用蝉衣、生大黄、片姜黄，取升、降、散之意，上下清解三焦邪热。

2. 迁延久病，调摄脾肾

痛风病情长期迁延，湿热之象往往不显，但久病诸邪合痹，而致脾肾两亏，此为痛风临床表现复杂、反复发作、难以根治之关键。故治慢性痛风病，应重视调和脾胃、补益肝肾，以期阳气精血充盈，血脉调和，病自得安，切不可操之过急。临证见有关节僵硬变形，但红肿不著，或四肢冷痛，屈伸不利，即可辨证为脾肾两虚，患者常有大便溏薄、腰膝酸软、神疲乏力、食欲不振、多食脘腹胀诸症。治应健脾益肾，守法缓图，药用生黄芪、党参、生白术、茯苓、生薏苡仁、怀山药、生地黄、熟地黄、丹皮、山萸肉、枸杞子、巴戟天、仙茅、淫羊藿等，双补脾肾，阴阳互求。

3. 痰瘀痹阻，搜剔通络

痛风病程可达数年或数十年之久，脾肾亏虚，筋骨失养，由单一关节逐渐发展为多关节受累畸形，甚者骨质破坏，功能活动严重受限。久病不愈，痰瘀痹阻络脉，关节肿大变形、僵硬，有痛风石形成。临床症见关节刺痛，固定不移，昼轻夜重，或关节肌肤紫暗、肿胀，按之较硬，肢体顽麻或重着，或关节僵硬变形，屈伸不利者，即可辨证为痰瘀痹阻。治以化痰祛瘀，通络止痛，可选用苏木、姜黄、鬼箭羽、制南星、陈胆星、山慈菇等。若痰瘀胶结致关节畸形，皮下结节形成，往往沉痼难解，需入虫蚁搜剔之品，以增效力，可用土鳖虫、水蛭、全蝎、蜈蚣。

【医案选录】

案1 湿热走注

李某，男，66岁。

初诊（1985年2月9日）：患者右足踝关节及足跗红肿疼痛，夜晚发作明显，行走不便，口干，尿黄，舌质红，苔黄腻，脉细弦。此为湿热走注，治以清化湿热，通络止痛。处方：炒苍术10g，黄柏10g，薏苡仁12g，怀牛膝10g，木防己10g，广地龙10g，土茯苓15g，晚蚕沙（包）10g，忍冬藤15g，海桐皮10g，生地黄15g，潼木通3g。

二诊（1985年6月1日）：患者服上药后除右足小趾关节疼痛外，其余关节不痛，口干苦，尿黄，舌质红，苔黄腻，脉细弦。处方：炒苍术10g，黄柏10g，知母10g，生地黄15g，草薢15g，海桐皮10g，蚕沙（包）10g，木通3g，木防己10g，广地龙10g，怀牛膝10g，土茯苓15g。

三诊（1985 年 6 月 29 日）：患者痛风最近无大发作，偶有局部手足关节轻微红肿，口干口苦，小便色黄，舌质红，苔黄腻，脉小滑。处方：炒苍术 10g，黄柏 10g，怀牛膝 10g，虎杖 15g，木防己 10g，粉草薢 15g，土茯苓 15g，海桐皮 10g，赤芍 12g，丹皮 10g，生地黄 15g，广地龙 10g。

四诊（1985 年 7 月 17 日）：患者痛风最近未见明显发作，但口腔左侧牙龈肿痛发炎，大便干结，口干口苦，尿黄，目睛多眵，舌质红，苔黄腻，脉濡数。处方：龙胆草 5g，生地黄 12g，炒苍术 5g，炒黄柏 10g，生薏苡仁 12g，晚蚕沙（包）10g，酒制大黄 5g，木防己 10g，海桐皮 10g，天花粉 10g，炒枳实 10g，芦根 20g。药后痛风、牙龈肿痛症状均未再作，后续调理数月，以巩固疗效。

按语：

本案患者以足踝、足跗部红肿疼痛为主症，口干口苦，尿黄，舌苔黄腻，为典型的湿热走注之证。理当清化湿热，通络止痛。治疗以四妙丸为基础方，加生地黄、潼木通，取导赤散之意，利导湿热下行；加木防己、土茯苓、晚蚕沙清热利湿；加地龙、海桐皮、忍冬藤清热通络祛湿。诸药合用，服后即见足踝等部疼痛明显减轻，唯余右足小趾尚痛，乃知药已中的。而口干苦、尿黄等症未见改善，故用前方化裁，去薏苡仁，加知母加强清热之力、草薢以增除湿之功。至第三诊，各关节疼痛症状均未发作，唯见手足关节轻度红肿、口干苦、尿黄，此湿热之邪未尽，故以赤芍、丹皮、虎杖清热活血，利湿消肿。四诊时关节疼痛亦未再作，但牙龈肿痛、目睛多眵、大便干结、舌苔见黄腻，因湿热之性缠绵，非急可见功，故仿龙胆泻肝、承气之意，化裁为用。后调理日久，病情控制良好，未再反复。

案 2 肾虚湿热下注

杨某，男，30 岁。

初诊（2000 年 7 月 10 日）：患者自述有慢性肾炎病史 6 年余，近查肾功能：尿素氮（BUN）8.84mmol/L，肌酐（Cr）25.1μmol/L，尿酸（UA）692μmol/L。目前右足足趾、内踝及背外侧均有肿痛，有灼热感，腰痛，口干，大便每日 2 次，舌质红，苔黄腻，脉细滑。血压：140/90mmHg。证属肾虚湿热下注。处方：粉萆薢 15g，土茯苓 25g，炒苍术 10g，黄柏 10g，木防己 12g，威灵仙 15g，千年健 15g，生薏苡仁 15g，熟大黄 10g，海桐皮 15g，忍冬藤 15g，菝葜 20g，泽兰、泽泻各 15g，川石斛 12g，天仙藤 15g。

二诊（2000 年 10 月 30 日）：患者未坚持服药，近查血尿酸 800μmol/L，用西药后检查肝功能异常，谷丙转氨酶（ALT）129U/L，肾功能示肌酐（Cr）211.30μmol/L，二氧化碳结合力（CO_2-CP）18.00mmol/L。痛风反复发作，最近左足拇趾根部、足掌两侧、足根部皆红肿热痛，舌质红，苔黄腻，脉细滑。辨证仍为肾虚湿热下注。处方：粉萆薢 15g，土茯苓 30g，炒苍术 10g，川黄柏 10g，木防己 12g，威灵仙 15g，通草 5g，伸筋草 15g，菝葜 20g，忍冬藤 20g，山慈菇 12g，海桐皮 15g，玄参 12g，广地龙 10g，生甘草 3g，制大黄 10g。

三诊（2000 年 11 月 9 日）：经治患者左足拇趾疼痛减轻，仅略有痛感，口干口苦，舌质红，苔薄黄，脉濡滑。原方加千年健 15g，川牛膝 10g。

四诊（2000 年 11 月 20 日）：患者左足拇趾关节疼痛未能尽除，有刺痛感，晨尿色黄，舌质红，苔薄黄，脉濡滑。处方：粉萆薢 15g，土茯苓 30g，炒苍术 12g，川黄柏 10g，木防己 15g，威灵仙 15g，通草 5g，千年健 15g，菝葜 20g，山慈菇 15g，海桐皮 15g，玄参 12g，制大黄 10g，龙胆草 5g，制南星 10g，川牛膝 12g，生甘草 3g。

按语：

本例患者长期尿酸高，伴慢性肾炎，症见右足疼痛，且有红肿灼热，故用粉萆薢、土茯苓、木防己、泽兰、泽泻清热利湿；生薏苡仁、炒苍术健脾利湿；黄柏、熟大黄清热祛湿；天仙藤、海桐皮、忍冬藤、菝葜清热解毒消肿；威灵仙、千年健通络止痛；川石斛养阴生津。但由于患者数月未能规律服药，二诊时症状加重，尿酸增高，故用伸筋草、地龙舒筋活络；山慈菇清热解毒，散结消肿，以增药效。三诊时疼痛已减，故原法继进，加千年健、川牛膝补肝肾，强筋骨。至四诊患者疼痛又见减轻，但仍有刺痛感，小便色黄，此乃湿热之邪滞而未去，且久痹痰瘀阻络，故加龙胆草、制南星清热除湿，化痰散结，消肿止痛。

案3　湿热偏盛，痰瘀痹阻

邓某，男，35 岁。

初诊（2008 年 11 月 27 日）：患者于 2000 年曾发痛风，足趾疼痛，当时未做检查，此后每年均有发作，阴天潮湿易发，血尿酸高于正常范围。痛风多发于足拇趾、小趾旁，症见足趾肿痛，周身关节酸痛，腰酸，腹胀，口微苦，尿黄，舌质暗红，苔黄，中后部薄腻，脉细滑。查血尿酸：570.1μmol/L。拟从湿热偏盛，痰瘀痹阻治疗。处方：川萆薢 15g，土茯苓 40g，炒苍术 10g，黄柏 9g，生薏苡仁 15g，威灵仙 12g，汉防己 12g，络石藤 15g，制南星 10g，炙桂枝 10g，生黄芪 15g，鬼箭羽 15g，怀牛膝 10g。

二诊（2008 年 12 月 26 日）：患者服上药后，腹胀减轻，两膝酸，腰酸，尿黄，舌质暗红，苔黄薄腻，脉细滑。血尿酸

519.5μmol/L。初诊方改土茯苓 50g，加茵陈 12g，桑寄生 15g，油松节 10g。

三诊（2009 年 1 月 23 日）：患者近来二便正常，尿微黄，右胁疼痛，无腹胀腹痛，舌质暗，苔淡黄，脉细滑。二诊方改土茯苓 60g，茵陈 15g，加千年健 15g，桑寄生 15g，鸡血藤 15g。

四诊（2009 年 3 月 4 日）：患者痛风未发，时有便血，先便后血，色鲜红，脱肛（有痔疮史），疲劳乏力，舌质略暗，苔黄薄腻，脉细滑。初诊方改土茯苓 50g，去桂枝、鬼箭羽，加千年健 15g，茵陈 12g，广郁金 10g，生槐花 12g，鸡血藤 15g，桑寄生 15g。

后经半年间断治疗，痛风症状未见发作，至 2009 年 12 月查血尿酸 503μmol/L。

按语：

久痛入络，久病多瘀。本案病机属湿热内蕴日久，痰瘀痹阻络脉，其依据为患者痛风已历 8 年余，足趾肿痛反复发作，舌质暗红，苔黄腻，脉细滑。故治当清热除湿，尚应兼顾祛痰化瘀。以四妙散为基础，加萆薢、土茯苓、威灵仙、汉防己、络石藤共奏清热利湿通络之功；再以制南星、鬼箭羽祛痰化瘀。由于患者久病不愈，每遇天阴雨湿发病，常有腰酸等疲态，此皆湿困体乏之兆，故用生黄芪益气除湿，桂枝温通经络，此即"离照当空，阴霾自散"之意。二诊时患者腹胀、足趾疼痛减轻，可知湿热痰瘀久郁已见松动，故土茯苓增至 50g，加茵陈；因患者腰膝酸软明显，复入桑寄生、油松节强壮腰脊。四诊时，关节疼痛症状未再发作，舌质暗红亦有消减，症见大便带血，故去桂枝、鬼箭羽，加生槐花、广郁金清热凉血。

案 4　湿热痰瘀互结，脾胃不和

苏某，女，62 岁。

初诊（1993 年 3 月 17 日）：患者患痛风 3 年，周身关节疼痛，踝关节曾见红肿，呕吐不欲食，一度出现面部浮肿、足肿，大便溏薄，舌质瘀紫，苔腻淡黄，脉沉细。尿酸 8.8mg/dL，尿蛋白（+）。辨证为湿热痰瘀互结，脾胃不和。处方：炒苍术 10g，黄柏 10g，蚕沙（包）10g，生薏苡仁 10g，威灵仙 12g，制南星 10g，厚朴 5g，陈皮 6g，法半夏 10g。

二诊（1993 年 3 月 24 日）：患者药后关节疼痛不著，但脘宇不适，呕吐减而不平，舌质瘀紫，苔中部腻罩黄，脉沉细。处方：炒苍术 10g，黄柏 10g，生薏苡仁 12g，厚朴 5g，法半夏 10g，茯苓 10g，淡干姜 3g，橘皮 6g，威灵仙 12g，木防己 10g，黄连 3g，党参 10g。

三诊（1993 年 3 月 31 日）：患者已无呕吐，脘痞，口干口苦，口中有甜味，大便少行，右侧下肢足肿，足踝有蚁行感，舌质紫，苔淡黄腻，脉细沉。证属湿热下注，脾胃不和。治以清化湿热，理气和中。处方：藿香 10g，苏梗 10g，炒苍术 10g，陈皮 6g，生薏苡仁 10g，黄柏 6g，威灵仙 10g，法半夏 10g，木防己 10g，生黄芪 12g，土茯苓 15g。

四诊（1993 年 4 月 7 日）：患者关节疼痛减轻，呕吐虽已好转，但仍有恶心感，食少，大便每日 2 次，尿多色黄，舌质红，苔中腻，脉细。处方：藿香 10g，佩兰 10g，苏梗 10g，法半夏 10g，炒苍术 10g，川黄柏 6g，黄连 3g，橘皮 6g，防己 10g，生薏苡仁 10g，生黄芪 10g，炒六曲 10g，竹茹 6g，白蔻仁 3g。

五诊（1993 年 5 月 12 日）：痛风从湿热内蕴，痹阻经络治疗，疼痛基本得到控制，但下肢时浮肿，脘胀虽消，但感嘈杂，舌质紫，苔薄，脉细濡。仍当清化分利。处方：苍术 10g，川柏 10g，怀牛膝 12g，生薏苡仁 12g，萆薢 12g，木防己 10g，虎杖 12g，法半夏 10g，厚朴 3g，橘皮 6g，煅瓦楞子 15g。

后又调治半月，痛风症状未再发作。

按语：

本案患者症见踝关节红肿，周身关节疼痛，伴有呕吐、纳差、面浮、足肿诸症，为湿热走注，经络痹阻，兼有湿热中阻，脾胃不和。舌质紫暗，苔腻淡黄，为湿热痰瘀之象。分析病机总属湿热痰瘀互结，脾胃不和。药用四妙散为基本方，加蚕沙、威灵仙化湿通络；制南星化痰通络；厚朴、陈皮、法半夏化湿理气，健脾和胃。药后关节疼痛不著，呕吐减而未平，胃脘胀闷不适，口中有甜味，舌苔仍腻。故方中加防己祛湿；党参健脾益气；黄连、干姜配半夏取泻心汤之意，以辛开苦降，消痞散结。服药近 2 个月，关节疼痛控制，未再发作，呕吐、脘痞皆除，但偶尔仍有下肢浮肿，故仍宜清化分利，加虎杖、萆薢，以增清利热湿之力；胃中嘈杂，加瓦楞子制酸。

案 5　湿热下注，气虚血瘀

王某，男，73 岁。

初诊（1990 年 11 月 1 日）：患者左下肢内踝关节疼痛，稍有肿胀，红赤不著，口干苦，小溲色黄，大便欠实，舌质红，苔黄，脉小弦滑。有冠心病、心绞痛、高血压、脑梗塞病史。拟从湿热下注治疗。处方：炒苍术 10g，川柏 10g，知母 6g，生薏苡仁 10g，木防己 10g，广地龙 10g，怀牛膝 10g，鸡血藤 15g，晚蚕沙（包）10g，川石斛 12g，潼木通 3g。

二诊（1990 年 11 月 29 日）：患者痛风未见发作，但腿软乏力，足趾有隐痛，活动后明显，尿黄转淡，舌质紫，苔薄，脉小弦滑。仍守原法，处方：炒苍术 10g，川柏 10g，生薏苡仁 10g，怀牛膝 10g，木防己 10g，晚蚕沙（包）10g，忍冬藤 15g，赤芍 10g，广地龙 10g，生黄芪 15g，炮山甲 6g，潼木通 3g。

三诊（1990 年 12 月 27 日）：患者痛风经治稳定，惟多行后下肢酸楚不适，小便淡黄，舌质偏暗，苔薄，脉小弦滑。二诊方加木瓜 10g。

由于患者多种疾病缠身，后经综合调治年余，痛风基本未作。

按语：

本案患者症见左下肢内踝关节疼痛，稍有红肿，但不显著，而口苦、尿黄、舌苔黄，脉也见滑象，显系湿热下注之证。但细细考之，其红肿不显并非病邪不盛，乃是正虚不能抗邪，邪正交争不显而已，可从患者年过七旬，脉象小弦测之。故予清利湿热之剂，加入鸡血藤养血活血，川石斛养阴生津。尤其二诊时，经治疼痛未发，但腿软乏力，活动后足趾隐痛，皆是气血不足，不耐劳乏之征。故更加生黄芪补气通络，炮山甲祛瘀通络。服药 2个月，病情稳定，关节肿痛已消，尿色转淡，即便行走多时，仅感下肢酸楚不适。气虚日久不能骤补，湿邪缠绵难以速除，故守方加木瓜以化湿舒筋，以便缓缓图之。

案 6　脾肾两虚

王某，女，71 岁。

初诊（2001 年 11 月 29 日）：患者有痛风、眩晕史，长期失眠 15 年余，经治有好转，目前每晚可睡 5 小时，并有慢性腹泻。近 2 日双腿冷痛，背痛，心悸阵发，舌质紫，苔黄薄腻，脉虚弦滑。辨证为肝肾亏虚，精气不足，心肾失交。处方：生地黄、熟地黄各 10g，丹皮 10g，山萸肉 10g，炒山药 10g，泽泻 10g，仙鹤草 10g，仙茅 10g，巴戟肉 10g，枸杞子 10g，茯苓 10g，熟枣仁 20g，当归 10g，鸡血藤 15g。

二诊（2001 年 12 月 13 日）：患者两下肢冷痛感显著减轻，心悸明显减少，睡眠改善，舌质紫，苔黄，脉虚弦滑。处方：生地黄、熟地黄各 10g，丹皮 10g，山萸肉 10g，怀山药 10g，淫羊藿 10g，泽泻 10g，仙茅 10g，巴戟肉 10g，枸杞子 10g，茯苓 10g，熟枣仁 20g，当归 10g，鸡血藤 15g。

三诊（2002 年 4 月 23 日）：患者因近期旅游返家后气温下降，情绪不稳失眠，心慌，两下肢奇冷，背冷，腿软，口干，上身烘热易汗，动则加重，汗后怕冷，胃胀隐痛，反酸，尿急，舌质暗红，苔黄，脉虚弦。仍从肝肾亏虚，精气不足，心肾失交治疗。处方：淫羊藿 10g，仙茅 10g，巴戟肉 10g，生地黄、熟地黄各 10g，山萸肉 10g，菟丝子 10g，当归 10g，枸杞子 10g，白薇 12g，丹参 12g，麦冬 10g，熟枣仁 20g，鸡血藤 15g，川石斛 10g，煨益智 10g。

次年患者因下肢怕冷再度就诊，自述既往经治腿痛及背痛症状未再发作。

按语：

本案患者有痛风病史，表现为双腿冷痛，背痛，长期失眠、眩晕、腹泻，病程日久，多病缠身，乃肝肾亏虚、肾精不足的典型案例。由于正气亏损为主要病机，故治疗重在扶正，兼顾祛邪，采用脾肾双补，兼以活血通络。处方为周师常用的双补通络汤，宗"形不足者，温之以气，精不足者，补之以味"（《素问·阴阳应象大论》）之旨，意在脾肾双补，顾护先后天。脾阳振则水湿得运，肾精足则筋骨健壮。因患者怕冷明显，用仙茅、淫羊藿、巴戟肉以温肾阳；当归、鸡血藤以养血活血；仙鹤草能治劳伤脱力，故用之。患者经治冷痛显著减轻，诸症缓解。后停药数月，因旅行而致病情反复，但疼痛症状未见再作，可知温补脾肾对慢性痛风脾肾亏虚者，可奏全功。

【参考文献】

［1］中华医学会内分泌学分会.中国高尿酸血症与痛风诊疗指南（2019）［J］.中华内分泌代谢杂志，2020，36（01）：1-13.

［2］Gary S.Firestein，Ralph C.Budd，Edward D.Harris，Jr，等.凯利风湿病学［M］.北京：北京大学医学出版社，2011.

［3］林淑芃.《中国高尿酸血症与痛风诊疗指南（2019）》解读［J］.临床内科杂志，2020，37（06）：460-462.

［4］路志正，焦树德.实用中医风湿病学［M］.北京：人民卫生出版社，1996.

（马可迅）

第十章　系统性红斑狼疮

系统性红斑狼疮（systemic lupus erythematosus，SLE）是一种由自身抗体和免疫复合物介导，引起组织、器官损伤的自身免疫性疾病。90% 的 SLE 患者为育龄期女性，男女比例 1:7 ～ 10 [1, 2]。美国的发病率为 6.4 ～ 7.6/10 万人，其中女性人群中的患病率是 20 ～ 250/10 万人，上海地区平均为 70.41/10 万人，其中女性人群为 113.33/10 万人 [1, 2]。

SLE 的病因尚未明确，其发病机制可能为易感基因与环境相互作用，导致异常免疫反应，产生致病性自身抗体和免疫复合物沉积于组织，激活补体，引起炎症，最终导致不可逆性器官损伤 [2, 3]。本病临床表现多样，发病之初，可仅累及一个或几个器官系统，随着病程进展，可侵犯多个系统，甚至表现为狼疮危象。SLE 患者 5 年生存率大约为 95%，10 年生存率大约为 90%，20 年生存率大约为 78% [1]。抗核抗体是 SLE 最重要的诊断性自身抗体，阳性率大于 90%，也有抗核抗体阴性的 SLE，但成人少见，且可伴其他自身抗体阳性，如抗 SSA、SSB 抗体或抗核小体抗体等；高滴度 IgG 型抗双链 DNA（dsDNA）是 SLE 患者的特异性抗体，可能与肾炎的风险相关 [1]；抗 Sm 抗体是 SLE 的标志性抗体。本病西医的主要治疗药物包括糖皮质激素、抗疟药物（羟氯喹、氯喹），也可选用环磷酰胺、吗替麦考酚酯、他克莫司、环孢素等多种细胞毒药物或免疫抑制剂，生物靶向药物也可作为治疗选择用药，重症患者需联合运用免疫吸附、血浆置换、人免疫球蛋白冲击治疗。

中医古典医籍中并无系统性红斑狼疮的病名，根据其临床表现，与《金匮要略》中所述的"阴阳毒"相似；根据皮损特点，与"鬼脸疮""红斑蝴蝶""猫眼疮""日晒疮""马缨丹"等类似；累及多脏器又可归属"痹证""虚劳""水肿""癥瘕"等范畴。

【病因】

1. 先天不足

肾为先天之本，藏精生髓。精是构成人体和维持生命活动的精微物质，根源于先天，禀受于父母，充养于后天。本病的发生具有家族聚集性及遗传倾向。从中医角度而言，多由先天禀赋不足，阴精亏虚，相火无制，火热内炽所致。

2. 外邪侵袭

外感六淫邪气，侵袭人体，引起阴阳失调，脏腑气血运行失常，可内生湿、热、痰、瘀等病理产物，蓄积日久，酿生热毒，暗耗阴血，遇有日晒、情志不畅或外感扰动则发病。

3. 劳倦或久病体虚

劳倦损伤脾胃，导致痰、湿、瘀内生；或正气受损，邪气外干，久郁体内，化热生毒，热毒内蕴营血；或房劳太过，相火妄动，水亏于下，火炎于上，阴火消烁，真阴愈亏；或病久阴血暗耗，阴损及阳，甚则阴阳两虚，发为本病。

4. 情志内伤

忧思恼怒，情志不遂，可致气机不畅，肝失疏泄，气郁日久，化热酿毒，耗伤真阴，发为本病。

【病机钩要】

1. 基本病机为肝肾阴虚，营血伏热，风毒痹阻，湿热瘀阻

（1）肝肾阴虚是发病基础

本病好发于女性青春期及育龄期，女子以肝为先天，肾为先天之本，肝藏血，肾藏精，肝肾精血同源，肾精不足，则肝血不足，反之亦然。肝肾阴阳息息相通，相互制约，协调平衡，病理上亦相互影响，肝阴不足，可致肾阴亏虚，相火上亢；肝火偏旺，又可下劫肾阴，形成肾阴不足的病理变化。此外，肾中内涵元阴元阳，肾元亏虚，则五脏六腑失其滋养，加之女性经、产常耗精失血而诱发本病。

（2）营血伏热是病机关键

本病以肝肾阴虚为本，营血伏热为标，而热毒内伏营血是病机关键，主要病理因素为热毒。外感六淫之邪侵袭人体，可引起脏腑功能失调，内外相召形成湿、热、痰、瘀等多种病理因素，加之素体阴虚，易化火生热，酿生热毒，内伏营血。热毒在本病发生发展中不仅是关键的病理因素，可燔灼营血，走窜肌腠、经络，损伤脏腑阴阳，其在疾病发展过程中还可成为致病因素，进一步生风、致瘀、停水（湿）、伤气血、损阴阳，终致病情缠绵难愈，复杂多变。

（3）风毒痹阻是疾病发生的重要因素

邪盛生毒，毒必兼邪，风毒则为风邪之盛候。本病风毒的成因分为外感与内生。风为百病之长，外感之风毒，自外而来，侵犯人体，痹阻关节肌肉，阻滞经络，可致关节疼痛肿胀。内生之风毒，可由阴血不足酿生；也可因热伏营血日久而化生。外感与内生之风毒，在外痹阻腠理、皮肤、关节，在内痹阻脏腑经络。

因此，风毒痹阻是疾病发生的重要因素。

（4）湿热瘀阻是狼疮性肾炎的主要病机

系统性红斑狼疮以肝肾阴虚为本，日久肾之气化功能失常，加之阴虚阳盛，则湿邪易从热化，湿热久蕴，阻遏气机，脉道涩滞而生瘀。阴虚则血中津少，血液黏滞难行而生瘀，瘀血内阻，则又易致水湿内停，日久化热而致湿热内阻。湿热、瘀血相互搏结，痹阻肾络，进而导致形质损害，甚则肾气衰惫。

2. 病理性质为本虚标实，虚实夹杂

本病病变过程以肝肾阴虚为本，营血伏热、风毒痹阻、湿热瘀阻为标。病初为肝肾亏虚，阴虚内热，兼有伏热、风毒、湿热、血瘀诸邪；病久不愈，反复发作，渐至阴损及阳、阴阳两虚、五脏六腑俱损。

3. 病机演变

风毒痹阻，外行肌肤、关节，而致肌肤红斑、皮下结节。内走脏腑经络，滋生积饮，心肺受损；或损伤脾胃，生化乏源；或病久及肾，精微不固；重者邪毒亦可上犯颠顶。最终导致阴阳两虚、五脏俱败之恶候，阴阳离决则病情危殆。

【辨证要点】

1. 辨病理因素

实证当辨热毒、风毒、湿热和血瘀等病理因素。热伏营血可见发热，皮肤红斑，斑色暗红或紫；风毒痹阻关节、肌肉可见关节肌肉疼痛；湿热可见小便色黄，有沫；血瘀则见月经不潮或月经量少，目眶黧黑，肌肤甲错。

2. 辨病期

本病初期以营血伏热，风毒痹阻关节为主，证属标实；中期邪毒内攻脏腑，出现多脏器损伤，本虚标实并举；后期多邪恋正虚，每因脏腑虚损，湿热痰瘀等病理因素胶结和合，缠绵难去，阴损及阳，甚至阴阳俱虚。

3. 辨病位

本病症情复杂，病变多端，在病情变化过程中可累及不同脏腑病位，如病位在经络血脉，则多表现为面部红斑，斑点隐隐，或结节红斑，或紫癜；在关节肌肉，则多表现为关节肌肉疼痛或关节局部有肿胀灼热感；在肾，则多见目胞、下肢浮肿，腰膝酸软，尿多泡沫；在心，则多见惊悸怔忡，胸闷；在肝，则多见胸胁疼痛，口苦咽干；在脾，则见四肢无力，胸脘满闷，大便不实，也可见肢体浮肿；在心包，则有神昏谵语，烦躁不安。

【治则治法】

本病正虚邪实，以肝肾亏虚，阴血暗耗为本，营血伏热、风毒痹阻、湿热瘀阻为标，治疗当滋肾养肝，凉血化瘀，祛风解毒。由于本病病情复杂，变证层出，又应"急则治其标"，临证当灵活应变，辨证施治。

【病机证素条目】

1. 肝肾阴虚证

（1）辨证

特异症：手足心灼热；面部烘热、潮红。

可见症：视物模糊；神疲乏力；关节酸痛，绵绵不舒；腰膝酸软，头晕耳鸣；月经不调；尿黄。

相关舌脉：舌质红少津，苔少，脉细或细数。

（2）治法：滋肾养肝，清热凉血。

（3）例方：滋肾凉血方加减。

（4）常用药：功劳叶、制首乌、枸杞子、女贞子、旱莲草、制黄精补益肝肾；白薇、生地黄清热凉血；生地黄、制黄精又能养阴生津。

（5）加减：气虚，乏力气短者，加太子参、生黄芪补气；阴虚火旺，面部烘热，五心烦热，潮热盗汗者，加玄参、知母、黄柏清热养阴；肝肾阴亏，肝阳上亢，头痛眩晕，烦躁易怒，失眠多梦者，加怀牛膝、代赭石、龙骨、牡蛎、白芍滋肾平肝；下焦湿热，尿黄，阴痒，带下色黄量多者，加黄柏、知母、墓头回、土茯苓、萆薢清利湿热。

2. 营血伏热证

（1）辨证

特异症：大片红斑；斑色暗紫。

可见症：午后发热；口干口苦；经潮量少；面暗，目眶黧黑，肌肤甲错；大便干结。

相关舌脉：舌质红偏暗，有瘀斑，苔薄腻，脉弦滑数或细。

（2）治法：清热解毒，凉血化瘀。

（3）例方：犀角地黄汤加减。

（4）常用药：水牛角片、赤芍、丹皮、生地黄、莘草、白薇、紫草清热凉血，活血消斑；青蒿、炙鳖甲退热除蒸；生地黄、知母又能养阴生津。

（5）加减：阴虚发热，骨蒸盗汗者，加银柴胡、地骨皮清退虚热；热毒炽盛，斑疹鲜红，甚则满面红赤者，加狗舌草、凌霄花、地锦草清热解毒，凉血消斑；热毒伤津，唇干舌燥，口腔溃疡，加青黛、玄参、白残花、甘中黄清热凉血，泻火解毒；脾虚湿热，口黏，泄泻，带下者加怀山药、苍术、黄连；瘀热动血，出血，月经色黑者，加紫珠草、血余炭凉血化瘀止血；瘀热发黄者，加茵陈、郁金清热利湿，化瘀退黄；瘀热阻窍，头痛头晕者，加冰片、丹参、郁金清心开窍；瘀热动风，癫痫，惊厥，角弓反张者，加石决明、地龙凉血息风和络。

3. 风毒痹阻证

（1）辨证

特异症：皮疹瘙痒，周身关节疼痛游走不定。

可见症：关节怕风，周身皮肤红斑。

相关舌脉：舌质暗或有紫气，舌尖偏红，苔薄白或薄黄，脉弦数或弦滑。

（2）治法：祛风解毒，凉血化瘀。

（3）例方：秦艽丸加减。

（4）常用药：秦艽、苦参、防风祛风散邪；漏芦清热解毒；酒大黄清热活血祛瘀；乌梢蛇搜风祛瘀，通络解毒。

（5）加减：风毒遏表，皮疹瘙痒明显，加苦参、僵蚕、蝉衣、苍耳草、地肤子、浮萍祛风除湿，透疹止痒；风毒痹阻，关节疼痛剧烈者，加炙僵蚕、雷公藤、露蜂房、广地龙祛风除湿，搜风通络止痛。

4. 湿热瘀阻证

（1）辨证

特异症：小便色黄，有沫；月经不潮或月经量少。

可见症：尿少；下肢浮肿；带下量多，带下色黄味腥。

相关舌脉：舌质红偏暗，苔薄黄腻，脉细滑。

（2）治法：清热利湿，活血化瘀。

（3）例方：知柏地黄丸加减。

（4）**常用药**：黄柏、知母清热滋阴降火；生地黄、丹皮清热凉血，活血散瘀；泽兰、荔枝草清热凉血，活血利水；泽泻、萆薢、土茯苓清热利湿。

（5）**加减**：饮停胸胁，喘咳痰多，胸胁胀满，不得平卧者，加葶苈子；心气不足，心悸气短，脉微自汗者，加人参、麦冬、五味子；肾气不固，实验室检查有蛋白尿者，加山萸肉、覆盆子、金樱子；湿热毒火熏蒸，循经上攻、下注，加甘中黄、黄柏、龙胆草、墓头回清湿热，泻火毒；湿热蕴蒸，煎熬尿液成石者加金钱草、海金沙；胃气不和，腹胀恶心者，加藿香、苏叶、陈皮、竹茹、茯苓。

【临证备要】

1. 证候有别，治法各异

本病以滋肾养肝，凉血化瘀，祛风解毒为大法。但由于病期不同，症候各异，用药亦各有差别。本病正虚为本，邪实为标，肝肾精血亏虚是发病根本，伏热、风毒、湿热、血瘀等常相兼为患，用药需辨清正虚为主抑或是邪实偏盛。故治疗宜滋肾养肝，并根据病理因素的偏盛及程度兼顾清热、化瘀、解毒。然同为清热又有透热泄营、滋阴凉血、清退虚热、清化湿热之别；化瘀有疏络祛瘀、活血化瘀、搜络剔瘀之分；解毒亦有清热解毒、凉血解毒、祛风解毒、化瘀解毒、逐水解毒之异。

2. 注意病邪起伏不定，病情多变

本病病程长，病情多变，且缠绵难愈，究其成因在于病邪起伏不定，而致病情出现诸多变化。此病系疑难病证，肝肾阴虚为本病的发病基础，早期风毒兼夹寒、热、湿、燥等多种病邪痹阻关节肌肉。而后气血经络受阻，血行瘀滞；病邪蓄积，郁而化热，

热毒伏于营血；血之流行，如环无端，无所不及，易阻脏腑，易损经络，终致多脏同病，病情多变；尤其在胎、产后，更耗阴血，以致邪盛鸱张，病情突变。

3. 临证当注意滋养肝肾之阴

本病之虚为肝肾亏虚，阴血耗损，故补益肝肾应贯穿疾病治疗始终。病情相对稳定，处于缓解期时，以肝肾阴虚为主，兼有瘀热证候，治疗以养阴清热，补益肝肾为主，佐以凉血化瘀。急性活动期以标实证候为主，治疗宜在清热、化瘀、祛风、除湿基础上，配伍滋阴清热药，以防热毒伤阴。

【医案选录】

案1 肝肾阴伤，络热血瘀，风湿痹阻

方某，女，6岁。

初诊（2012年5月3日）：患者春节后因发热，双手、下肢关节疼痛，于当地医院检查，拟诊为类风湿关节炎，后经进一步检查，确诊为系统性红斑狼疮。平素患者常觉手足心灼热不舒，时发高烧，多见于午后、傍晚，最高39℃，周身关节疼痛，手足出现红斑，多汗，口干欲饮，食纳尚可，大便干结如栗，已用甲强龙、羟氯喹20余日，用药时体温下降，舌边尖红，苔黄薄腻，脉小滑数。证属肝肾阴伤，络热血瘀，风湿痹阻。治宜凉血化瘀，祛风除湿。处方：水牛角片（先煎）15g，赤芍10g，丹皮9g，生地黄15g，玄参10g，青蒿（后下）12g，白薇12g，漏芦12g，狗舌草15g，秦艽9g，紫草9g，熟大黄5g，青风藤12g，菝葜15g，生甘草3g。

二诊（2012年5月31日）：患者近来关节不痛，手足心热减轻，大便干结减轻，时有口腔溃疡，易汗，手掌红，食纳可，舌

质红，苔黄，脉小滑。初诊方加羊蹄根 5g，马勃 3g。

三诊（2012 年 6 月 28 日）：患者最近 50 天未见发烧，手心灼热基本缓解，多汗，关节不痛，口腔溃疡仍发，大便较前又偏干，目前每日服泼尼松 6 片，6 月 22 日去上海复旦大学附属儿科医院复查相关指标转阴，舌质红，苔黄薄腻，脉小滑。二诊方加炙僵蚕 10g，白残花 5g，改熟大黄 6g。

四诊（2012 年 9 月 27 日）：患者自服中药 5 个月以来，激素由每日 8 片递减至 3 片，手心灼热基本消退，周身关节不痛，易汗，手足未见红斑，口腔时发溃疡，面部呈满月貌，近日复查 ALT、AST、Cr、C_3、C_4、CH_{50}、抗双链 DNA 抗体均恢复正常，舌质红，苔黄薄腻，脉细滑。三诊方加穿山龙 20g，肿节风 15g，芦根 15g。

按语：

本案总属本虚标实，因先天不足，肝肾阴伤，营血伏热，络热血瘀，风湿痹阻所致，故治以凉血化瘀，祛风除湿，方用犀角地黄汤加味。初诊时，患者手足心灼热不舒，手足红斑，午后、傍晚时发高热，口干欲饮，大便干结如栗，此为肝肾阴虚，营血伏热之象。药用水牛角片、赤芍、丹皮、生地黄、玄参、青蒿、白薇滋阴清热，凉血化瘀；狗舌草、紫草清热凉血消斑；熟大黄泻热通便，凉血散瘀。风湿热邪痹阻经络关节，则周身关节疼痛，药用漏芦、秦艽、青风藤、菝葜祛风除湿，清热通络。方中狗舌草、紫草是周老治疗红斑狼疮的特色用药，有凉血消斑、解毒透疹之功，常用于本病伴有皮肤红斑者。药后患者阴虚内热的症状减轻。二诊治法不变，再入羊蹄根清热利湿解毒，因口腔溃疡，故加用马勃清热解毒利咽。三诊时阴虚内热症状再度减轻，基本守原方，口腔溃疡仍发，加用炙僵蚕与白残花。其中白残花为野蔷薇花，具有清暑热、化湿浊之功。四诊时周身关节不痛，口腔溃疡时发，加芦根清热养阴生津，复入穿山龙、肿节风祛风通络止痛。

案 2　风邪遏表，营血伏热，肝肾阴虚

蒋某，女，27 岁。

初诊（2005 年 5 月 11 日）：患者患盘状红斑狼疮 20 年，曾服用激素治疗，现已停用激素，目前面部红斑明显，皮肤粗糙，呈梯形分布，鼻尖亦有皮损，瘙痒难忍，出血方舒，后背、手臂、足掌常发皮疹瘙痒，大便正常，带下有血色，舌质红，苔黄，脉细滑。辨证为风邪遏表，营血伏热，肝肾阴虚。药用水牛角片20g，赤芍 12g，丹皮 10g，生地黄 15g，玄参 12g，狗舌草 20g，熟大黄 5g，苍耳草 15g，地肤子 20g，紫草 10g，漏芦 15g，广地龙 10g，苦参 10g，鬼箭羽 15g，露蜂房 10g，墓头回 10g。

二诊（2005 年 6 月 8 日）：患者右侧颧部红肿减轻，鼻尖痒，两手臂皮肤破损、瘙痒，服药后便溏，大便曾 1 日 7 次，舌质红，苔黄，脉细滑。初诊方去熟大黄，加凌霄花 10g，制黄精 10g，白鲜皮 15g，土茯苓 20g。

三诊（2005 年 7 月 13 日）：患者面颊部红斑减轻，毛囊粗糙好转，鼻尖留有红斑尚难全消，两颧部色素褐斑明显，纳食知味，大便溏，手臂仍有皮疹红斑，月经后期，舌质红，苔黄，脉小滑。初诊方去熟大黄，加菝葜 20g，凌霄花 10g，制黄精 10g，白鲜皮15g，土茯苓 20g。

四诊（2005 年 9 月 14 日）：患者面部红斑溃破未再加重，但皮色尚未恢复正常，颧部红斑呈蝶型，下颌部出现皮损溃破，曾有足面肿痛，2 天后自平，关节不痛，大便偏稀，皮肤瘙痒，月经正常。舌质偏红，苔黄，脉细滑。实验室检查：尿常规正常，

血沉 34mm/h。初诊方加雷公藤 5g，黄柏 10g，土茯苓 20g，制黄精 10g，白鲜皮 15g，凌霄花 10g，菝葜 20g。

五诊（2005 年 11 月 23 日）：患者最近两侧颜面、颧部、鼻梁仍发痒，颧部暗斑对称未消，颜面发热，口干，大便正常，带下有异味，阴痒，舌质红隐紫，苔黄，脉细滑。实验室检查：血常规、尿常规正常，血沉 8mm/h。初诊方加炙刺猬皮 15g，知母 10g，雷公藤 5g，菝葜 20g，黄柏 10g，白鲜皮 15g，土茯苓 20g，天花粉 10g，改生地黄 20g。

按语：

本案患者后背、手臂、足掌常发皮疹瘙痒，瘙痒难忍为风邪郁于肌表；面部红斑明显、瘙痒，出血方舒，带下有血色，舌质红，苔黄属营血伏热；脉细滑为肝肾阴虚，兼有伏热之象。周师辨其属风邪遏表，营血伏热，肝肾阴虚。治以清热解毒，凉血化瘀。方以犀角地黄汤加玄参、熟大黄、狗舌草、紫草加强清热解毒、凉血散瘀之力；配伍漏芦、苍耳草、地肤子、苦参、露蜂房、墓头回祛风除湿解毒；加鬼箭羽、广地龙凉血祛瘀，通经活络。初诊药后，患者出现便溏腹泻，故去熟大黄；患者鼻尖痒，两手臂皮肤破损、瘙痒，故加白鲜皮、土茯苓以清热燥湿，祛风解毒，凌霄花祛风凉血消斑；并加制黄精滋养肝肾以治本。药后面部红斑好转，三诊时手臂仍有皮疹红斑，月经后期，前方加菝葜加强祛风、活血、解毒之效。四诊时下颌部出现皮损溃破，并曾见足面肿痛、皮肤瘙痒，风湿热毒之象较前加重，前方再入雷公藤祛风解毒，黄柏清热利湿。五诊面部仍发痒、发热，口干，带下有异味，阴痒，结合刻下舌脉，属湿热内盛，偏于热盛，血热煎灼津液，更损肝肾之阴，阴虚血滞，而致瘀热互结，故前方去凌霄花，加炙刺猬皮活血化瘀，知母、天花粉、生地黄养阴生津。

案 3 风毒痹阻，营血热盛，肝肾亏虚

朱某，女，54 岁。

初诊（1998 年 2 月 11 日）：患者于 1993 年诊断为系统性红斑狼疮，长期服用泼尼松治疗，最大剂量用至每日 40mg，目前每日服用泼尼松 3 片，雷公藤多苷 2 片，病情反复，难以控制。去年查尿常规：尿蛋白（＋）；抗体检查：抗 SSA 抗体（＋），抗 SSB 抗体（＋）；血沉 90mm/h。现症见颧部红斑成片，色赤瘙痒，火热疼痛，周身关节肿痛而热，口干苦，两目充血，小便黄，大便调，舌质暗紫，苔黄，脉细滑。拟从风毒痹阻，营血热盛，肝肾亏虚治疗。处方：水牛角片（先煎）12g，生地黄 15g，秦艽 10g，赤芍 12g，丹皮 10g，漏芦 12g，紫草 10g，白薇 15g，广地龙 10g，甘中黄 6g，青蒿 20g，菝葜 20g，青风藤 15g，萆草 20g。

二诊（1998 年 2 月 18 日）：患者面部瘙痒、关节疼痛均有减轻，但一时尚难控制，口干口苦，烘热，易汗，舌边尖红，苔黄腻，脉细滑。继以祛风凉血解毒。初诊方加黄精 12g，土茯苓 20g，改赤芍 15g，漏芦 15g。

三诊（1998 年 2 月 25 日）：患者面部红斑缩小转淡，瘙痒亦减轻，两目仍充血，口干，大便时溏，舌质暗，脉细。二诊方去黄精，加知母 10g，功劳叶 10g。

四诊（1998 年 3 月 4 日）：患者颧部红斑渐退，关节痛减，但仍有阵发性烘热，颧部潮红，汗出减少，恶心，口干，腰酸胁痛，尿黄，舌质暗，苔黄薄腻，脉细兼数。拟从营血伏热，风毒痹阻，肝肾阴虚治疗。处方：初诊方改水牛角片（先煎）15g，去甘中黄、萆草，加功劳叶 10g，川柏 10g，知母 10g，土茯苓 20g。

五诊（1998 年 3 月 18 日）：患者面部红斑消退，仍有烘热，潮热发生时间后移 2～3 小时，至下午 2 点即退，周身关节痛减而不尽，口干口苦，尿痛不畅，一度出现尿路刺激症状，服用头孢后缓解，大便溏，每日 2 次，尿黄，舌质暗红隐紫，苔黄薄腻，脉细弦滑。四诊方去知母，加防己 12g，改赤芍 15g，生地黄 20g，青蒿 25g。

按语：

患者病久肝肾亏虚，风毒痹阻，营血热盛，症见颧部红斑成片，色赤瘙痒，火热疼痛，伴见周身关节肿痛而热，口干苦，小便黄，两目充血。治以祛风解毒，凉血化瘀。方用犀角地黄汤加秦艽、漏芦、菝葜、青风藤、广地龙、紫草、甘中黄祛风凉血解毒；患者久病且长期服用激素，除实热外尚有虚热，故加白薇、青蒿、萆草以清虚热。二诊时症见烘热，易汗，苔黄腻，湿热之象明显，用土茯苓清化湿热。三诊患者出现口干，脉细，为阴虚有热之象，则以知母、功劳叶清热养阴生津。四诊时颧部红斑已退，有阵发性烘热，颧部发红，恶心，口干，腰酸胁痛，尿黄，脉细兼数，证以营血伏热为重，故加功劳叶、川柏、知母、土茯苓清退虚热，清利湿热。五诊患者以尿路刺激症状为主，营血分热势已减，此时以阴虚、湿热为主，且湿重于热，故再入防己以祛风除湿，并增赤芍、生地黄、青蒿用量以增强养阴清热之功；大便溏，故去苦寒之知母。该案辨证重点在于区分邪实、正虚、湿、热之孰轻孰重，随证施治。

案 4　热毒血瘀，肝肾阴伤

李某，男，27 岁。

初诊（2005 年 12 月 28 日）：患者系统性红斑狼疮起病 1 年余，症见颜面、两颧部大片蝶形红斑，鼻梁部亦有褐斑，病初曾见齿衄，持续 48 天，晨起口干，当地医院检查示 ANA 阳性、

SSA、SSB 弱阳性，诊断为系统性红斑狼疮，用激素治疗 1 年，未见明显改善。察其颜面、两颧部大片蝶形红斑，鼻梁部褐斑清晰可见，时有齿衄，口干不欲多饮，舌质暗红，苔黄，脉细滑。拟从热毒血瘀，肝肾阴伤治疗。处方：水牛角片（先煎）20g，赤芍 10g，丹皮 10g，生地黄 20g，紫草 10g，漏芦 15g，狗舌草 20g，玄参 10g，炙女贞子 10g，旱莲草 12g，土茯苓 25g，地肤子 15g，苦参 10g，雷公藤 5g。

二诊（2006 年 1 月 4 日）：患者面部蝶型色斑已趋向消减，脱发，足跟胀，腰酸，每日凌晨口干，二便正常，舌质红，有裂纹，苔黄，脉细滑。此乃瘀热伤阴，肝肾亏虚之征，初诊方加地锦草 15g，大黄炭 5g，白花蛇舌草 20g，甘中黄 5g。

三诊（2006 年 2 月 10 日）：家属代诉面部红斑转为淡黄色，右侧较轻，后脑胀痛，稍有口干，有新生头发，衄血已止。初诊方加葛根 15g，桑寄生 15g，地锦草 15g，大黄炭 5g，白花蛇舌草 20g，甘中黄 5g。

四诊（2006 年 3 月 10 日）：家属代诉颧部蝶形红斑逐渐消退，但进展缓慢，齿衄头痛均平，腰酸腰胀，易感冒。实验室检查：肝肾功能正常；尿常规：24 小时蛋白定量 3.9mg，隐血（+++），蛋白（++），红细胞 7 ～ 8/μL。初诊方加地锦草 20g，大黄炭 6g，六月雪 20g，鬼箭羽 15g，地榆 12g，生槐花 15g。

按语：

本案患者症见面部红斑，齿衄，舌暗红，苔黄，由血为热搏，热毒瘀血胶结，迫血妄行所致。方用犀角地黄汤加紫草、玄参、狗舌草凉血化瘀，清热解毒；复入漏芦、土茯苓、地肤子、苦参、雷公藤清热解毒，祛风除湿。瘀热伤阴，肝肾亏虚，则见足跟胀，腰酸，凌晨口干，舌质红，有裂纹，又以二至丸滋养肝肾。二诊患者面部红斑减轻，但营血伏热仍盛，原方加地锦草、大黄炭、白花蛇舌草、甘中黄清热解毒。三诊患者后脑胀痛，稍有口干，加葛根升清阳，生津止渴；桑寄生补益肝肾。四诊诸症改善，但实验室检查示尿蛋白、尿隐血，复入六月雪清热解毒利湿，参入凉血散瘀止血之大黄炭、鬼箭羽、地榆、生槐花，凉血止血而不留瘀。

案5　湿热内蕴，血热阴伤，风毒痹阻

姜某，女，33岁。

初诊（2004年8月11日）：患者于去年夏天先见两手足背肿胀，颜面、手臂出现皮疹，伴有瘙痒，入秋渐平，今夏又发，胸（乳下）连及胁肋、背部皮疹成团，瘙痒，触之疼痛，右胁隐痛，口干苦，汗多，夜寐欠佳，饮食可，时有尿黄，大便正常，曾经出现下肢瘀斑，舌质红，中有裂纹，苔黄，中后部腻，脉小滑。血小板最低 $58×10^9$/L，近查 IgG 抗体 21.3g/L，补体 C_3 0.36g/L，补体 C_4 0.05g/L，ENA 总抗体（＋），抗 SSA（＋），抗核抗体（＋），证属湿热内蕴，血热阴伤，风毒痹阻。治宜凉血化瘀，清利湿热，祛风解毒。处方：水牛角（先煎）20g，赤芍15g，丹皮10g，生地黄20g，玄参12g，紫草10g，苦参10g，地肤子15g，苍耳草15g，肿节风20g，狗舌草20g，人中黄5g。

二诊（2004年8月25日）：患者近来皮疹基本消退，左乳下皮疹亦见减轻，见色素沉着，不痛、不痒、无灼热感，手足肿胀近日消退，口干，夜间加重，手心热，大便正常，舌质红偏绛，苔薄黄腻，脉细滑。药效明显，原方加味。初诊方加白薇15g，川石斛12g，忍冬藤15g。

三诊（2004年9月15日）：患者近来皮疹不稳定，伴瘙痒，周身关节酸痛，夜寐多梦，咽喉疼痛，月经正常，带下多，舌质

红，苔黄薄腻，脉细滑。治宜凉血化瘀，祛风通络。处方：水牛角片（先煎）20g，赤芍12g，丹皮10g，生地黄15g，玄参15g，忍冬藤15g，肿节风20g，紫草10g，石楠藤15g，青风藤15g，苦参10g，地肤子20g，苍耳草15g，海风藤15g，狗舌草20g，甘中黄5g。

四诊（2004年10月8日）：患者家属代诉两膝关节疼痛，故未能来诊，经期尤重，皮疹基本消退，两手小关节肿胀疼痛。三诊方去甘中黄，加油松节15g，汉防己12g，络石藤15g。

五诊（2004年10月20日）：患者近期周身皮肤又见发疹，色红瘙痒，面部红赤，口干欲饮，关节稍疼痛，大便偏稀，小便尚调，舌质偏红，苔中后部白厚腻，脉细滑。查血常规：白细胞计数$4.8×10^9$/L，血小板计数$98×10^9$/L，中性粒细胞比率70%。证属营血伏热，风邪遏表，血热阴伤。处方：水牛角（先煎）20g，赤芍12g，丹皮10g，生地黄20g，紫草10g，肿节风20g，生槐花15g，玄参12g，忍冬藤15g，苦参10g，苍耳草15g，广地龙10g，甘中黄6g，狗舌草20g，青风藤15g。

按语：

系统性红斑狼疮以肝肾阴虚为发病之本。患者素体湿热内蕴（右胁隐痛，口干苦，苔黄中后部腻），复感夏季暑热，则热入血分而阴更伤，乃致病情复发，症见皮疹瘙痒，汗多，尿黄，舌红，有裂纹。治以凉血化瘀，清利湿热，祛风解毒，药用犀角地黄汤加玄参、紫草、人中黄、狗舌草以增清热解毒、凉血散瘀之力；再入苦参、地肤子、苍耳草、肿节风以祛风除湿解毒。初诊之后，阴伤加重，症见口干、夜间明显，手心热，故加白薇、川石斛以养阴清热。嗣后又有周身关节疼痛，则用石楠藤、青风藤、海风藤、油松节、汉防己、络石藤祛风除湿，通络止痛。

案6 气阴两虚，营血伏热

孔某，女，30岁。

初诊（2004年03月29日）：患者产后2年，面部出现局限性皮损已半年，现服用激素治疗，目前面部皮损虽有消退，但未全部改善，腰背酸痛，不能长时间行走，心慌，纳差，经行后期约20天，有血块，色紫，关节时有疼痛，可忍受，怕冷，舌质暗有齿印，苔薄黄腻，脉细略数。实验室检查：抗核抗体（＋），抗SSA抗体（＋），抗SSB抗体（＋），抗RNP抗体（＋），IgG抗体33g/L，免疫复合物（＋），补体C_3 0.555g/L。此乃肝肾不足，气阴两虚，营血伏热。治宜补益肝肾，益气养阴，清热凉血散瘀。处方：太子参12g，大麦冬10g，丹皮10g，丹参15g，水牛角片（先煎）15g，赤芍12g，紫草10g，青风藤15g，漏芦12g，制黄精10g，千年健15g，生地黄15g，鬼箭羽20g，凌霄花10g，土茯苓25g，菝葜20g，焦山楂、焦神曲各10g，墓头回10g，狗舌草15g。

二诊（2004年4月5日）：患者近来两侧大腿、足跟时有酸胀，颜面不痒，心慌不宁，腰已不酸，背胀痛，尿黄，肠鸣，舌质淡红，苔薄黄腻，脉细弦滑。治守原意，3月29日方加石楠藤15g，白薇12g，藿香10g，佩兰10g，苦参6g，桑寄生15g。

按语：

本病多发于年轻女性，女子以肝为先天，肝肾同源，且孕产可致精血不足，伤阴耗气。正气虚弱，易感外邪，气血失调，气阴两虚，络热血瘀，瘀热互结，发为本病。

本案患者起病于产后2年，面部皮损为瘀热互结，发于皮肤所致；腰为肾之府，肝肾亏虚，故腰背酸痛；精血亏耗，化源不足，气失所养，加之瘀热更易耗气伤阴，以致气阴两虚，故症见心慌，不能长时间行走；瘀热互结，损伤冲任，故经行后期，有血块，色紫；关节疼痛为外有风毒痹阻；舌脉亦为瘀热互结，气阴不足之征。故辨为肝肾不足，营血伏热，气阴两虚。方选生脉散合犀角地黄汤加减。药用太子参、大麦冬、黄精、生地黄益气养阴，补肝肾；水牛角、赤芍、丹皮、丹参、生地黄、鬼箭羽、凌霄花清热凉血化瘀；紫草、漏芦、狗舌草、墓头回加强清解热毒之力；青风藤、菝葜、土茯苓祛风除湿解毒；焦山楂、焦神曲消食和胃，且兼散瘀。诸药合用，共奏清解热毒、凉血散瘀、补气养阴之功。二诊时，诸症减轻，故守方守法，根据患者症状加用石楠藤舒筋活络，桑寄生祛风湿强筋骨，白薇清热凉血，藿香、佩兰、苦参化湿。

案7　肝肾阴虚，营血伏热

高某，女，33岁。

初诊（1996年4月6日）：患者反复高热伴关节疼痛1年余。于1995年2月初无明确诱因出现发热，周身关节疼痛，体温39.2～40.1℃，在当地治疗无效，遂来南京住某医院，应用多种抗生素治疗乏效，怀疑为结缔组织疾病。实验室检查：抗RNP抗体（＋），免疫复合物（＋），24小时尿蛋白定量为3.04g，NAG酶明显升高。临床诊断为系统性红斑狼疮、狼疮性肾炎。治疗应用大剂量泼尼松（30mg/日以上），发热、关节痛等症状可缓解；但停用激素即高热复作，遂再次住院治疗，并请周师会诊。刻诊：中午及傍晚发热，恶寒不著，体温高达40℃，已用泼尼松30mg/日，发热控制仍不理想，口干不欲饮水，心慌心悸，二便尚可，闭经4月余，舌质红偏暗，脉细数。尿常规检查示尿蛋白（＋＋＋），红细胞（＋＋），脓细胞（＋＋）。此乃阴虚营血伏热，治宜清透血分郁热，凉血散血。处方：银柴胡10g，青蒿（后入）20g，炒黄芩10g，白薇15g，功劳叶10g，秦艽10g，知母10g，莪草 30g，天花粉 12g，北沙参 10g，炮山甲（先煎）10g，丹皮 10g，丹参 10g，法半夏 10g。

二诊（1996 年 4 月 13 日）：患者药后 1 周内体温未见升高，面色欠华，舌苔薄黄，舌质红偏暗，脉细滑数。治守原法，初诊方去天花粉，加太子参 15g。

三诊（1996 年 5 月 4 日）：现停用激素，患者上午仍有低热，有时可达 38℃。午后盗汗，口干，小便色黄，纳差，恶心欲吐，舌苔黄腻，舌边尖暗红，脉细数。此乃阴虚营血伏热，治宜清透并施。处方：青蒿 20g，银柴胡 10g，地骨皮 10g，炒黄芩 10g，白薇 15g，功劳叶 10g，秦艽 10g，生地黄 12g，知母 10g，丹皮 10g，炙鳖甲（先煎）10g，莪草 30g，法半夏 10g。

四诊（1996 年 5 月 10 日）：现激素已完全停用，身热趋平，偶有体温升高，最高为 37.4℃，已无盗汗，二便尚调，稍有恶心，口干不显著，舌质偏红，苔淡黄腻，脉细兼数。此仍为阴虚营血伏热，治宜清热，兼顾健脾和中。三诊方去地骨皮、银柴胡，白薇加量至 20g，另加橘皮 6g，太子参 15g。

按语：

本案病情处于急性活动期，阴虚内热、血分郁热均较明显，故以清骨散加减养阴清热。药用银柴胡、白薇、功劳叶、知母等养阴退热；青蒿、秦艽透发血分郁热；黄芩、莪草清热解毒；丹皮、丹参、炮山甲清热凉血，活血散瘀。血热得清得凉得透，阴虚得滋得养，故身热渐平。二诊诉药后 1 周内体温未升高，患者久病正虚，需重点顾护脾胃，加太子参健脾益气，去天花粉。三诊停用激素阶段发热反复，午后盗汗，口干，以邪伏阴分为主，故取青蒿鳖甲汤之意，原方加地骨皮、生地黄、炙鳖甲，去天花粉、北沙参、炮山甲、丹参。四诊时诸症减轻，治守原法，加用橘皮、太子参健脾和中，并酌情减少清虚热之药物种类，而增加白薇用量。该患者病程主要分为阴虚内热、营血伏热两个阶段，首选清骨散清虚热、退骨蒸以治标，滋养阴液以治本；继以青蒿鳖甲汤滋清兼备，清透伏热，养阴而不恋邪，祛邪而不伤正。

本案属中医"内伤发热"范畴，虚热与瘀热并见，以阴虚内热为主，兼夹瘀热，故治疗重在养阴退虚热，兼以凉血化瘀，热退后兼以益气健脾。

案 8 狼疮性肾炎：风热遏表，下焦湿热，肝肾阴伤

李某，女，45 岁。

初诊（2005 年 7 月 14 日）：患者于 2004 年 7 月因尿路感染用抗生素过敏，尿蛋白（＋），今年 6 月当地住院诊为系统性红斑狼疮、狼疮肾、肾性高血压，现用西药治疗。症见毛发增粗，面部红斑不痒，腰部酸痛，小便泡沫多，舌质暗红，苔黄薄腻，脉细。拟从风热遏表，下焦湿热，肝肾阴伤治疗。处方：川草薢 15g，土茯苓 25g，炒苍术 6g，黄柏 10g，苦参 10g，漏芦 15g，白花蛇舌草 20g，鬼箭羽 15g，肿节风 20g，露蜂房 10g，雷公藤 5g，生地黄 15g，玄参 10g，老鹳草 15g，炒六曲 20g，鹿衔草 15g，丹皮 10g，生甘草 10g，紫草 10g。

二诊（2005 年 8 月 3 日）：患者自觉腰部酸痛，不能久坐，鼻部红斑时隐时现，小便有沫，白带不多，现经期第 5 天，关节不痛，舌质暗红，苔黄薄腻，脉细滑偏数。实验室检查：生化基本正常；尿蛋白（＋），24h 尿蛋白定量 0.23g。B 超示胆囊炎、肝囊肿、双肾结石。初诊方加生黄芪 20g，菟丝子 15g，山萸肉 10g，北沙参 10g，川石斛 10g，金毛狗脊 15g，楮实子 10g，金樱子 15g，川续断 15g。

三诊（2005 年 11 月 9 日）：上次诊后，患者 9 月 15 日月经

来潮，10月10日净，10月23日月经又潮，量多，1周后经净。现视物模糊，口干，腿膝酸软，腰痛，尿量尚可，小便过程中时有疼痛，舌质暗红，苔黄薄腻，脉细。B超检查：子宫肌瘤；尿常规：蛋白转阴，尿蛋白定量0.028g。守原法进退，处方：川萆薢15g，土茯苓25g，炒苍术6g，黄柏10g，苦参10g，漏芦15g，狗舌草25g，露蜂房10g，雷公藤5g，生地黄15g，玄参10g，鹿衔草15g，丹皮10g，紫草10g，生甘草10g，生黄芪10g，金樱子15g，菟丝子15g，炙女贞子10g，旱莲草10g，北沙参10g，荔枝草15g，老鹳草15g，六月雪20g。

按语：

本案患者面部红斑为风热遏表之象；小便泡沫多，舌质暗红，苔黄薄腻为下焦湿热之征；腰部酸痛，脉细则为肝肾阴伤。方用二妙丸加萆薢、土茯苓加强利湿化浊之力，且两药还可祛风除痹；再加苦参、漏芦、白花蛇舌草、鬼箭羽、肿节风、露蜂房、雷公藤、老鹳草清热解毒，祛风通络；生地黄、玄参、丹皮、紫草养阴清热；鹿衔草补肝肾强筋骨，祛风除湿；炒六曲健脾和胃以利湿。二诊后出现腰酸痛不能久坐，小便有沫，为肾虚不固，故加生黄芪、菟丝子、山萸肉、北沙参、川石斛、金毛狗脊、川续断、楮实子、金樱子补肾固精。诸药综合补肾气、肾阳、肾阴之功，以达补肾固精之目的。三诊尿蛋白转阴，然下焦湿热、肝肾阴伤症状仍明显，故在原方基础上守法治之，酌减补肾固精药物，以补益肝肾，祛风通络，利湿化浊。

案9 狼疮性肾炎：肝肾亏虚，阴阳俱损

杨某，女，51岁。

初诊（1999年10月25日）：患者患红斑狼疮17年，肾功能受损，尿常规检查常有蛋白（＋～＋＋），近查血糖、血脂高于常限，测

血压亦高，长期用泼尼松、雷公藤片等药。现疲劳乏力，汗多，胸闷，手足肿，怕冷，天寒时两手青紫不温，大便干结，腰酸痛，两膝尤著，形体偏胖，面部呈现库欣征，小便多，口干，舌质紫红，苔薄黄腻，脉细。心电图查示 T 波改变。此乃肝肾亏虚，阴阳俱损，多脏同病，风毒痹阻。治宜培补肝肾，滋补阴阳，化瘀通络。处方：生地黄 12g，山萸肉 10g，淫羊藿 10g，淡苁蓉 10g，石斛 10g，制黄精 10g，枸杞子 12g，鬼箭羽 15g，青风藤 15g，鸡血藤 15g，天仙藤 15g，炙僵蚕 10g，乌梢蛇 10g，露蜂房 10g，土茯苓 20g。

二诊（1999 年 11 月 15 日）：患者药后自觉精神改善，天寒时周身酸痛、口干欲饮、小便多等症均有改善，纳可，大便干结好转，口黏口腻，服药期间浮肿消减，舌质暗红，苔黄腻，脉细。理化检查：血糖有所下降（10.6 ～ 7.6mmol/L）；尿蛋白（++）；肝功能：白蛋白 45.5g/L，球蛋白 38.5g/L，总蛋白 84g/L，谷丙转氨酶 25U/L；血沉 50mm/h。仍宜培补肝肾，阴阳并调，祛风解毒，活血通络。初诊方改生地黄 15g，加佩兰、泽兰各 10g，天花粉 15g，知母 10g。

三诊（1999 年 12 月 6 日）：患者近来服中药后，尿蛋白减为（+），血糖降至 6.27mmol/L，自觉关节痛减，出汗亦少，大便通畅，晨起面浮，下肢稍肿，小便减少，食纳尚可，口黏不显，舌质暗红隐紫，苔黄薄腻，脉细。治守前意，处方：生地黄 15g，山萸肉 10g，淫羊藿 10g，淡苁蓉 10g，川石斛 12g，制黄精 12g，枸杞子 12g，鬼箭羽 15g，青风藤 15g，鸡血藤 15g，天仙藤 15g，炙僵蚕 10g，乌梢蛇 10g，露蜂房 12g，土茯苓 20g，佩兰、泽兰各 10g，地骨皮 20g，天花粉 15g，知母 10g。

四诊（1999 年 12 月 27 日）：患者尿蛋白转阴，但关节疼痛，行走困难，两手暗红发青，怕冷，尿量尚可、有泡沫，口有气味，夜晚口干，舌质暗紫，苔淡黄腻，脉细。理化检查：血糖6.24mmol/L；血沉51mm/h；尿蛋白（－）。此乃风毒久痹，肝肾亏虚。治宜培补肝肾，祛风解毒，活血通络。三诊方加秦艽10g，菝葜20g，漏芦12g，丹参15g，生蒲黄（包）10g。

嗣后依原法出入调治，症情稳定。

按语：

本案病程较长，病情复杂，多脏腑受累，且长期服用激素和免疫抑制剂，已呈现出一定的副作用。目前患者主要症候表现为疲劳乏力，汗多，胸闷，手足常肿，怕冷，天寒时两手青紫不温，大便干结，腰酸痛，两膝尤著，形体偏胖，面部呈现柯兴氏征，故周师辨为肝肾亏虚，阴阳俱损，多脏同病，风毒痹阻。治予培补肝肾，阴阳并调，祛风解毒通络，药后病情明显减轻。药用生地黄、山萸肉、枸杞子、淫羊藿、淡苁蓉、石斛、制黄精培补肝肾，阴阳并调；青风藤、天仙藤、鸡血藤、乌梢蛇、露蜂房、土茯苓、炙僵蚕等祛风解毒通络；鬼箭羽、丹参、生蒲黄清热凉血化瘀。诸法合用，标本兼治，故获良效。

案10 狼疮性肾炎：水毒犯胃

章某，女，30岁。

患者为系统性红斑狼疮，肾脏受累，检查肾功能明显损害，西医诊断为狼疮性肾炎、尿毒症。近1月面目一身悉肿，肿势颇剧，呕吐痰湿水液，不能纳食，食入即吐，口干，大便溏薄，每日5～6次，尿少色黄，舌质偏红，苔薄腻，脉细。证属脾肾阳虚，水毒犯胃上逆，湿浊内郁化热，治拟辛通苦降。处方：川黄连2.5g，制附片5g，淡吴茱萸1.5g，炮姜3g，姜半夏12g，党参15g，炒麦冬10g，茯苓20g，代赭石30g，橘皮10g，姜竹茹10g，滋肾丸（包）10g。

药进 5 付，呕吐渐平，食纳得复，尿量增多，浮肿亦见减退。守原方增减再投。

按语：

患者病情重、病势急，以一身悉肿，呕吐痰湿水液，食入即吐为主症，分析病机为脾肾阳虚，水毒犯胃上逆，湿浊内郁化热，气耗阴伤，属标实本虚之证。方中黄连苦寒通降；制附片、淡吴茱萸、炮姜辛香理气；姜半夏、橘皮、竹茹、代赭石均可降逆止呕。全方应用复法合方，小方配伍，其中半夏配伍茯苓、生姜为小半夏加茯苓汤，黄连配伍吴茱萸为左金丸，橘皮、竹茹配伍党参为橘皮竹茹汤义，方偏辛燥，故少佐麦冬养阴益胃。诸药合用，辛通苦降，补虚和胃，以缓其急。

苦降辛通法是将苦寒与辛温两类药物合用，以达到通降的目的，体现了方药配合的重要意义。从苦寒药来说，苦能健胃泄痞除满，寒能清热，可以促进消化，开胃进食；就辛温药而言，辛香理气，健胃开痞，并有温通血脉的作用，既可增加胃液分泌，促进消化，还能促进血液循环。因此，本案应用此法，能使危急之势获得缓解。

【参考文献】

［1］Kasper，Fauci，Hauser，等.哈里森内科学——免疫与风湿性疾病分册［M］.北京：北京大学医学出版社，2016.

［2］王承德，沈丕安，胡荫奇.实用中医风湿病学［M］.北京：人民卫生出版社，2009.

［3］Guerra SG，Vyse TJ，Cunninghame Graham DS. The genetics of lupus：a functional perspective［J］. Arthritis Research & Therapy，2012，14（03）：211.

（方樑　王婧）

第十一章　干燥综合征

干燥综合征（sjogren's syndrome，SS）是一种主要累及外分泌腺体的慢性炎症性自身免疫病。临床主要表现为涎腺和泪腺受损功能下降而出现的口干、眼干，也可累及其他外分泌腺及腺体外器官而出现多系统损害的症状，如肺间质纤维化、肺动脉高压、肾小管酸中毒、肝脏损害和神经系统受累等，本病以女性多见，男女比为 1:9 ～ 20，发病年龄集中于 40 ～ 50 岁，也可见于儿童。流行病学调查[1]显示 SS 在我国人群的患病率为 0.29% ～ 0.77%，在老年人群中患病率为 3% ～ 4%。

本病病因与发病机制尚不完全明确，病理机制的核心是 T 细胞和 B 细胞调节异常，且炎症的天然免疫通路也起重要作用，至少有两个模型假说可解释其腺体功能低下：其一为长期暴露于自身抗原或其他环境刺激（如病毒感染）下，使得免疫攻击持续存在，造成腺体组织破坏，腺泡上皮细胞凋亡，进而腺体功能不可逆的丧失；其二为通过免疫介导机制如乙酰胆碱释放减少，神经末梢间隙的乙酰胆碱降解增加，抗体阻断 3 型毒蕈碱受体等，使腺泡功能受到抑制而不是破坏[2]。血清中可见抗核抗体（ANA）、抗 SSA 抗体、抗 SSB 抗体、类风湿因子等多种自身抗体阳性，并可出现高球蛋白血症等。西医学的主要治疗药物包括对症治疗（人工泪液、人工涎液、氯化钾、非甾类抗炎止痛药等），改善外分泌腺体功能治疗（毛果芸香碱、茴三硫、溴己新、氨溴索等），免疫抑制和免疫调节治疗（糖皮质激素、羟氯喹、氨甲蝶呤、环磷酰胺等)，生物制剂治疗（利妥昔单抗等）[2]。本病目前尚无治愈方法，治疗的主要目的是改善症状以及保护外分泌腺体及脏器功能等。

根据 SS 临床表现，可归属于中医学"燥证""消渴""痹证"等。国医大师路志正教授将该病命名为"燥痹"，已由中华中医药学会风湿病分会在全国推广，故现在中医学上统一称之为"燥痹"。

【病因】

1. 素体阴虚

本病多有先天禀赋不足，素体肝肾阴精亏虚，阴津不足，则清窍失养而发为本病；女子以肝为先天，年过四十，阴气自半，此时天癸渐衰，肝肾愈亏，津液本已匮乏，阴虚内热，更耗伤津液，脏腑、组织、官窍失于濡养，而见干燥诸症，故本病多发于中年女性，先天不足为本病发病之根本原因。

2. 后天失调

情志不遂，肝失疏泄，津液不能正常输布，加之肝气不疏，郁而化火，耗伤津液；或久病、劳倦耗伤肝肾之阴，阴虚津亏；或过服辛散之剂。均可伤津耗液，阴液不足，发为本病。

3. 外邪侵袭

外感天行燥烈之气，秋季燥邪偏亢，燥性干涩，耗伤津液，正如《素问·阴阳应象大论》所言"燥胜则干"；暑邪升散，致腠理开泄而多汗，易伤津耗气；火为阳邪，煎灼津液，火邪入里，则迫津外泄，以致汗出，损伤津液；外感风、寒、湿之邪，若久留不去，则郁而化热，亦伤津耗液，清窍失濡，发为本病。

【病机钩要】

1. 核心病机为阴虚津亏，燥盛伤津，阴伤气耗，瘀热痹阻

（1）阴虚津亏是根本病机，以肝肾阴虚为主

人体津液的化生，既有赖于先天禀赋的真阴充足，亦有赖于后天脾胃化生水谷精微的不断充养，继而濡润脏腑、百骸、九窍。五官是五脏之窍，内外诸因导致阴津损伤、亏耗，则五窍失其濡养。本病以口、眼、鼻、咽、皮肤等的干燥症状为主要临床表现，所谓津充则润，津亏则燥，《灵枢·刺节真邪》曰："阴气不足则内热，阳气有余则外热……舌焦唇槁，腊干嗌燥。"故阴虚津亏贯穿整个病程。再者，本病发病人群以中年女性为主，《素问·上古天真论》云："女子二七而天癸至，任脉通……七七任脉虚，太冲脉衰少，天癸竭，地道不通，故形坏而无子也。"中年女性肝肾阴精渐衰，阴虚津亏，官窍失于濡养而出现各种干燥症状，故本病多以肝肾阴虚为主。

（2）燥邪是主要诱发因素，有内外之分

燥邪可分外燥、内燥。外燥为外感燥邪，常见于气候干燥之秋季，经口鼻而入，首犯肺卫，煎灼津液；或本为阴虚津亏之体，津液不足，加之外燥伤津，则干燥更甚。内燥则多由肝郁化火或心肝火旺，耗伤阴液，则脏腑失于濡润，四肢九窍、皮毛皆失于滋养，故可见口干、鼻干、咽干等症。

（3）阴伤气耗，可加重干燥症状

津液在输布过程中可以化生为气，以敷布于脏腑、组织等，促进其正常的生理活动，称"津能化气"，且气的运行必须依附于津液，才能正常升降出入，所谓"津能载气"，故本病阴虚津亏日久，则易见气阴（津）两虚之证；而气是津液在人体内正常输布

运行的动力，津液的正常输布离不开气的推动作用，气虚则无力行津，津液无法输布至全身，四肢九窍津液更为匮乏，故而加剧干燥症状。

（4）瘀热为重要病理因素，可互为因果

本病以阴虚津亏为本，阴虚则阳无以制，易出现阴虚火旺之象，且同气相求，易感火热燥气，则内热愈盛，热盛则搏血为瘀；或本病久病入络，络瘀血涩，瘀血日久化热，热与瘀血相互搏结。瘀热耗伤津血，则见口眼干燥；痹阻经脉，则见关节红肿疼痛；痹阻于皮肤，则见斑疹色红。瘀热胶结，互为因果，恶性循环，而致病情逐渐进展。

（5）病位在于肺脾肝肾

本病以干燥症状主要临床表现，干燥之因可为津液不足或津液输布失常。肾阴肾阳为各脏腑阴阳之根本，肾阴不足则各脏腑之阴均失所养，而致津液化生不足；且"肾者水脏，主津液"（《素问·逆调论》），可调节全身水液输布，故肾阴不足，津液的化生与输布失常。本病多见于女性，女子以肝为先天，肝开窍于目，肝脏阴血不足，则目失所养，故见双目干涩；肝阴不足，则肝主疏泄功能失常，津液不能正常运行输布，故见干燥诸症。此外，肝肾同源，肝肾之阴，一荣俱荣，一损俱损，在病理上相互影响。再如《素问·经脉别论》所云："饮入于胃，游溢精气，上输于脾，脾气散精，上归于肺，通调水道，下输膀胱，水精四布，五经并行。"可见脾主运化水液，而肺主通调水道，将津液布散至全身，故津液的化生与输布也与肺、脾两脏密切相关。

2. 病理性质为本虚标实，虚实夹杂

本虚是指肝肾、肺胃气阴之亏虚，久则可致阳虚；标实是指燥热及血瘀。但在疾病的不同阶段，虚实夹杂有主次之分：病初患者多以口咽干燥为主，无明显系统损害，此时以肺胃阴虚为主；疾病后期，多脏同病，身体瘦弱，此时以肝肾阴虚为主；急性期可见烦渴引饮，腮腺肿大，皮疹色红、瘙痒，此时则以燥热、血瘀为主。然虚实之间又常因果为患，燥热、血瘀可耗伤阴液，加重本虚，而脏腑亏虚则更易感受外邪，并加重血瘀之内生，终致血瘀与燥热胶结为患，虚实夹杂，缠绵难愈。

3. 病机演变

本病以阴虚津亏为主，阴虚则阳无以制，故而虚火上炎，易出现阴虚火旺之象；脏腑阴液亏损，正气不足，则易感外邪，风湿之邪痹阻经络、关节，可见风湿痹阻之证；阴伤气耗，脾气不足，脾虚生湿，郁而化热，则可见湿热内蕴之证；病久则易见气阴两虚之证，后期气虚及阳，可出现阴阳两虚之象。

【辨证要点】

1. 辨阴虚之病位

本病以阴虚为本，五脏六腑阴虚均可表现出干燥症状，故临床当根据症状之不同而辨明阴虚之病位，方可指导养阴药物之选用。常见如肝肾阴虚、肺胃阴虚、肺肾阴虚、脾胃阴虚等。若病程较短，以口咽干燥为主，无明显系统损害者，病位主要在肺胃；而病程较久，正气损伤，多脏受累，多属真阴受损，病位以下焦肝肾为主。

2. 辨虚实主次

本病虽以阴虚为本，但常兼有邪实，辨证当明其主次。其虚者除阴虚外，可兼有气虚、阳虚，邪实者可有燥热内盛、湿热内蕴、瘀热互结、风湿痹阻等不同。本病活动期多以邪实为主，病久邪实稽留不去，必耗伤正气而致阴虚更甚，此时则以正虚为主。

【治则治法】

本病以养阴生津为基本治法，临证需注意阴虚有偏于肺胃或肝肾，根据病位不同治以润肺养胃、滋补肝肾。若燥热偏盛者，当配合清热润燥；湿热内蕴者，治宜养阴与清化湿热并行；阴虚火旺者，兼以清退虚热；瘀热互结者，当凉血化瘀；气阴两虚者，治宜气阴双补，气虚及阳者，又当阴阳同补。

【病机证素条目】

1. 燥热内盛证

（1）辨证

特异症：口干欲饮，饮不解渴；唇燥起皱；鼻干；皮肤干燥皲裂。

可见症：腮腺、淋巴结肿大；结节红斑；发热；咽干，咽痛；牙龈溃疡；齿衄、鼻衄；溲赤；便干。

相关舌脉：舌质红，苔黄燥或少苔，脉弦数。

（2）治法：清热润燥。

（3）例方：沙参麦冬汤加减。

（4）常用药：沙参、麦冬、玉竹、石斛养阴润肺，益胃生津；桑叶、石膏清肺胃热；天花粉、知母、芦根清热生津，甘寒除燥。

（5）加减：燥毒明显，腮腺肿大、红肿热痛，可加银花、漏芦清热解毒；燥热内盛，引动心肝之火而出现心烦、头痛、口疮者，可加用栀子、夏枯草、苦丁茶、黄连、马勃清心泻肝；双目干涩，目赤甚者，加野菊花、青葙子、密蒙花、决明子清肝明目。

2. 阴虚津亏证

（1）**辨证**

特异症：口干无津；双目干涩，视物模糊；鼻咽干燥。

可见症：五心烦热；潮热盗汗；腰膝酸软；头晕目眩；耳鸣健忘；牙齿枯槁无泽或断裂；关节疼痛，屈伸不利；两胁隐痛；男子遗精、早泄，女子月经量少或闭经；溲赤；便干。

相关舌脉：舌红，中有裂纹，苔黄燥或苔少乏津，脉细数。

（2）**治法**：滋阴润燥。

（3）**例方**：增液汤、二至丸加减。

（4）**常用药**：生地黄、熟地黄、女贞子、墨旱莲、天冬、黑芝麻滋养肝肾；玄参、沙参、麦冬、石斛、玉竹、黄精养阴生津；乌梅、白芍配合甘草酸甘化阴；桑椹子滋阴养血，生津止渴；枸杞子补益肝肾兼明目。

（5）**加减**：阴虚火旺，见潮热盗汗、面色潮红、手足心热者，加功劳叶、鳖甲、地骨皮、白薇清虚热；也可用知柏地黄丸滋阴降火，药用熟地黄、山萸肉滋养肝肾，山药益气养阴，知母滋阴清热，黄柏泻火坚阴，丹皮清热凉血化瘀。若阴虚火旺，水不济火而见烦躁、失眠者，可予《伤寒论》黄连阿胶汤滋阴降火，药用黄连、黄芩清心安神，白芍、阿胶养阴补血。腰膝酸软，加杜仲、川续断、桑寄生、牛膝补肝肾，强腰膝。若阴虚水停，多见于合并原发性胆汁性肝硬化者，可有下肢浮肿、腹大如鼓等，可加用稽豆衣、楮实子养阴利水，泽兰活血利水。

3. 气阴两虚证

（1）**辨证**

特异症：口眼干燥；疲劳乏力；便溏。

可见症：面色无华；声低懒言；胸闷气短；咳嗽少痰；易感

冒；肢体酸软；胃纳欠馨，脘腹胀满。

相关舌脉：舌淡红，边有齿痕，苔薄少津，脉细弱。

（2）**治法**：益气升清，养阴润燥。

（3）**例方**：生脉散、参苓白术散加减。

（4）**常用药**：太子参、山药、黄精益气养阴；生黄芪补气健脾；炒白术、白扁豆健脾化湿；薏苡仁、茯苓利湿健脾；炒谷麦芽、焦楂曲消食开胃。

（5）**加减**：卫表不固，易于感冒者，加玉屏风散益卫固表；食少难消，脘腹痞胀者，可加莱菔英消食理气而不伤阴或东垣枳术丸健脾消食除痞；肝郁气滞，可加佛手、八月札、娑罗子、绿梅花等疏肝理气而不伤阴。

4. 瘀热痹阻证

（1）**辨证**

特异症：口干咽燥，但欲漱水不欲咽；肌肤粗糙；皮肤斑疹色红。

可见症：目睛干涩少泪；低热，潮热，烦躁；四肢关节刺痛或麻木不仁，痛有定处，局部有灼热感；肢体硬结性红斑或皮下紫斑；腮腺红肿发硬，日久不消；女子月经量少，色黑或闭经；溲赤。

相关舌脉：舌质暗红，舌边瘀斑瘀点，脉细涩。

（2）**治法**：凉血化瘀。

（3）**例方**：犀角地黄汤加减。

（4）**常用药**：犀角（水牛角代）凉血解毒；赤芍、丹皮、丹参、鬼箭羽凉血化瘀；生地黄滋阴清热；紫草凉血消斑。

（5）**加减**：若皮疹色红，瘙痒难忍，加凌霄花、生槐花清热凉血祛风，蝉蜕、苍耳草疏风止痒；腮腺、淋巴结肿大，日久难消或关节肿胀、僵硬者，加用制南星、半夏、僵蚕化痰散结；女子月经量少色黑，甚则闭经者，加用水蛭、刘寄奴破血通经；若血瘀水停，见腹腔积液、下肢浮肿，可加用泽兰、泽泻活血利水；若遇冷手指发白，继而发红发紫（雷诺现象），治当温经通络，方选当归四逆汤加减，药用桂枝、细辛温经散寒通络，当归、白芍养血和血，路路通通行十二经脉。

【临证备要】

1. 阴虚与湿热相兼，当养阴化湿并行

本病常伴有湿热之象，究其原因，多为阴液亏损，各脏腑失于濡养，不能发挥其正常功能，如肺虚失于通调水道，脾虚运化失职，肾亏水失所主，均可使人体水液代谢发生障碍，造成水湿停滞体内，加之阴虚内热，湿从热化，则湿热渐成。此时阴虚为本，湿热为标，治疗上若单用滋阴，则滋腻碍胃伤脾，使湿热更甚；若纯予祛湿，清利湿热易于化燥伤阴，则更耗阴津，故治宜养阴生津、清热化湿并行，但用药需养阴而不滋腻，祛湿而不伤阴。脾胃湿热常见于本病患者夏日感受暑湿之邪，或由阴伤气耗，脾虚生湿，致阴虚与湿热相兼，症见口干不欲饮，口中黏腻，眼干多眵，食少纳呆，脘宇痞胀，困倦乏力，舌苔黄腻，脉滑或濡等，可选参苓白术散加减，药用太子参、山药益气养阴而不滋腻，白扁豆、茯苓、薏苡仁淡渗利湿却不伤阴，藿香、佩兰、厚朴花化湿醒脾。肝胆湿热常见于本病合并原发性胆汁性肝硬化的患者，症见口干眼干，身目黄染，厌食油腻，胁肋胀满、隐痛不适，舌质红，苔黄腻，脉弦滑等，方选滋水清肝饮加减，药用生地黄、山药、白芍滋肾养肝，栀子、茯苓、泽泻清热利湿，柴胡疏泄肝胆兼有引经之用。膀胱湿热常见于本病合并尿路感染者，症见口

干欲饮，尿频、尿急、尿痛，甚则尿血，小便灼热感，舌质红，苔黄腻或薄黄，脉细滑数等，仿猪苓汤治之，药用楮实子、黑料豆、白茅根养阴而不滋腻，猪苓、茯苓、泽泻利水而不伤阴。

2. 阴伤气耗，当予补气生津

本病患者，常见干燥诸症伴有气短、倦怠乏力等气虚之象，也有患者以长期疲乏为主症。究其病机，乃阴伤气耗，气阴两虚所致，故治疗当滋阴增液，兼以补气，以达气阴双补之效，如此既切中病机，又寓补气生津、津气互化之意。且在阴柔滋补之剂中酌加补气升清之品，可推动药力，使阳生阴长，生生不息。临证可用太子参、党参、生黄芪、白术等，但用药一般宜轻，防止壅补滞气，尤应注意与养阴药的配伍关系，或适当配用健脾和胃助运之品，如鸡内金、谷麦芽等，使补而不滞，补而能运，则亏损之阴液方可逐渐化生。

3. 久病阴伤及阳，当阴阳同补

本病后期，易阴损及阳，尤以年老体弱者，常可见阴阳两虚证，症见口眼干燥，畏寒怕冷，四肢不温，腰膝酸软，小便清长，夜尿频多，大便稀溏甚则五更泻，完谷不化等。治疗当阴阳同补，但助阳药多温燥，恐更伤阴液，故当慎用桂、附等辛热之品，宜平补阴阳，可用菟丝子、杜仲、续断、淫羊藿、巴戟天、肉苁蓉、鹿角胶等温润之品，并配合养阴药以取阴中求阳、阳中求阴之意，方可选用右归丸加减，药用鹿角胶、杜仲、菟丝子温肾助阳，山萸肉补益肝肾，熟地黄、山药、枸杞子阴中求阳。

【医案选录】

案 1　肺胃燥热，肝肾阴虚

叶某，女，63 岁。

初诊（2006 年 10 月 25 日）：患者确诊干燥综合症 7 年余，长期服用中药治疗。近来入秋，口干明显加重，饮水较多，双目干涩，鼻干不重，常发口疮，食纳、二便正常，舌质暗红，苔薄黄腻，脉细滑。辨证为肝肾阴伤，肺胃燥热。处方：南沙参 12g，北沙参 12g，麦冬 10g，天冬 10g，天花粉 10g，知母 10g，芦根 15g，生地黄 15g，玄参 10g，石斛 10g，生甘草 3g，乌梅 6g，泽兰 6g，赤芍 10g，佩兰 6g，白残花 5g，炒麦芽 10g。

二诊（2006 年 11 月 29 日）：患者药后口干未减，饮水仍较多，双目干涩，鼻腔干燥，口唇上下出现火疮，夜寐差，纳食可，大便不干，舌质隐紫，苔薄黄，脉细滑。证属肺胃燥热，虚火上炎。初诊方加蒲黄 10g，地骨皮 10g，酸枣仁 15g，鳖甲（先煎）10g。

三诊（2006 年 12 月 27 日）：患者鼻眼干燥明显减轻，口干亦减，口唇火疮消失，夜间咳嗽，夜寐欠安，舌质暗，苔黄，脉细。药已见效，但肺之燥热未清。初诊方加桑白皮 10g，地骨皮 10g，五味子 4g，酸枣仁 15g。

按语：

SS 虽以阴虚为本，但临床上常可因感受外燥之邪而加重病情，外燥与内燥同气相召，故治疗常以滋阴与生津润燥并行。而外燥之邪最易犯肺，故生津润燥之药宜选用归肺经之类。该案患者入秋以来口干明显加重，且伴有鼻干、眼干，燥邪经口鼻而入，侵及肺脏，加之患者多发口疮，且苔薄黄腻，胃热之象明显，故病机以肺胃燥热为主，兼有肝肾阴伤，方选沙参麦冬汤加减。药用南沙参、北沙参、麦冬、天冬、石斛养阴生津；乌梅、甘草酸甘化阴以治本；知母、天花粉、芦根清热生津，甘凉除燥以治标；赤芍、泽兰活血；佩兰、白残花化湿和胃。二诊患者口干未减，眼鼻干燥，且口唇出现火疮，肺胃燥热之象愈加明显，应守法继进，但思其阴虚为本，恐兼有虚火上炎，宜加用鳖甲滋阴潜阳，地骨皮清肺中虚火，竟获良效。故本案以肺胃燥热，肝肾阴虚，虚火上炎为核心病机。

案2　肝肾阴虚，心肝火郁

胡某，女，60岁。

初诊（2002年5月21日）：患者有干燥综合征病史多年，现口干明显，两目干涩疼痛，长期持续低热，体温在37.3℃以内，汗多，自觉烘热，心慌，左手抖动，寐差，舌红，苔薄，脉滑数。病机属肝肾阴虚，心肝火郁。处方：生地黄12g，麦冬10g，玄参10g，功劳叶10g，白薇15g，地骨皮12g，牡丹皮10g，丹参10g，栀子10g，夏枯草10g，石斛10g，枸杞子10g，牡蛎25g，知母10g，百合12g，合欢皮12g。

二诊（2002年5月28日）：患者药后低热已退，测体温37.1℃，烘热减轻，夜寐稍有改善，口干、目涩仍作，舌红，苔黄，脉细滑。症状改善，药已中的，原方继服。

三诊（2002年7月16日）：患者口干、双目干涩减轻，体温基本正常，心慌、手抖不显，夜寐较前改善，手足心热，咽喉发热，有痰不多，易汗，食纳无味，大便尚调，舌红，苔薄黄，脉细。病机仍属肝肾阴虚，心肝火郁。初诊方加桑寄生15g，鹿衔草15g，天冬10g，法半夏10g。

按语：

发热为SS常见的全身症状之一，多由阴津不足，虚热内生所致，进而阴虚火旺。亦可兼有实火，如肝气不达，郁而化火，母病及子，心火亦旺，则成心肝火郁之证。本案患者既有阴虚火旺之象，又有心慌、手抖、寐差、脉滑数等心肝火郁之症，故治当滋阴生津，清热泻火。以增液汤、石斛、枸杞子、知母、百合滋阴润燥治本；功劳叶、白薇、地骨皮清上炎之虚火；丹参、栀子、牡丹皮、夏枯草泻心肝之实火；牡蛎平肝、敛汗；合欢皮解郁安神。诸药合用，共奏滋肾清肝、宁心安神之效。

案3 肝肾阴虚，虚火上炎

蒋某，女，40岁。

初诊（2005年4月27日）：患者有干燥综合征病史1年余，于去年行子宫肌瘤切除术，嗣后自觉口中干燥少津，舌体开裂，食辛辣食品疼痛，口不苦，不欲饮水，面红，时有烦躁不宁，舌质暗，有细裂，苔薄，脉小弦。辨证为肝肾阴虚，虚火上炎。处方：生地黄12g，玄参10g，麦冬10g，石斛10g，牡丹皮10g，赤芍10g，蒲黄10g，凤凰衣6g，白残花5g，生甘草3g，芦根15g，乌梅6g，黄连3g，阿胶（烊化）10g，鳖甲（先煎）10g。

二诊（2005年5月11日）：患者口干稍减，饮水不多，舌面干燥开裂，微有痛感，有脱皮感，但无溃疡，纳可，二便正常，舌质红，有小裂，苔黄，脉弦。病机仍属阴虚火炎，初诊方加黄柏6g，知母6g。

三诊（2005年5月25日）：患者口干稍减，但舌面仍干燥开裂，食辛辣食品后疼痛，劳累后加重，时有烦躁不宁，舌质红，略暗，有小裂，苔薄，脉小弦滑。治疗稍见起色，当继增滋阴降火之力。处方：生地黄15g，玄参10g，麦冬10g，山萸肉6g，黄柏6g，知母6g，龟甲（先煎）10g，木蝴蝶5g，凤凰衣6g，白残花5g，蒲黄10g，诃子肉6g，石斛10g，黄连3g，阿胶（烊化）10g，白芍10g，炙甘草3g。

四诊（2005年6月8日）：患者口干继续减轻，饮水多，舌面裂纹，趋于愈合，惟干燥少津，面部潮红，烦躁减轻，二便正常，舌质暗红，苔薄，脉小弦。药已见效，三诊方去诃子肉，加乌梅 6g，地骨皮 10g。

按语：

肝肾阴虚，津液不足，则舌体干燥，加之阴虚火炎，虚火灼津，故而舌体开裂，治当以滋阴降火为大法，然冰冻三尺非一日之寒，肝肾阴伤难以短期恢复，常需守法守方，日久方可见效。本案患者舌体干裂，加之面部潮红，烦躁不宁，阴虚火旺无疑，正如《伤寒论·辨少阴病脉证并治》所云："少阴病，得之二三日以上，心中烦，不得卧，黄连阿胶汤主之。"故方选黄连阿胶汤合增液汤。药用黄连、阿胶清热除烦，滋阴养血，使心肾得交，水火既济；生地黄、玄参、麦冬、石斛、乌梅、芦根养阴生津；鳖甲滋阴潜阳；赤芍、丹皮清热凉血；蒲黄、凤凰衣、白残花清热活血，生肌敛疮，能促进干裂之舌愈合。然二、三诊患者症状改善不显，故加用知母、黄柏、山萸肉，仿知柏地黄丸之意以增滋阴降火之力。辨证无误，方药对证，守法施治月余，终见成效。

案 4 气阴两虚，津液不布，风湿痹阻

吴某，女，46 岁。

初诊（2010 年 3 月 18 日）：患者 2004 年检查发现有干燥综合征，症见口干，饮水较多，夜晚口渴，双目干涩，腮腺曾肿胀两次，咽痛，暗红充血，滤泡增生，周身酸痛，怕风恶寒，汗出不多，无发热，大便溏，舌质隐紫，暗红，苔薄黄腻，脉细。辨证为气阴两虚，津液不布，风湿痹阻。处方：太子参 12g，炒白术 10g，茯苓 10g，炙甘草 3g，赤芍 10g，白芍 10g，肿节风 20g，穿山龙 15g，石楠藤 15g，鬼箭羽 15g，青风藤 15g，僵蚕 10g，麦冬 10g，北沙参 10g，生黄芪 15g。

二诊（2010 年 4 月 1 日）：患者服药后觉咽喉热辣，痰中带

有血色，咽喉暗红充血，后壁滤泡增生，口干，双目干涩，周身仍然疼痛，大便转实，每日 3 ～ 4 次，舌质暗紫，苔黄腻，脉细滑数。病机属肝肾阴亏，脾气不足，津液不能输布，风湿痹阻。原方去生黄芪，加玄参 10g，生地黄 12g，鹿衔草 15g，冬凌草 15g。

三诊（2010 年 4 月 15 日）：患者咽喉火辣疼痛，口干稍减，身痛略轻，大便每日 3 ～ 4 次，质稀，舌质暗紫，苔薄腻，脉细。药后诸症减轻，继以原法出入，以初诊方去生黄芪，加玄参 10g，鹿衔草 15g，冬凌草 15g，老鹳草 15g。

四诊（2010 年 4 月 22 日）：患者口干减轻，咽喉稍充血，火辣疼痛感不显，大便能成形，每日 3 次，身痛减轻，舌质暗红，苔薄腻，脉细滑。初诊方加玄参 10g，生地黄 12g，鹿衔草 15g，冬凌草 15g，老鹳草 15g。

按语：

本案患者口干，双目干涩，咽痛，脉细，阴虚固然有之，但若纯属阴虚津亏，所谓水涸舟停，大肠津亏，大便当干结难解，而患者大便反溏，故除阴虚之外必有脾气不足，若脾失健运，则脾气散精功能失常，而致清气在下，则生飧泄，且清气不升，津液则难以输布至口、眼等，也可致干燥症状。加之患者周身疼痛，怕风恶寒，此为风湿痹阻所致。故病机当属气阴两虚，津液不布，风湿痹阻。治宜益气养阴为主，辅以祛风通络。然患者本已脾气不足，若用药以养阴为主，则滋腻碍胃，加重溏泄之症。故当先补气健脾，以四君子汤为基本方，药用太子参易人参（党参）益气清补；生黄芪增强补气之力；麦冬、北沙参、白芍等养阴而不滋腻；肿节风、穿山龙、石楠藤、青风藤、鬼箭羽、僵蚕等祛风除湿，凉血活血，通络止痛。二诊患者觉咽喉热辣，生黄芪温热之性虽弱于炙黄芪，但仍属温药，宜去之以免助火。药后患者大便转实，脾虚稍复，投以生地黄、玄参等养阴润燥之力较强之品，试其可否耐受。三诊患者大便质稀，可知养阴之力太过，脾胃尚难运化，故方中未用性寒之生地黄。如此调试，把握用药之轻重，方获良效。

案5 气阴两虚，湿热中阻

华某，女，59岁。

患者患干燥综合征、系统性红斑狼疮多年，经中西药治疗，病情时有反复。刻下：自觉口咽干燥，饮水多，口中黏腻不适，目睛干涩，视物模糊，疲劳乏力，脘宇隐痛，尿黄，大便尚调，舌质暗紫，苔黄腻，脉弦滑。病机属肝肾阴虚，气津两伤，湿热瘀阻。处方：太子参12g，麦冬10g，北沙参10g，天花粉12g，枸杞子10g，石斛10g，藿香10g，佩兰10g，泽兰10g，蒲黄6g，厚朴花3g，丹参12g，黄连3g，茯苓10g。上方加减调治1个月，诸症均减。

按语：

此例患者SS多年，阴虚日久，阴伤气耗，气阴两虚，且患者口中黏腻，舌苔黄腻，脾胃湿热之象明显，治疗若单用滋阴，滋腻碍胃易生内湿，则脾胃湿热更甚；若纯予祛湿，清利渗泄易化燥伤阴，则阴虚愈甚。故当养阴益气与清热化湿并行。处方不宜选用熟地黄、龟甲、鳖甲等血肉厚味之品，故用太子参、北沙参、天花粉、枸杞子、石斛等养阴而不助湿，复入藿香、佩兰、厚朴花、茯苓等化湿醒脾而不温燥，如此配伍，方可收效。本案病机虽以气阴两虚，湿热中阻为主，因久病入络，又见舌质暗紫之血瘀征象，故复入蒲黄、丹参活血祛瘀。

案6　气阴两虚，瘀热内蕴，热郁湿阻

周某，女，48岁。

初诊（1998年5月10日）：患者口咽干燥3年，先后于多家医院检查，诊断为干燥综合征，多方治疗效果欠佳。症见：口干，咽干，目涩，视物模糊，双目畏光，毛发干枯，皮肤干燥，大便时溏，舌暗红，苔黄腻，脉细。证属肝肾不足，津气两虚，治以滋补肝肾，益气生津。处方：生地黄15g，石斛15g，山萸肉10g，牡丹皮10g，泽泻10g，天冬10g，麦冬10g，枸杞子10g，黄芪12g，葛根12g，山药12g，北沙参12g，乌梅3g，甘草3g。

二诊（1998年6月10日）：患者药后症状改善，但时有心慌，胸闷，舌暗隐紫，苔薄黄腻，脉细。仍从肝肾阴虚，津气两伤论治，但虑及久病络瘀，宜活血化瘀，布气生津。初诊方加泽兰10g，炙鸡内金10g。

坚持服药2个月，因夏季炎热，服药暂停。

三诊（1998年8月15日）：患者近来口咽干燥较明显，咽痛有痰，时有咳血，饮水量多，双目干涩畏光，肌肤干燥，下肢散见瘀斑，关节不痛，口中有气味，舌质暗，苔薄黄腻，脉细。辨证为肝肾阴虚，瘀热内蕴。处方：生地黄15g，水牛角（先煎）10g，牡丹皮10g，赤芍10g，天花粉15g，旱莲草15g，天冬10g，麦冬10g，玄参10g，知母10g，石斛10g，炒阿胶珠10g，炙女贞子10g，生甘草3g。

四诊（1998年9月15日）：患者药后瘀斑消退，未见咳血，口咽干燥减轻，口中黏腻，有气味，烘热，潮红，易汗，大便欠实，舌质暗，苔薄黄腻，脉细。证属肝肾亏虚，热郁湿阻。处方：生地黄15g，天花粉15g，天冬10g，麦冬10g，玄参10g，知母10g，石斛10g，佩兰10g，鸡内金10g，枸杞子12g，旱莲草

12g，炒山药 12g，甘草 3g，黑栀子 6g。

五诊（1999 年 3 月 10 日）：上药断续服用，患者病情稳定，稍有口干，精神良好，大便正常，舌质暗，苔淡黄腻，脉细。以补益气阴法调治。四诊方加太子参 10g，炒阿胶珠 10g。

后患者自行根据病情间断服药，病情较为稳定，口干不著，各项检查基本正常。

按语：

SS 以肝肾阴虚为本，燥热为标。久病入络，络热血瘀；阴津亏虚，气失所养；阴液亏耗，脏腑失濡，生湿生热。故病程中常兼夹瘀热、气虚、热郁湿阻之证。本案初诊以肝肾亏虚，津气不足为主，治以滋补肝肾，益气生津，方选六味地黄汤加天冬、麦冬、枸杞子、石斛、沙参、乌梅、葛根等滋养肝肾，生津止渴；黄芪益气。三诊出现下肢瘀斑、时有咳血等瘀热迫血妄行之症，故改用犀角地黄汤合二至丸、增液汤加味以清热凉血，化瘀止血，兼以补肾养阴。四诊出现口中黏腻，有气味，苔薄黄腻等湿热内蕴之象，故改用增液汤加栀子、知母、佩兰等生津养阴，清热化湿。由于辨证准确，药随证转，故病情改善。

案 7　阴阳两虚，水不济火

陈某，女，58 岁。

初诊（1997 年 3 月 1 日）：患者有干燥综合征病史 10 余年，长期服用中药治疗，现因停药 1 周，加之劳心，夜寐不安，夜尿多，口咽干燥，胸闷，肩部怕冷，腰冷，腿酸乏力，大便干结，数日一行，舌红，苔薄黄腻，脉细。病机属心肾亏虚，水不济火。治当阴阳双补，交通心肾。处方：太子参 15g，生地黄 12g，石斛 12g，乌梅 5g，黄连 3g，肉桂（后下）3g，焦栀子 12g，酸枣仁 25g，菟丝子 15g，淫羊藿 10g，肉苁蓉 10g，桑寄生 12g。

二诊（1997年4月2日）：患者口咽干燥减轻，夜寐欠佳，肩、背、腰部疼痛怕冷，舌质暗，苔薄黄腻，脉细。其干燥症状及夜寐不安症状均有缓解，药已中的，守法继进。初诊方去乌梅、焦栀子、肉苁蓉，改生地黄10g，菟丝子10g，加枸杞子10g，锁阳12g，山萸肉10g。

三诊（1997年7月9日）：患者口咽干燥进一步减轻，神萎欲寐而不能睡，晨起口中有黏痰，舌下时有溃破，腰腿酸软，大便数日一行，夜尿2～3次，舌质暗，苔薄黄腻，脉细。证属肝肾亏虚，气阴两虚，水不济火。治拟补益肝肾，益气养阴，交通心肾。处方：太子参12g，麦冬10g，五味子10g，生地黄12g，玄参10g，枸杞子10g，夜交藤15g，酸枣仁25g，黄连3g，菟丝子12g，锁阳15g，全瓜蒌15g，丹参12g。

四诊（1999年1月6日）：患者间断服用中药，病情基本稳定，精神面貌改善，口咽干燥不显，眼干不著，腰酸减轻，夜寐尚可，下肢怕冷，舌下时有破溃，舌质暗，苔薄黄，脉细。病机以肝肾亏虚，气阴两虚为主，治拟补益肝肾，益气养阴。处方：生黄芪12g，太子参12g，麦冬10g，生地黄12g，石斛12g，枸杞子12g，天花粉15g，桑寄生15g，淫羊藿10g，佩兰10g，泽兰10g，白残花5g，炒谷芽10g，炒麦芽10g，酸枣仁25g。

按语：

本案患者患病多年，肝肾阴虚，阴伤及阳，肾阳不足，难以蒸化肾水上承以济心火，加之肾水不足，以致心火亢盛，心肾不交，出现夜寐不安、舌体溃破等症。治当阴阳双补，交通心肾。然助阳药物性偏温燥，有伤阴之虑，本案病属阴伤及阳，须慎用桂、附、姜之辛热，宜用菟丝子、淫羊藿、肉苁蓉、锁阳等温润之品，配合太子参、生地黄、石斛、乌梅等益气养阴润燥，交泰丸交通心肾，辅以焦栀子清泄心火，酸枣仁养心安神，故获良效。待心神得安，则着重平补肝肾，益气养阴，充分体现了中医治病求本之原则。

案 8　气阴两虚，水痰瘀滞，络气不和

张某，女，67 岁。

初诊（2000 年 12 月 8 日）：患者胸闷、胸痛伴气短乏力 3 个月，活动后加重，先后于多家医院住院治疗，住院期间需至少每 1 ～ 2 周抽取一次胸腔积液（抽液量为 700 ～ 1200mL）或胸腔引流，胸闷症状方稍缓解，经各项检查，诊断为干燥综合征、乳糜胸水。试用泼尼松每日 45mg、胸腺肽每日 10mg 肌注，每周两次，但胸水难消，胸闷胸痛持续，仍需每 2 周抽胸水 1 次，量约 1000mL。刻诊：患者主诉胸闷，左侧胸痛，活动、睡眠转侧时尤甚，气短，微咳，头晕，易汗，盗汗，常有汗湿衣衫，两颧经常烘热潮红，时间不定，关节疼痛明显，口干欲饮，咽干眼燥，视物模糊，二便尚调，舌质紫有裂，苔薄，脉细数。查体：左肋间饱满，呼吸运动减弱，下肺呼吸音减弱，叩诊实音。中医诊为饮停胸胁的悬饮。病机属气阴两虚，水痰瘀滞，络气不和。治法：益气养阴，泻肺利水，活血化瘀，理气和络。处方：炙桑白皮 20g，炙鳖甲（先煎）15g，功劳叶 10g，生黄芪 20g，冬瓜皮 15g，通草 6g，瓜蒌皮 15g，地骨皮 15g，泽兰 15g，泽泻 15g，猪苓 20g，茯苓 20g，生白术 15g，旋覆花（包煎）10g，南沙参、北沙参各 10g，泽漆 12g，天仙藤 12g，路路通 10g，车前子（包煎）15g，降香 5g，炒苏子 10g。7 剂，每日 1 剂，水煎 2 次，分 2 次服。

二诊（2000 年 12 月 15 日）：患者胸闷、气急缓解，但平卧仍不舒，盗汗减少，面部潮红，尿多，舌质暗紫有裂纹，苔黄，

脉细。初诊方加阿胶（烊冲）10g，生地黄12g。

三诊（2000年12月22日）：患者复查B超胸水定位，由9.7cm降至7.6cm，因担心胸水吸收缓慢，抽水1200mL，并注射庆大霉素8万单位。药后左胸稍闷，时欲深呼吸，不咳，面部潮红消失，腿酸，盗汗减少，食纳增加，大便正常，舌质暗紫有裂纹，苔薄，脉细。初诊方改炙桑白皮15g，加葶苈子12g，制香附10g，海藻12g，去苏子。

四诊：上方继服约2个月，胸水已50天未再抽取，胸闷、气急尚能耐受，复查B超，胸水在8～10肋间，进展缓慢。症状仍以左侧胸闷为主，左胸隐痛，咳嗽不多，痰黏，色白，面微有潮红，未发低热，口干咽干眼燥已缓解，大便不实，每日2～3次，舌质紫暗有裂纹，苔少，脉细兼滑。守前法再予初诊方加雷公藤5g，炒白芍10g，怀山药12g，巩固治疗4个月后治愈，B超示无胸水，患者胸闷、胸痛、气急等诸症消失。

按语：

本案患者乳糜胸水经西医院各项检查，排除外伤、肿瘤、结核等原因，考虑为干燥综合征引起胸导管或其分支炎性损伤所致。患者以胸闷胸痛活动、睡眠转侧时尤甚为主症，检查提示乳糜胸水，属中医饮停胸胁之悬饮。病机为气滞、水饮、痰浊、瘀血阻滞，络气不和。口干欲饮，咽干眼燥，视物模糊，乃阴虚津亏之象；气短，乏力，头晕，易汗，则为阴伤气耗，气阴两虚；兼有盗汗，两颧潮红，为虚火上炎之候。故当标本同治，宜益气养阴，泻肺利水，化痰清火，理气活血，化瘀和络。药用炙鳖甲、功劳叶、地骨皮、阿胶、生地黄、白芍、南北沙参滋阴降火；黄芪、山药益气；桑白皮、葶苈子泻肺利水；泽漆、冬瓜皮、猪苓、泽泻、车前子、通草利水渗湿；茯苓、白术健脾利水；泽兰活血利水；瓜蒌皮、苏子、海藻化痰宽胸；香附、降香、路路通、天仙藤、旋覆花化瘀止痛，理气和络；后期加用雷公藤祛风除湿，活血通络止痛，且有抗炎、免疫抑制作用，可用于控制干燥综合征原发病。患者年事已高，病史较长，症情较重，因辨证、用药精准，治予消补并施，终使水饮得消，气血调和，病情告愈。

案9 湿热中阻，气阴两伤，肝肾下虚

陈某，女，56岁。

初诊（1997年10月15日）：患者口干多年，逐渐加重。近来自觉口中毫无津液，进食干性食物尤显，整日饮水不断，仍难解其渴，外出必自备水杯，并含咽西洋参片，西医诊断为"干燥综合征"。刻下：不思饮食，嗳气频作，口中有黏滞感，口苦，疲倦乏力，舌质紫，苔黄腻，脉细滑。证属湿热中阻，气不布津，津气两伤。处方：藿香10g，佩兰10g，泽兰10g，黄连3g，法半夏10g，太子参10g，川石斛10g，厚朴5g，芦根15g，茯苓10g，枳壳10g，橘皮6g，竹茹6g，焦山楂、焦神曲各10g。

二诊（1997年10月29日）：患者口中黏滞感消失，口干亦减，晚餐后口中仍有黏腻感，食纳知味，午后胃中嘈杂，寐差，舌质暗红，苔黄腻，脉小弦滑。治疗仍从湿热中阻，津气不能上承，气阴两亏，心肾失交治疗。处方：藿香10g，佩兰10g，泽兰10g，黄连5g，法半夏10g，太子参10g，川石斛10g，厚朴5g，芦根15g，茯苓10g，枳壳10g，橘皮6g，竹茹6g，焦山楂、焦神曲各10g，葛根12g，肉桂（后下）2.5g。

三诊（1998年1月9日）：患者服药1个月，口干明显改善，口苦、口中黏腻感消失，食纳好转，精神亦有改善，但睡眠仍差，每日服安眠药仅能睡4～5小时，腰酸，下肢清冷，尤以膝以下为甚，沉坠重滞，抬腿无力，行路步态细碎，舌质暗红，苔黄腻，

脉小弦滑。此为湿热中阻，气阴两伤，肝肾下虚，心肾不交。处方：太子参 12g，大麦冬 10g，生地黄 12g，天花粉 15g，知母 10g，芦根 15g，川石斛 10g，葛根 12g，黄连 3g，肉桂（后下）2g，法半夏 10g，藿香 10g，佩兰 10g，泽兰 10g，厚朴 5g，淫羊藿 10g，川续断 15g，熟枣仁 30g。

四诊（1998 年 3 月 5 日）：患者药后腿冷减轻，夜寐亦有改善，尿频，舌质暗，苔薄黄腻，脉细滑。因步态不稳，有时手抖，脑科医院诊为"帕金森病"，现服用苯海索（安坦）治疗。仍从肝肾下虚，气阴不足，湿热中阻治疗。处方：太子参 12g，大麦冬 10g，天花粉 10g，知母 10g，玄参 10g，生地黄 12g，枸杞子 10g，川石斛 10g，佩兰、泽兰各 10g，生黄芪 15g，淫羊藿 10g，山萸肉 10g，熟枣仁 30g。

五诊（1998 年 5 月 20 日）：患者病情稳定，口稍干，胃不胀，食纳正常，腰酸腿软减轻，夜寐尚可，舌质暗有裂，苔薄黄，脉细。治依原法再进。处方：太子参 12g，生黄芪 12g，大麦冬 10g，石斛 12g，生地黄 12g，天花粉 15g，枸杞子 12g，桑寄生 15g，淫羊藿 10g，白残花 5g，炒谷芽、炒麦芽各 10g，熟枣仁 25g。

六诊（1999 年 9 月 20 日）：患者自行间断服用上方 1 年，病情平稳，较前改善，口干不著，外出已无需带水杯，饮食正常，夜寐亦可，腿软，步履基本正常，精神良好，面色红润，舌质暗，苔薄黄，脉细。再予益气养阴，补益肝肾。处方：太子参 12g，生黄芪 12g，大麦冬 10g，石斛 12g，生地黄 12g，天花粉 15g，枸杞子 12g，桑寄生 15g，淫羊藿 10g，川续断 10g，白残花 5g，佩兰、泽兰各 10g，炒谷芽、炒麦芽各 10g。

嗣后患者一般情况良好，根据身体状况，酌情间断服药以巩固。

按语：

本案患者初诊见口中黏滞感，口苦，纳差，苔黄腻，脉滑，证属湿热中阻；伴疲倦乏力，脉细，为气虚之象。故治以清化湿热，益气养阴。取藿香、佩兰、厚朴化湿，小剂量黄连燥湿，防苦寒伤阴太过，加之泽兰、茯苓利湿，上下分消；并取太子参益气养阴，石斛、芦根养阴润燥生津，标本同治；并辅以橘皮、枳壳理气和胃，焦楂曲和胃消食，半夏、竹茹和胃降逆以解患者嗳气、纳差之苦，故两诊即见显效。后期患者出现腰酸、下肢清冷、抬腿无力等症，此为肝肾下虚，阴损及阳之候，且此时口黏、口苦已愈，舌苔由黄腻渐转至薄黄，可见湿热之邪已祛大半，治疗重心以益气养阴、补益肝肾为主，故减藿香、黄连、茯苓等祛湿之品，加生地黄、麦冬、玄参、知母等加强养阴润燥之力，再入生黄芪以增益气之功；予枸杞子、桑寄生、山萸肉平补肝肾，温而不燥之淫羊藿、川续断等补益肾阳。诸药合用，共奏益气养阴、补益肝肾、阴阳同补之效。此案患者年高，并合并帕金森病，病程亦较长久，肝肾阴虚之象明显，且阴损及阳，故治以清化湿热，益气养阴，兼以补益肾元。药证相合，疗效显著。

【参考文献】

［1］中华医学会风湿病学分会.干燥综合征诊断及治疗指南［J］.中华风湿病学杂志，2010（11）：766-768.

［2］Gary S.Firestein，Ralph C.Budd，Sherine E.Gabriel，等.凯利风湿病学［M］.北京：北京大学医学出版社，2015.

（周志华）

第十二章　多发性肌炎与皮肌炎

特发性炎性肌病（idiopathic inflammatory myopathy，IIM）是一组以骨骼肌受累为突出表现的获得性自身免疫性疾病。多发性肌炎（polymyositis，PM）和皮肌炎（dermatomyositis，DM）是特发性炎性肌病中最常见的临床类型。对称性四肢近端肌无力是PM/DM的特征性表现，其中DM还可同时有特征性的皮肤改变，其典型的皮疹与肌肉表现不一定同时出现。间质性肺炎、肺纤维化、胸膜炎是PM/DM最常见的肺部表现，少数患者呼吸肌受累可危及生命。此外，本病还可累及消化系统，常见累及咽、食管上端。我国PM/DM的发病率尚不明确，国外报告的发病率为0.6～1/万。不同种族发病率不全相同，女性多于男性，而PM在儿童群体很少见[1]。

PM/DM的确切病因并不清楚，但遗传及环境因素可能均与本病发生有关。PM与DM在免疫病理机制上存在明显的不同。PM是细胞免疫介导的人类白细胞抗原（HLA）限制性抗原特异性地针对肌纤维的自身免疫反应，其靶器官是肌纤维；而DM则是体液免疫介导为主的微血管病变，其靶器官是血管。大多数PM患者有明显的肌酶升高，如肌酸激酶、醛缩酶、谷草转氨酶、谷丙转氨酶和乳酸脱氢酶；部分DM患者肌酶升高不明显。肌电图和肌活检是诊断本病的重要手段。皮肌炎可以见到典型的皮肤损害：如向阳性皮疹、Gottron征以及在双侧膝、肘、踝等关节及面部、颈部和上半身出现的红斑性皮疹。糖皮质激素是治疗PM和DM的首选药物，免疫抑制剂可选用氨甲蝶呤、硫唑嘌呤、环孢素、环磷酰胺和抗疟药等。近年来静注人免疫球蛋白这一治疗手段也已被广泛应用。

多发性肌炎或皮肌炎之病名在中医古文献中无记载，近代多数学者根据其不同阶段的临床表现，将其归属于痹证的"肌痹"或"痿证"等范畴，初期以肌痛和雷诺现象表现为主者可从"肌痹"论治；后期以肌无力、肌肉萎缩、瘫痪为主要症状时，可按"痿证"或"虚劳"等辨治；如伴有皮肤损害，通常为多处水肿性鲜红色或暗红色斑块，可以从"发斑""阴阳毒"论治；如以咳嗽咳痰、呼吸困难为主要表现，则可从"咳嗽""痰饮"论治。

【病因】

1. 饮食不节

胃为水谷之海，主受纳和腐熟水谷。如长期过食或暴食生冷，耗伤中焦阳气；饮酒无节，损伤胃体；饥饱无常，损伤脾胃，导致脾胃虚弱，气血生化乏源，肢体失养而痿弱不用。亦可因偏食辛辣，蕴热伤阴，嗜食肥腻炙煿，积滞难消，酿生湿热，湿热浸淫，气血运行不畅，筋脉肌肉失润而弛纵不收，发为痿证。正如《张氏医通》："脾痹则阳气不运，故四肢懈惰，上焦痞塞也。"

2. 六淫之邪侵袭

肺主卫，外合皮毛。本病初起可因外感风、寒、热等邪气与湿相合为患。如风热外袭，侵及肺卫，可见恶寒发热，日久由表入里，蕴郁成毒，热毒蕴结肌肤，可见皮肤斑疹；热邪久蕴，煎灼津液，伤津耗气，肺热叶焦，不能布散津液以润泽五脏，遂致四肢筋脉失养，痿弱不用；寝卧湿地或冒雨涉水，雾露所伤，寒湿之邪袭表，可见肌肉酸胀疼痛；寒湿之邪入里，中伤脾胃，致脾虚不能运化水湿，痰湿滞留经络，则肢体重着、肿胀。

3.药毒所伤

若因服用多种中西药物，伤胃体，耗胃气，损胃阴，使脾胃虚损，气血生化乏源，而见肌肉萎废无力。服用或接触毒性药物，损伤气血经脉，脉道失畅，亦可致痿。

4.久病或他病续发

多因久病或癥积转化而来，外感或内生之湿热毒邪内蕴，日久病及气血，气滞血瘀，经络阻滞，不通则痛，而见肌肉疼痛，肌肤斑疹色暗，伴肢体麻木不仁，萎弱乏力等。或久病中气受损，气血生化乏源，筋骨肌肉四肢失养，而见关节不利，肌肉瘦削。

【病机钩要】

1.基本病机为风毒遍表，湿热阻络，病及脾肾

（1）脾虚气弱为病理基础

多因饮食不节或药物毒物所伤，损伤脾胃，脾主肌肉、四肢，脾虚后天化源不足，气血亏虚，肌肉、四肢无以充养则肌肉无力，营卫不通则肌肉疼痛、麻木，甚则肌肉瘦削，四肢困重不举，筋骨痿弱不用。

（2）肝肾亏虚为本

多因先天禀赋不足、外感六淫邪气、药毒所伤、久病等，内损五脏，脏腑精气亏虚，肝肾不足，筋脉肌肉失于濡养，发为本病。

（3）风毒遍表、湿热阻络为标

外受风毒之邪，在表侵及肌肤，而见皮肤斑疹，可伴皮肤瘙痒、脱屑等；或因风热外袭，日久由表入里，蕴郁成毒，热毒蕴结肌肤，可见皮疹色鲜红；或因素体阳盛或阴虚有热，外受寒湿，日久化热，湿热内蕴，痹阻络脉；或热毒入里，内伏营血，热邪

内盛,而见高热,发于肌表,可见皮肤斑疹色红,有灼热感,甚则内传脏腑,出现气急胸闷、神昏等危象。

2. 脏腑病位主在脾肾,涉及肺与肝

肾为先天之本,藏精主骨生髓,肝为藏血之脏,主身之筋膜,肝肾乙癸同源;肺主卫,外合皮毛腠理,脾主一身肌肉,为后天之本,气血生化之源,肝肾之精血有赖于脾胃对水谷精微的运化以充养。若先天禀赋不足,或后天失养,或外受邪气由表入里,侵及肺卫,内损脏腑,或为毒物所伤,四肢百骸、肌肉筋骨失于濡养,则损及肌肉或肺卫皮肤肌腠,表现为皮疹、四肢肌肉无力等。

3. 病理性质属本虚标实,虚实夹杂,病理因素涉及风、湿、热、毒、瘀

本虚责之于脾虚气弱或肝肾亏虚,标实责之于热毒、风毒、湿热、瘀血。脾虚气弱则见肌肉痿软无力,容易疲劳;肝肾亏虚,则见肌肉酸痛,腰膝酸软,皮疹色暗;营血伏热,热毒炽盛,可见皮疹鲜红,触之灼热,身热不退;风毒遏表,则见皮疹瘙痒、脱屑,或见肢节疼痛;湿热内蕴,则见肌肉酸痛重着,甚则肿胀不消;瘀血壅滞,则见皮疹色暗,瘀斑,皮肤色素沉着。

4. 病机演变

脾虚运化无权,寒湿或湿热内生,流注四肢关节肌肉,导致肢体困重痿软无力。湿邪久困,脾运失健,气血生化乏源,筋骨肌肉失于濡养,又可进一步加重病情。湿热久羁,影响气血运行,可致瘀血内生,湿、热、瘀互结,气血阻滞;湿热亦可化燥伤阴,而见阴津亏耗;湿热瘀互结及气血津液亏虚均可加重肌肉筋骨失养。日久病及肝肾,而见肝肾气血不足,湿、热、瘀互结之重症。

【辨证要点】

临证应明辨其标本虚实及病变脏腑。

1. 辨虚实主次

病程短，发病急骤，皮疹色鲜红，伴有高热等，多属实，应辨其风、湿、热、毒、瘀之主次；病程久延或年老体衰，皮疹暗红或紫红，或肌肉萎缩，腰膝酸软，多属虚。病初或发作期多以标实为主，当辨其风毒遏表，营血伏热，湿热阻络之偏盛；病久或缓解期多以肝脾肾亏虚为主，当辨其脏腑病位。

2. 辨病理因素

本病涉及病理因素主要包括风、湿、热、毒、瘀，若表现为皮疹此起彼消伴瘙痒，关节游走疼痛，则以风为主；表现为大便易溏，不欲饮食，肢体困重难举，则以湿为主；若肌肉酸痛重着，甚则肿胀不消者，则为湿热；若以发热甚至高热为主症，面部烘热，皮疹色鲜红，则为热毒内蕴；若皮疹紫红或暗红，皮肤色素沉着，多有瘀血壅滞。

3. 辨脏腑病位

本病以肌肉酸痛、痿软无力为主症，脏腑病位责之于脾肾，涉及肺肝，初期多以肺脾气虚为本，日久累及肝肾，表现为阴血不足。若表现为四肢肌肉乏力，短气伴咳喘者，多责之于肺脾；病程久延，腰膝酸软，头晕眼花，多责之于肝肾；形寒肢冷，大便稀溏，多责之于脾肾。

【治则治法】

本病治当清热化湿，活血化瘀，补益脾肾。临证应权衡标本主次，立法遣药。一般而言，急性期当遵急则治标、缓则治本的原则，治以清热利湿、活血化瘀，佐以补脾肾、益气血之法，但必须辨清湿、热、瘀三者的主次或兼夹程度，如杂合湿热、瘀热，或两者并见的不同证候，当细辨主次，适当兼顾治疗。缓解期以治本为主，但不可骤然过补，以免助湿生热。

【病机证素条目】

1. 脾虚气弱证

（1）辨证

特异症：四肢抬举无力；肌肉萎缩。

可见症：神疲乏力；面色㿠白；少气懒言；大便稀溏。

相关舌脉：舌质淡，边有齿印，苔白腻，脉细无力。

（2）治法：健脾益气。

（3）例方：补中益气汤加减。

（4）常用药：黄芪补中益气，升阳固表；党参、炙甘草、白术补气健脾；当归养血和营，助党参、黄芪补气养血；陈皮理气和胃；少量升麻、柴胡升阳举陷。

（5）加减：脾虚气血不足者，加太子参、制黄精、制首乌；湿困明显，加生薏苡仁、晚蚕沙、汉防己健脾利湿；肝肾阴虚而见口干、手足心热，加玄参、石斛养阴生津；疲劳乏力、大便稀溏，可加用葛根益气升清。

2. 湿热内蕴证

（1）辨证

特异症：四肢肌肉酸痛重着，甚则肿胀不消。

可见症：关节酸痛，屈伸不利；食少脘闷；渴不欲饮；大便溏薄不爽。

相关舌脉：舌质红，边有齿印，苔黄腻，脉细滑。

（2）治法：清热利湿。

（3）例方：四妙丸加减。

（4）常用药：黄柏善除下焦之湿热；炒苍术、炒白术、生薏苡仁健脾燥湿除痹；汉防己利水消肿，祛风止痛；川牛膝活血通经络，补肝肾，强筋骨，且引药直达下焦。诸药合用，共奏清热利湿之功。

（5）加减：湿热在里而见肌肉疼痛，身热不扬，苔黄腻者，加忍冬藤、黄连、黄芩、厚朴、草薢、土茯苓；病程较长，痰瘀互结，肌肉有麻木感或酸胀感，加炙僵蚕、制南星、鸡血藤、鬼箭羽化痰行瘀。

3. 肝肾亏虚证

（1）辨证

特异症：皮疹色暗或为色素沉着；四肢肌肉酸痛隐隐；肌肉萎缩。

可见症：神疲乏力；腰膝酸软；形体偏瘦；面色潮红；五心烦热；口干咽燥；失眠；盗汗。

相关舌脉：舌质红少苔或中剥有裂纹，脉细数。

（2）治法：滋补肝肾，养阴和营。

（3）例方：六味地黄丸合二至丸加减。

（4）常用药：熟地黄、枸杞子、山萸肉滋补肝肾之阴；生地黄、女贞子、旱莲草补益肝肾，滋阴凉血；菟丝子、川续断、桑寄生益肾养肝，强筋骨。

（5）加减：病程久延，肌肉萎缩明显，肝脾肾俱损，气血亏虚，加当归补血汤益气养血，淫羊藿、巴戟天补肾壮阳，祛风除湿；激素撤减过程中，面容浮肿，亦可添淫羊藿、巴戟天；皮疹色暗或遗留色素沉着，加菝葜、漏芦、狗舌草祛风活血，清热解毒。

4. 营血伏热证

（1）辨证

特异症：皮疹鲜红或紫红，触之灼热，身热不退。

可见症：面红目赤；心烦；口渴喜冷饮；口苦；尿黄。

相关舌脉：舌质红绛或紫暗，苔黄燥，脉弦滑数或洪数。

（2）治法：凉血化瘀。

（3）例方：犀角地黄汤加减。

（4）常用药：犀角（水牛角代）凉血清心解毒；生地黄凉血滋阴生津，一助犀角清热凉血止血，一恢复已失之阴血；赤芍、丹皮清热凉血，活血散瘀；紫草清热凉血，活血消斑。

（5）加减：肝肾阴虚明显而见口干、手足心热，加玄参、石斛；血热、血燥生风而见皮肤瘙痒者，加苍耳草、地肤子、凌霄花、僵蚕、蝉衣祛风凉血活血；热邪偏盛，皮疹色红明显者，加野菊花、紫花地丁清热解毒；偏于热盛，身热不退者，重用生石膏，加青蒿、鸭跖草。

【临证备要】

1. 治标重于治本，控制病情复发

针对本病病情进展迅速的特点，临证应治标重于治本。在疾病发作期或进展期，应当急则治其标，以祛风解毒、清热化湿、凉血散瘀为主，控制疾病进展；疾病缓解期，亦应结合风、湿、热、毒、瘀之偏盛及脏腑病位，配伍相应药物进行治疗，以防病情复发。常用药物包括苍术、白术、黄柏、木防己、生黄芪、当归、生薏苡仁、川牛膝。风湿偏盛者，重用苍术、白术、防己、生薏苡仁等祛风化湿药物；瘀象明显者，加鸡血藤、土鳖虫、熟

大黄；湿邪困于中下焦者，可加木瓜、晚蚕沙、萆薢、土茯苓；热毒炽盛，可加用蒲公英、紫花地丁、紫背天葵子、金银花；气虚明显者，可加大黄芪用量，但切不可骤补，以免助湿生热。

2. 气虚肌痿者重用黄芪[2]

"至虚之处，便是留邪之地"，脾肾亏虚、大气虚损为痿证的重要病机，患者以肌肉痿弱不用为主症，当重用黄芪，剂量可用至 90g，黄芪既善补气，又善升气，且其质轻松，可配用当归，寓当归补血汤之意。

3. 针对病机特点，随证施治[2]

周师辨证灵活，强调审机论治，随证治之。不拘于《素问·痿论》所述"肺热叶焦"是痿证的主要病机，亦不一味以补法治疗本病。如下肢浮肿，肤胀身重，为气血不畅，水湿遏表，选防己黄芪汤加减治疗；下肢痿软，尿黄，苔薄黄腻，辨证属下焦湿热者，加用四妙丸。

【医案选录】

案1 湿热浸淫，脾虚气弱

鲁某，女，16 岁。

初诊（1999 年 4 月 14 日）：患者两下肢软弱无力 2 年余，曾于脑科医院确诊为多发性肌炎，予泼尼松治疗，最大量达 60mg/ 日。就诊时药量为 50mg/ 日，5 个月来多次复查各项指标，改善不显，近期检查结果为：CK 4147U/L，AST 119U/L，ALT 141U/L，LDH 1150U/L，症状无明显缓解。刻诊：两下肢软弱无力，举步乏力，登楼上行难以支撑，腿足末端肌肉萎缩，两手臂乏力，近 3 个月来形体渐胖，呈满月貌，月经正常，怕热多汗，二便尚调，舌边尖红，苔淡黄腻，脉濡。病机为湿热浸淫，脾虚气弱，气血不能灌注。处方：生苍术、生白术各 15g，葛根 20g，生薏苡仁 20g，黄柏 10g，五加皮 6g，木防己 10g，木瓜 10g，晚蚕沙（包）10g，生黄芪 25g，黑料豆 10g，鸡血藤 20g，川石斛 15g，土鳖虫 10g。

二诊（1999 年 4 月 21 日）：患者药后诸症无明显改善，两下肢汗多、色黄，尿黄，苔淡黄腻，脉濡。治守前法，原方加萆薢 15g，改生黄芪 30g，五加皮 9g。

三诊（1999 年 5 月 28 日）：患者右下肢软弱无力好转，左下肢无明显改善，仅能上抬 30°，且自觉皮肤发凉，汗多，怕热，苔黄腻，脉濡。仍从湿热浸淫，气血不能灌注治疗。生苍术、生白术各 15g，葛根 20g，生薏苡仁 20g，黄柏 10g，五加皮 9g，木防己 10g，木瓜 10g，晚蚕沙（包）10g，生黄芪 30g，黑料豆 10g，鸡血藤 20g，川石斛 15g，土鳖虫 10g，萆薢 15g，川续断 20g，淫羊藿 10g。

四诊（1999 年 6 月 25 日）：痿证从湿热浸淫，脾肾两虚治疗有效，下肢力量继续改善，苔黄腻，脉濡。5 月 28 日方加独活 10g，桑寄生 15g，炮山甲（先煎）10g。

五诊（1999 年 7 月 9 日）：患者下肢行走自如，但尚难以登楼，卧床时下肢可自行抬举，但须屈膝，舌质暗，苔薄黄，脉濡。再予清化湿热，补益肝肾。三诊方加独活 10g，桑寄生 15g，炮山甲（先煎）10g，油松节 12g。

六诊（1999 年 9 月 17 日）：患者两下肢抬举趋向复常，但力量仍稍弱于正常，多汗，食纳知味，激素逐月递减，目前每日 20mg，苔黄腻，脉濡滑。行气通络有效，依原法再进，治以清化湿热，补益肝肾。生苍术、生白术各 15g，生薏苡仁 20g，黄柏 10g，怀牛膝 10g，知母 10g，五加皮 10g，木防己 10g，晚蚕沙

（包）10g，独活10g，萆薢15g，天仙藤15g，鸡血藤20g，川石斛15g，桑寄生15g，川续断20g，淫羊藿10g，土鳖虫10g，炮山甲（先煎）10g，伸筋草15g。

七诊（1999年10月8日）：患者病情继续好转，两腿可上抬，腿部力量亦较前增强，下肢凉感消失，但尿多，气味重，舌质暗，苔黄腻，脉濡。治以清化湿热，培补脾肾，予活血通络药再进，以求全功。六诊方加土茯苓20g，车前子（包）15g。

按语：

本案患者长期使用大量激素，湿从热化，呈现一派湿热浸淫、脾虚气弱之象，故初诊以四妙丸为主方，重用苍术、白术，再合以木防己、蚕沙、五加皮、木瓜等祛风化湿之品，清化湿热以治其标；以生黄芪、葛根、石斛、黑料豆补气养血，培本固元；鸡血藤、土鳖虫活血通络。后渐加黄芪用量，以增强培补之力。药进2个月，药力渐显，下肢腿软明显改善，先后加入续断、牛膝等，肌萎之症基本控制并逐渐改善。因患者自觉患肢发凉，又加入淫羊藿、桑寄生、炮山甲等温肾通络之品，病情稳步改善，治疗近半年，患者行走、起坐接近常人[3]。

案2　肝肾亏虚，气虚湿困，痰瘀阻络

穆某，男，49岁。

初诊（2008年11月12日）：患者2年前始觉肌肉酸痛，逐渐加重，曾住院检查确诊为"多发性肌炎"，用泼尼松、氨甲蝶呤、盖诺真等综合治疗至今，仍觉周身不舒，疲劳乏力，关节不痛，欲寐，稍有口干，舌质暗紫，苔黄厚腻，脉细滑。证属肝肾亏虚，气虚湿困，痰瘀阻络。处方：秦艽10g，炒苍术10g，炒黄柏10g，生薏苡仁15g，汉防己15g，制南星10g，晚蚕沙（包）10g，葛根15g，川石斛10g，生黄芪15g，片姜黄10g，鬼箭羽

15g，桑寄生 15g，鸡血藤 15g。

二诊（2008 年 11 月 22 日）：患者近期肌肉酸困反见加重，胸闷气短，但舌苔厚腻有改善，脉细滑。推测症状加重可能与天气寒冷有关，守法观察。初诊方加络石藤、青风藤各 15g。

三诊（2008 年 12 月 6 日）：患者药后周身肌肉酸困明显减轻，但仍有酸痛部位不固定，自觉腰骶部冷，精神好转，食纳增加。初诊方加淫羊藿 10g，青风藤、络石藤各 15g。

四诊（2008 年 12 月 20 日）：患者药后肌肉酸困，天阴加重。初诊方加马勃 5g，络石藤、青风藤、肿节风各 15g。

五诊（2009 年 1 月 3 日）：患者药后周身酸困基本消失，但阴雨天仍有影响，两胁下酸胀不舒，右大腿酸，晨尿色黄，大便稀，凌晨躁热，无汗出，舌边尖红，苔黄，脉细滑。初诊方加功劳叶 10g，生地黄 12g，络石藤、青风藤、肿节风各 15g，巩固治疗。

按语：

本案患者为中年男性，病程 2 年，以周身肌肉酸困为主症，结合舌质暗紫，苔黄厚腻，脉细滑，周师辨为肝肾亏虚，气虚湿困，痰瘀阻络。用药以秦艽、葛根、姜黄祛风散寒通络；苍术、汉防己、黄柏、薏苡仁、蚕沙、青风藤、络石藤、肿节风祛湿通络止痛；制南星、马勃化痰通络；川石斛、桑寄生、生地黄、淫羊藿补益肝肾；生黄芪益气，配合鸡血藤、鬼箭羽以行血活血；功劳叶清虚热，益肝肾。诸药合用，共奏补肝肾、益气血、祛风湿、蠲寒痛、散痰结、活瘀血之功。运用藤类药治疗痹证是周师多年临床经验之一，他认为凡藤蔓之属，善于攀越缠绕，质地坚韧，不但具有祛风除湿、行气活血之功效，更是通络引经之使药佳品，用于痹证尤宜。

案3　营血伏热，风毒遏表，肝肾亏虚

钟某，女，22 岁。

初诊（2002 年 4 月 22 日）：患者幼年患皮肌炎，曾用泼尼松控制，皮炎至今未愈，后一直未用泼尼松。目前病情明显加重，头面部皮疹红赤，有灼热感，唇周苍白，偶有瘙痒，头胸部亦有皮炎痒疹，舌质红，苔黄，脉细滑，ANA（＋）。证属营血伏热，风毒遏表，肝肾亏虚。处方：水牛角片（先煎）15g，赤芍 10g，丹皮、丹参各 10g，生地黄 15g，紫草 10g，制首乌 10g，制黄精 10g，苍耳草 15g，生甘草 3g，地肤子 15g，生槐花 10g，连翘10g。

二诊（2002 年 5 月 6 日）：患者药后大便稍溏，偶有腹痛，每日 1 次，面部皮疹晨起明显，午后稍轻，口唇干，小便不黄，纳差，舌质暗苔黄，脉细。治依前法再进，初诊方加雷公藤 5g，凌霄花 10g，生山楂 15g。

三诊（2002 年 5 月 16 日）：患者颜面皮疹红赤情况稍有减退，目下、唇周皮肤渐好转，月经期及经后皮疹减轻（此为血分有热），口唇干，舌质暗，苔黄，脉细。治守前意。初诊方加苦参10g，白花蛇舌草 20g，雷公藤 5g，凌霄花 10g，生山楂 15g。

四诊（2002 年 6 月 13 日）：患者颜面皮疹减轻，潮红灼热感不重，稍痒，肠鸣，大便溏，两目干涩，唇干，经行先期五天，舌质暗红，苔薄黄，脉细。再予疏风解毒，凉血化瘀。处方：水牛角片（先煎）15g，赤芍 10g，丹皮 10g，生地黄 15g，紫草10g，凌霄花 10g，苍耳草 15g，炙僵蚕 10g，地肤子 15g，白鲜皮 15g，连翘 10g，生山楂 15g，炒六曲 10g，玄参 10g，乌梢蛇10g。

五诊（2002 年 8 月 30 日）：患者颜面皮疹红色较淡，但难

完全消退，偶有瘙痒，唇周无皮疹，面热稍轻，口干不显，手心不热，月经先期3天，现来潮第4天，血量不多，大便时溏，每日1次，舌质暗红，苔薄，脉细。此为阴虚络热，仍当标本同治。处方：水牛角片（先煎）15g，丹皮6g，赤芍12g，生地黄15g，泽兰、泽泻各15g，白薇15g，青蒿15g，鬼箭羽15g，生甘草3g，山萸肉10g，怀山药15g，漏芦10g，雷公藤6g，白花蛇舌草20g，焦山楂、焦神曲各10g，广地龙10g。

按语：

本案病起幼年，目前以皮疹红赤，有灼热感，唇周苍白，舌质红，苔黄，脉细滑为主要症状，辨证属营血伏热，风毒遏表，肝肾亏虚。周师治以凉血化瘀，祛风解毒，兼补肝肾，以犀角地黄汤为主加入三组药物：一组为加强清热凉血、化瘀解毒作用而设，如丹参、紫草、玄参、生槐花、凌霄花等；一组为祛风解毒而设，如苍耳草、地肤子、苦参、连翘、雷公藤等；另一组为平补肝肾之品，如制首乌、黄精、山药、山萸肉等。如是则络热得清，瘀血得化，风毒得解，肝肾得培，治标顾本，而收良效。

案4 肝肾阴虚，络热血瘀

单某，女，62岁。

初诊（2002年2月22日）：患者有皮肌炎病史1年余，症见心慌，胸闷气短，下肢软，经他处治疗均有减轻，现服用激素治疗，晨起手足、胫前胀急不舒，关节不痛，肌肉不僵，面色红赤，面部烘热自觉不显，腰痛，口干不显，舌质暗紫，苔黄薄腻，脉小滑数。证属肝肾阴虚，络热血瘀。处方：功劳叶10g，白薇15g，水牛角片（先煎）20g，赤芍12g，丹皮10g，生地黄15g，鬼箭羽15g，泽兰、泽泻各15g，路路通10g，木防己12g，天仙藤15g，楮实子10g，鸡血藤15g，晚蚕沙（包）12g，大腹皮

10g，川续断 15g。

二诊（2002 年 4 月 5 日）：患者胸闷气短、气急好转，两膝酸胀，下肢胫前浮肿消减，双手酸胀，烘热易汗，寐差，尿量尚可，大便溏，每日 3 ～ 4 次，面赤、浮肿现象有消减，激素已减半，寐差，舌质暗，苔黄，脉细滑数。初诊方去晚蚕沙，加地骨皮 12g，夜交藤 20g，焦山楂、焦神曲各 10g。

三诊（2002 年 4 月 26 日）：患者胸闷气短稍有好转，面部烘热减轻，浮肿消减，两膝僵痛，活动不灵，寐差，大便欠实，次数减少，每日 2 ～ 3 次，舌质暗红，苔黄，脉细滑。初诊方去晚蚕沙，加地骨皮 15g，夜交藤 20g，焦山楂、焦神曲各 10g，青风藤 15g，油松节 12g。

按语：

皮肌炎皮疹表现多样，可呈现鲜红如火、深红赤紫，隐于肌肤或显露肌表，或伴有瘙痒，病久肌肤甲错。此案患者症见面色红赤，腿软腰痛，舌质暗紫，苔黄薄腻，脉小滑数，分析其主要病机为肝肾阴虚，络热血瘀，可按中医学的"肌痹""皮痹"论治。故以犀角地黄汤、白薇煎为主方，加用功劳叶、鬼箭羽清热凉血散血；防己、天仙藤、楮实子、鸡血藤、晚蚕沙、路路通、大腹皮祛风除湿，蠲痹通络，利水消肿；川续断补益肝肾。后各诊次根据症情变化，皆用养阴清热、凉血散瘀、通络蠲痹诸法，选药组方调治。

案 5　湿热瘀阻，脾虚失运

陈某，男，47 岁。

患者诉 1 个月前眼周起红斑，后逐渐迁延至颈、胸背部，且感肌痛乏力，伴发热、吞咽无力。于当地医院诊为"皮肌炎"，给服泼尼松每日 60mg，治疗 14 天未见好转，肌无力加重。来诊时眼周、颈、胸背部红斑，肌肉无力、疼痛，肢端麻木不仁，并伴有气短乏力，胃纳不振，腹胀便溏，小便黄赤，舌暗红，苔黄腻，脉细。证属湿热瘀阻，脾虚失运。治宜清热利湿，凉血祛瘀，益气健脾。处方：黄柏 12g，川牛膝 12g，茵陈 15g，生地黄 20g，青蒿 20g，牡丹皮 15g，丹参 20g，赤芍 15g，紫草 12g，凌霄花 9g，生黄芪 30g，白术 20g，茯苓 20g。

药后精神及胃纳好转，二便正常，舌苔渐复常，原方减白术至 12g，加白鲜皮 15g，蕲蛇、乌梢蛇各 9g。续服 1 个月后肌力逐渐复常，皮肤红斑渐退，改泼尼松每日 30mg 治疗，随访 1 年病情稳定，泼尼松减至每日 5mg。

按语：

此患者以湿热瘀阻为典型特征，湿热瘀阻肌肤络脉，故见皮疹、肢端麻木等，治当清热化湿，凉血祛瘀，药用黄柏、牛膝、茵陈、生地黄、青蒿、丹皮、丹参、赤芍、紫草、凌霄花等。脾主肌肉四肢，脾气虚弱，失于健运，故见肌肉无力、气短乏力、便溏等，故选用黄芪、白术、茯苓等。周师初诊便抓住主要矛盾，一击中的。后加用白鲜皮、蕲蛇、乌梢蛇加强祛风通络作用，故见皮肤红斑渐褪。随访 1 年病情稳定，疗效卓著。

案 6　痰瘀闭肺，气阴两伤

王某，女，42 岁。

因"皮疹反复发作 1 年，咳嗽 10 天，胸闷气喘 3 天"于 2012 年 8 月 31 日入住某医院风湿免疫科。查肌酶：ALT 61U/L，LDH 436U/L。胸部 CT：两肺弥漫性病变伴局部实变；两侧胸膜局部增厚。血气分析：氧分压（PaO_2）76mmHg，二氧化碳分压（$PaCO_2$）41mmHg。入院诊断：皮肌炎；肺间质性病变。因患者肺部感染进展，伴 I 型呼吸衰竭，于 2012 年 9 月 5 日转入该院重症医学科（ICU），给予无创通气呼吸支持、脱水、抗感染、免疫支持等治疗。查体：两肺底可闻及少量湿啰音，心率 111 次 / 分，血压 120/60mmHg。G 试验、GM 试验均为阳性。延请周师会诊。

初次会诊（2012 年 9 月 6 日）：患者呼吸困难，喘闭不舒，语言不利，呛咳无痰，心慌，胸闷，体温最高 39℃，形寒不著，汗少不多，饥不能食，口干欲饮，大便 2 日前行 1 次，苔黄薄腻，舌质暗，脉小弦滑。证属痰瘀闭肺，虚体受感，气阴两伤。治当防其喘脱。处方：炒苏子 10g，葶苈子 20g，炒莱菔子 15g，法半夏 10g，炙桑白皮 20g，光杏仁 10g，炒黄芩 15g，老鹳草 20g，鱼腥草 20g，桃仁 10g，全瓜蒌 12g，金沸草 10g，桔梗 6g，前胡 10g，南沙参、北沙参各 12g，太子参 12g，降香 3g，土茯苓 25g，泽漆 20g，青蒿 20g，白薇 15g。

二诊（2012 年 9 月 12 日）：患者热势减轻，体温 38～39℃，神志清楚，胸闷减轻，气喘息促，口干，两手喜冷（诊时双手握冰），身热，傍晚减轻，大便少行，汗出不多，苔黄薄腻，舌质暗红隐紫，脉弦滑数。守法治疗。初诊方去白薇，改全瓜蒌 15g，加熟大黄 6g，鸭跖草 20g，知母 10g，金荞麦根 25g，麦冬 10g。

三诊（2012 年 9 月 26 日）：患者精神状态有所改善，气息喘促现象减轻，咳嗽痰黏，色白夹黄，躁热多汗，口干欲饮，身热减轻，但体温偶有波动，大便每日 1 次，偏软，无腹胀，左下肢肿胀酸痛（长期卧床导致左下肢深静脉血栓形成），舌体稍胖，苔黄薄腻，质暗红隐紫，脉小滑数。证属痰瘀郁肺，气阴两伤。二诊方加西洋参（另煎兑入）5g，炒玉竹 10g，芦根 15g，赤芍 10g，三七粉（分冲）4g，丹参 15g。

四诊（2012 年 11 月 1 日）：药后患者 10 月初即停止发热，10 月 8 日由 ICU 转入普通病房，10 月 20 日复查 G 试验、GM 试验均转阴。10 月 30 日复查 CT：两肺弥漫性肺泡渗出伴间质增厚；两肺下叶陈旧性病变，右上肺结节。痰培养：黏质沙雷菌感染。今日出院后即至周师门诊就诊。目前患者活动后仍有气喘，吸气困难，偶有咳嗽，无痰，面黄少华，夜间烦热，掌心热，小便不黄，大便每日 3～4 次，质稍软，时有左上腹痛，胃镜检查示慢性浅表性胃炎，舌质暗淡，苔淡黄薄腻，有齿印，脉小弦滑。证属气阴两伤，痰瘀阻肺，肺热内蕴。治法：益气养阴，清肺泄热，活血化瘀，降气平喘。处方：南沙参、北沙参各 12g，大麦冬 10g，太子参 15g，炒玉竹 10g，五味子 3g，知母 10g，炒黄芩 15g，鱼腥草 20g，冬凌草 20g，老鹳草 20g，炙桑白皮 15g，葶苈子 15g，泽漆 20g，丹参 15g，桃仁 10g，炒苏子 10g，金沸草 10g，法半夏 10g，陈皮 6g，厚朴花 5g，西洋参（另煎兑入）5g。

按语：

该例患者为一中年女性，有"皮肌炎伴肺间质性病变"的基础疾病。此次因肺部感染入院治疗，经用控制原发病的药物及抗生素后，感染无明显控制，且合并真菌感染，G 试验、GM 试验阳性，病情危重，延请周师三次会诊，转危为安，体现了中医在救治急重症中的作用。初诊患者以发热、呼吸困难、喘闭不舒为主要表现，辨其病机当属肺闭之证，以三子养亲汤降气豁痰为主方，配伍清肺化痰平喘、通腑泄热等药物。二诊、三诊热势逐渐减轻，四诊时患者已出院，病机归纳为气阴两伤，痰瘀阻肺，肺热内蕴，治以沙参麦冬汤合太子参、五味子、西洋参益气养阴，顾护津液，兼以清肺泄热，降气化痰，活血化瘀。前后诊治四次，患者病机从邪热痰瘀闭肺，到郁肺，再到阻肺，闭阻程度逐渐减轻；从气阴两伤不显，到气阴两伤为主，体现了病机的演变转化。肺炎传变的一般过程，初期多在卫分，卫气被郁；极期则热壅肺实，病在气分，热盛易于耗气伤津；恢复期邪去正虚，或正虚邪恋。治疗需根据邪正虚实，顺应病机病位传变规律，初期针对邪实为主，后期逐渐过渡调治善后。

【参考文献】

［1］张奉春，栗占国.内科学——风湿免疫科分册［M］.北京：人民卫生出版社，2015.

［2］董筠.周仲瑛教授治痿证辨证用药经验［J］.湖南中医杂志，2008（05）：35+42.

［3］王敬卿，顾勤.周仲瑛教授治疗痿证经验［J］.中国中医药信息杂志，2001（01）：77-78.

（方樑）

第十三章 硬皮病

硬皮病是一种以皮肤增厚、纤维化及内脏器官（包括胃肠道、肺脏、肾脏和心脏等）受累为特征的自身免疫性疾病。根据患者病变受累的情况，硬皮病可分为两大类：一为局限性硬皮病，单纯只有皮肤受累而无明显内脏系统受累，且皮肤受累范围较为局限；二为系统性硬皮病（systemic sclerosis，SSc），也称为系统性硬化症，可见广泛的皮肤硬化伴内脏系统受累[1]。本病发病以女性为多，女性与男性之比约为 3.75∶1[2]。

目前认为免疫学异常、血管病变、结缔组织代谢异常以及三者间的相互影响是硬皮病发病的主要机制[3]：硬皮病的早期即有免疫学的异常，可产生多种自身抗体，存在多种 T 淋巴细胞亚群的分布异常与 B 淋巴细胞数增多的情况，伴有局部单核细胞浸润；并有血管内皮细胞分泌功能异常，特别是内皮素与一氧化氮间平衡的破坏，可导致微循环血管收缩与舒张功能紊乱以及血管内皮受损和通透性改变；另外，细胞外基质合成和降解过程的平衡失调，合成胶原的成纤维细胞的数量及活性的改变，也是硬皮病组织纤维化进展的重要因素。

硬皮病最多见的初期表现是雷诺现象和隐袭性肢端与面部肿胀，并有手指皮肤逐渐增厚。皮肤病变可局限在手指、足趾和面部，也可累及全身皮肤。根据皮肤病变纤维化进展情况，又可分为水肿期、硬化期和萎缩期。除皮肤表现外，也可伴有多关节痛和肌肉疼痛。内脏受累以消化道（食管）最为常见，仅次于皮肤病变和雷诺现象，也常累及肺脏、心肾系统。本病早期治疗的目的在于阻止进一步的皮肤和脏器受累，而晚期治疗的目的在于改善已有的症状。治疗措施包括抗炎及免疫调节治疗、针对血管病变的治疗及抗纤维化治疗3个方面[4，5]。

中医学尚无与本病对应的病名，多数医家根据其病机及临床特点，将其归于"痹证"范畴，由于本病皮肤受累明显，多认为其与"五体痹"中"皮痹"关系最为密切。后期内脏受损，因累及的脏腑不同，又常将其归于相应"五脏痹"范畴，其中以"肺痹"表现"烦满喘呕"最为多见，故常多参考"肺痹"论治。

【病因】

1. 禀赋不足

本病的发生有明显的家族倾向。近年研究表明，其发病及临床亚型与免疫遗传相关。因此，先天禀赋不足是本病的重要原因，明·马莳言："五痹之生，不外于风寒湿之三气也……肺主秋，亦主皮，肺气衰则三气入皮，故名之曰皮痹。"提示本病存在素体禀赋不足的基础，因其气血虚弱，肺卫不固，腠里不密，易感六淫之邪，邪气稽留皮肤，发为皮痹。

2. 外邪侵袭

研究表明环境因素与病毒感染也是导致本病发病的重要因素。因此，外感之风湿侵浸也是本病发病的重要原因。正如《诸病源候论》所言："风湿痹病之状，或皮肤顽厚……由血气虚，则受风湿，而成此病。久不瘥，入于经络，搏于阳经，亦变令身体手足不随。"提示素体禀赋不足，卫表不固，则风湿外客，入于经络，而发为皮痹。虽如《素问·痹论》所言"风寒湿三气杂至，合而为痹"，多为风湿与寒杂合，呈现"在于皮则寒"的特点，但也有

风湿与热相合的情况，如《素问·痹论》"阳遭阴"所言，可因
"阳气多，阴气少"而呈现"为痹热"者。

【病机钩要】

1. 核心病机为脾肾亏虚，痰瘀痹阻

（1）病位主要在皮肤，涉及肺脾肝肾，以脾肾亏虚为病变之
根本

本病病变部位虽主要在皮肤，但其发病缘于营卫气血功能
失调，如《灵枢·刺节真邪》所言之"卫气不行，则为不仁"与
《素问·逆调论》所言之"荣气虚则不仁"，故病涉调节营卫气血
的肺脾肝肾四脏，尤以脾肾亏虚为病变之根本。

《素问·宣明五气》言："五脏所主……肺主皮。"肺主宣发，
有"宣五谷味，熏肤、充身、泽毛"之功。本病与肺的关系最为
密切。肺气不足，卫外不固，易致风合它邪乘虚侵袭，邪气阻络，
凝聚皮肤；肺气虚弱，不能布散津液，也可凝聚成痰，痹阻经络。
再则肺脏虚损，邪可由体入脏，传为肺痹，由皮肤病变累及肺脏，
表现"烦满，喘而呕"，即《素问·痹论》所言："皮痹不已，复
感于邪，内舍于肺。"

《素问·阴阳应象大论》言："清阳实四肢。"脾主升清，又
主四肢，不仅肺气化源于脾，充养温煦四肢乃至全身皮肤的气血
荣卫亦赖脾土化生，故本病与脾相关。脾气不旺，运化不健，则
肺气不足，且脾虚易生湿邪，与风杂合留客四肢；脾气不足，不
能化生布散气血荣卫，也是病邪羁留，化生痰瘀，痹阻经络的重
要原因。且脾之不足者也易作肌痹，故常见皮痹兼有肌痹，正如
《儒门事亲》"皮痹不已而成肉痹"之言，病变传脏者，亦常见肺
痹与脾痹相兼。病位初为皮肤肌肉同病，后又为肺脾同病。

肝藏血，主疏泄，又能调血，王冰注解《黄帝内经》谓："肝藏血……人动则血运于诸经，人静则血归于肝脏。"肝脏也是调畅营血充养肢体的重要脏器，故本病也与肝脏相关。若肝失条达，气机郁滞，易致客邪留而难去；肝郁血虚血瘀，营血涩滞不荣，也是进一步化生痰瘀、痹阻经络的重要原因。

《灵枢·营卫生会》又有"卫出于下焦"之言，肾藏精，主化气，不仅为肺气之根，也是精血的重要化源，故本病与肾密切相关。肾气不足，肺卫乏源，则卫阳薄弱，易致寒客不去；肾阳虚弱，阴浊滞留，或肾精不足，精血不荣，经脉涩滞，也可化生痰瘀，痹阻经络。

（2）病理因素涉及风湿痰瘀，以痰瘀痹阻为病变核心

初病多为风湿痹阻，继则多见痰瘀阻络，表现为肌肤肿硬不仁，并可兼见其他痰瘀之象，如朱丹溪所言："手足木者，有湿痰死血。"风湿客于经络，可与气血营卫相搏，使津液凝聚成痰，血脉涩滞成瘀；而气血不足，营虚卫弱，亦可因经络虚涩，不能行布津血，导致痰瘀阻络。正如《临证指南医案》所述："风寒湿三气得以乘虚外袭，留滞于内，致湿痰、浊血流注凝涩而得之。"

痰瘀阻络，虽因气血营卫失调，不畅不荣而成，及其既成，则又进一步阻滞气血营卫运行，使肌肤不荣与经络痹阻益甚，并因痰瘀阻络，渐由皮肤肿胀进展为硬化、萎缩；且邪气留滞，痰瘀阻络，又可内舍入脏，由五体痹进而出现五脏痹的病理变化，故痰瘀为病变之核心。

2. 病理性质为本虚标实，寒多热少

（1）初病标实为主，久病本虚标实

标实者，虽有风湿与痰瘀之不同，但又以痰瘀为中心。本虚者，虽有营卫气血脏腑之不同，又以脾肾为根本。

发病之初，风湿客于皮肤，阻滞经络气机，即有津液不布，痰浊抟于皮肤之变，故此时多见皮肤肿胀，即林珮琴《类证治裁》所言："痰……在经络则肿。"渐至脉滞荣涩，而成络瘀，则为痰瘀互化胶合，涩滞失荣，此时见皮肤硬化。

发病之时虽有卫气不强，但脏腑病位以肺为主，后渐及脾伤肾，由气及阳；虽有营虚涩滞，但病位以脾为主，后渐及肝损肾，由血及精。故病久多呈阳气精血亏虚。因卫阳营血虚弱，精气亏损，皮肤失于充养温煦，而日渐萎废失用；气血虚滞，津凝血涩益甚，痰瘀阻络加重，则渐见皮肉硬化萎缩，麻木不仁之症。即《素问·痹论》所载："病久入深，荣卫之行涩，经络时疏……皮肤不营，故为不仁。"

（2）病理性质属寒者多见，但也有化热之变

风寒湿杂合为患，因寒主收引，发为脉痹，多见手足清冷，遇冷苍白等症，如《素问·举痛论》所说："寒气入经而稽迟，泣而不行，客于脉外则血少，客于脉中则气不通。"但也有风寒湿邪因体质从化，而呈热象；又可因邪留痰阻，或邪痹络瘀，而致郁积化热；或因邪留正损，气虚阴虚，而致虚热内生。临床可见皮肤红紫伴有发热等症，此皆化热之象。

3. 病机演变

《素问·皮部论》言："邪客于皮则腠理开，开则邪入，客于络脉，络脉满则注于经脉，经脉满则入舍于腑脏也。"可概括本病病机演变之特点，病初在络，继而入经，久而可由体及脏，内舍脏腑。

初起外邪犯络，风湿痹阻，络脉涩滞，津液渗于脉外，故见皮肤肿胀；继而津凝为痰，血涩为瘀，经络不通，皮肤不荣，故见皮肤变硬；久而气血内耗，阴阳俱损，加重气血不畅，肌肤失荣，故见皮肉萎缩。

此外，脏气虚衰，邪气内舍，还可出现五脏痹，尤以肺痹最为常见。肺脏虚损，邪气随经入客，内干于肺，可生痰化瘀，肺虚痰滞，则为咳为呕，故林珮琴曰："痰则随气升降，遍身皆到……在肺则咳，在胃则呕。"肺虚络瘀，则为肺痿喘满，即喻嘉言"肺失所养，转枯转燥……肺中小管日窒"之论。

【辨证要点】

1. 辨明病位所在

本病病变有皮肤与内脏之别，以皮肤为主而未见内脏受累者，病位主要在皮肤经络；内脏受累者，病位则主要在相应脏腑。

2. 辨清病性寒热

本病寒证，多症见四肢逆冷，手足遇寒则变白变紫，颜面或皮肤肿胀但无热感，或皮硬而薄，伴肢节疼痛，喜暖畏寒，舌淡苔白，脉沉迟；本病热证，多症见皮肤肥厚红肿，皮肤灼热，皮肤病变发展较速，或伴有发热，关节肿痛灼热，舌红苔黄腻，脉滑数。

3. 辨别邪正虚实

本病肿胀期，皮肤呈非凹陷性水肿，皱纹消失，紧张变厚，此时以邪实为主；硬化期，皮肤变硬，表面有蜡样光泽，不能用手指捏起，关节僵硬，活动受限，面部表情固定，张口及闭眼困难，胸部有紧束感等症状，此时正虚邪实参半；萎缩期，皮肤萎缩变薄如羊皮纸样，甚至皮下组织及肌肉亦发生萎缩及硬化，紧贴于骨骼，形成木板样硬片，此时以正虚为主。

【治则治法】

本病以补益气血阴阳、化痰散瘀通络为基本治法。病在皮肤经络者，治当扶正通络，传脏者，又当配合和调五脏。偏寒者，实证宜散寒通络，虚证宜温阳通络，同时配合化痰散瘀，祛风除湿；偏热者，实证宜清热通络，虚证宜养阴通络，同时配合化痰散瘀，祛风除湿。

【病机证素条目】

1. 寒凝络瘀证

（1）辨证

特异症：肢端皮肤肿胀发紧，遇寒尤甚；手足遇寒变白变紫。

可见症：肢节冷痛，痛有定处，得温则减；畏寒；无汗或少汗。

相关舌脉：舌质淡，苔白，脉弦紧。

（2）治法：温经散寒通络。

（3）例方：当归四逆汤合麻黄附子细辛汤加减。

（4）常用药：桂枝、细辛、通草温经通脉；制附子、麻黄温阳散寒；当归、白芍、大枣养血和营；甘草守中调和诸药。

（5）加减：寒邪偏盛，皮肤发紧冷痛甚者，可仿乌头汤，加制川乌、制草乌增强温经通络之力；风邪偏盛，麻木有蚁行感者，加秦艽、防风、鸡血藤、青风藤和营祛风通络；湿邪偏重，指端肿胀重着者，加防己、天仙藤、泽兰、路路通以祛风除湿通络。

2. 阳虚寒凝证

（1）辨证

特异症：肢端皮肤坚硬色暗；怕冷；气短；胸闷。

可见症：肢节冷痛，痛有定处，得温则减；大便稀溏；食欲不振；腰部冷痛；性欲减退。

相关舌脉：舌质淡暗有齿痕，苔白腻，脉沉细。

（2）治法：温阳化瘀通络。

（3）例方：阳和汤合右归丸加减。

（4）常用药：熟地黄、山药、山萸肉、菟丝子、枸杞子、当归益精养血；鹿角胶、杜仲培元助阳；附子、肉桂、姜炭、麻黄温经散寒通脉；白芥子、生甘草化痰通络；归尾、川芎、赤芍、桃仁、红花化瘀通络。

（5）加减：阳气虚明显，肢冷便溏，性欲减退者，可取法二仙汤，加仙茅、淫羊藿、巴戟天以温肾阳化气；络瘀重，皮肤色暗，口舌紫暗者，可取法桃红四物汤，重用桃仁、红花以增强化瘀通络之力；痰浊阻络明显，皮肤质韧，苔白腻者，加僵蚕、露蜂房以化痰通络；阳虚风寒湿客，肢节冷痛明显者，加川续断、千年健、鹿衔草温肾活血，祛风除湿。

3. 络热血瘀证

（1）辨证

特异症：肢端皮肤肿胀发紧，皮肤灼热。

可见症：肌肤多发结节红斑；肢节疼痛、红肿；发热；口渴，多汗；便干，溲赤。

相关舌脉：舌紫红，苔黄腻，脉滑数。

（2）治法：清热化瘀通络。

（3）例方：双合汤合白薇煎加减。

（4）常用药：当归、白芍养血和营；生地黄、赤芍凉血散瘀；桃仁、红花、泽兰化瘀通络；法半夏、陈皮、茯苓化痰利湿；白薇、穿山甲、威灵仙透热通络。

（5）加减：瘀热蕴积甚，舌紫，口渴，二便不畅者，可取法桃核承气汤，加用丹皮、大黄凉血通瘀；痰热蕴积甚，兼见苔黄腻，脉滑者，可加地龙、陈胆星、竹茹化痰清热通络；风湿热痹阻，皮肤肿胀发热，加青风藤、海风藤祛风除湿，清热通络。

4. 阴虚络热证

（1）辨证

特异症：肢端皮肤红紫硬痛，或见干咳少痰。

可见症：肌肤多发结节红斑；发热；形体消瘦；五心烦热。

相关舌脉：舌质暗紫有裂，苔剥脱或见舌中厚腻，脉细弦。

（2）治法：养阴化瘀通络。

（3）例方：秦艽鳖甲散合金水六君煎加减。

（4）常用药：生地黄、熟地黄、当归、鳖甲、乌梅滋阴养血；赤芍、丹皮凉血散瘀；知母、地骨皮、柴胡益阴透热；法半夏、陈皮、茯苓化痰利湿；秦艽、青蒿清热。

（5）加减：阴虚明显，形体消瘦，脉细者，可取法加减复脉汤，加阿胶、麦冬以益阴养血，加牡蛎、龟甲育阴软坚；络瘀甚，皮肤紫硬，口舌暗紫者，加三棱、莪术、片姜黄化瘀软坚；瘀热明显，肌肤结节红斑者，加鬼箭羽、凌霄花、紫草凉血散瘀；阴虚兼有风湿热痹，肢节疼痛明显者，加穿山龙、石楠藤、鸡血藤益肾活血，祛风除湿。

5. 精气亏耗，络瘀血涩证

（1）辨证

特异症：肢端皮肤干枯萎缩，肢体麻木，肌肉疼痛；胸闷少气，干咳无力；胃灼热；口干，吞咽无力；腹胀便溏。

可见症：形体消瘦；疲乏无力；肌肤甲错；心慌；头晕；肢体肿胀；小便短少。

相关舌脉：舌质暗，苔灰滞，脉细涩。

（2）治法：补肝肾，益气血，化瘀通络。

（3）例方：龟鹿二仙胶合大黄䗪虫丸加减。

（4）**常用药**：龟甲、生地黄、枸杞子益精滋阴养血；鹿角胶、黄芪、党参、甘草益精温阳化气；桃仁、赤芍散瘀除血燥；炮山甲、土鳖虫破血除干血。

（5）**加减**：阴精亏耗明显者，可取法左归丸，加熟地黄、菟丝子以养真阴；阳气虚损明显者，可取法右归丸，加杜仲、附子以温阳化气；痰瘀阻滞甚者，加僵蚕、水蛭、乌梢蛇等虫类药剔络搜邪；病传心肾者，又当参考心痹及肾痹论治。

【临证备要】

1. 重视化瘀通络

皮肤变性阶段，是硬皮病治疗的最关键时期，往往决定疾病的发展和预后，而络脉瘀阻是该过程中病情进展的核心病机，现代研究也证实此阶段有广泛的小动脉和毛细血管病变，并伴有微动脉固定性阻塞及血管痉挛，成为纤维化发生发展的重要基础。药理学研究发现一些活血中药具有改善病情进展的抗纤维化作用。因此，治疗尤需注重化瘀通络之法。一是化瘀通络法需早期使用，贯穿疾病的全过程。二是查其络瘀成因及从化的寒热病性不同，选择应用温性与凉性的化瘀药，温性如当归、桃仁，凉性如赤芍、丹皮等，并与温阳散寒或滋阴凉血等法配用。三是查其气血虚损及络瘀的轻重，选择不同化瘀之法，瘀轻而虚损重者选用当归、鸡血藤、夜交藤等养血活血；瘀渐重虚损轻者，用桃仁、红花、赤芍、丹皮等活血化瘀；瘀甚而正可受攻者，则用莪术、三棱、土鳖虫、水蛭等破血逐瘀。四是兼顾痰瘀同治，配合化痰通络之品，如白芥子、胆南星、地龙、僵蚕等。

2. 不忘益阴和营

《灵枢·本脏》曰："卫气者，所以温分肉，充皮肤，肥腠理，司开合者也。"因本病病位主在皮肤，多有手足逆冷之症，与卫阳关系密切，故多认为气阳亏虚为发病基础。但《素问·痹论》又有"病久入深，荣卫之行涩，……皮肤不营，故为不仁"之语，而本病皮肤硬化、干燥、无汗，甚至萎缩，皆为肌肤失于濡润滋养所致，故营阴不足也是本病潜在病机，温化阳气尚需兼顾益阴和营，其临证应用要点如下：①益阴和营之法，多与温化阳气法配合使用，以使阳得阴助而生化无穷，阴得阳升而泉源不竭；②查其脏腑病位，主在脾、肝、肾，应分别采用益气和营、养血调营、滋阴填精的不同方法，并配合健脾调肝益肾诸法；③根据营阴不足而内生邪气之不同，采用相应治法，若阴虚而生内热者，滋阴配合透热，血虚而生风者，养血配合疏风，阴血虚而生内燥者，滋阴养血配合润燥，阴血亏虚，络瘀血结者，则滋阴养血配合化瘀通络之法。

【医案选录】

案1　阳虚寒凝，风湿瘀阻

葛某，女，49岁。

初诊（2012年2月3日）：患者两手十指麻木、苍白2年余，经多方检查诊断为硬皮病，查抗核抗体定量111U/mL；CT查示慢性支气管炎伴感染，两肺间质性改变。刻诊：两手十指麻木，指端苍白，接触冷水加重，偶有咳嗽间作，舌质暗红，苔黄薄腻，脉细。辨证为肝肾不足，寒凝血瘀，风湿痹阻。治以温经散寒，活血通络，祛风除湿。处方：炙桂枝10g，当归10g，赤芍15g，细辛5g，炙甘草5g，鬼箭羽20g，穿山龙30g，炙僵蚕10g，青风藤15g，桃仁10g，红花6g，淫羊藿10g，石楠藤20g，老鹳草20g，熟地黄10g，生黄芪15g，制南星10g。

二诊（2012年2月24日）：患者药后双手十指麻木稍减，皮肤疼痛，怕冷，指端苍白，舌质红略暗，苔黄薄腻，脉细。守法继进，初诊方加麻黄 5g，制附片 6g。

三诊（2012 年 3 月 23 日）：患者药后双手及十指皮肤疼痛麻木缓解，不咳无痰。守法继进，二诊方加鸡血藤 15g。

后以此法进退调治，病情平稳未复发。

按语：

本案为风寒湿邪外客，阳气内虚，故以寒偏盛，寒凝血瘀，痹阻经络。治疗熔当归四逆汤与阳和汤法为一炉，以温阳散寒通经，养血活血通络，共奏通经络除皮痹之用。药用炙桂枝、细辛、麻黄、制附片温经散寒通脉，以熟地黄、淫羊藿益肾温阳以助之。赤芍、鬼箭羽、桃仁、红花活血化瘀通络，以生黄芪、炙甘草、当归、鸡血藤益气养血以助之。其药物组成中寓有麻黄附子细辛汤，兼有温肾宣肺通络之功。又用炙僵蚕、制南星化痰通络，穿山龙、石楠藤、老鹳草、青风藤祛风除湿通络，而僵蚕、穿山龙与石楠藤又兼有化痰祛风止咳之功。本案用药通经络除皮痹，又兼治肺痹，方药对证而病愈。

案 2 阴虚络热，风湿痰瘀痹阻

郑某，女，53 岁。

初诊（2009 年 09 月 18 日）：患者 2005 年始出现面部肿胀，目胞浮肿，2007 年 3 月诊为硬皮病，曾用环磷酰胺、泼尼松，效果不佳，近又检查发现肺动脉高压。刻诊：颜面、双手指肿胀僵硬，手足清冷，但周身怕热易汗，颈部僵痛，舌质暗，苔黄薄腻，脉细。辨证为气阴两伤，痰瘀蕴热，风湿痹阻。治以养阴益气、化痰祛瘀、蠲痹通络。处方：功劳叶 10g，秦艽 10g，生黄芪 20g，生地黄 12g，鸡血藤 15g，天仙藤 15g，汉防己 12g，青风藤 15g，穿山龙 15g，葛根 15g，苏木 10g，鬼箭羽 15g，炮山甲（先煎）6g，白薇 12g，泽兰 15g，炙僵蚕 10g，淫羊藿 10g。

二诊（2009 年 10 月 23 日）：患者药后面浮、双手肿胀减轻，于劳累稍有反复，下肢不肿，颈部僵痛减轻，受风后眼皮红赤，舌质暗紫，苔淡黄腻，脉细。守法继进，初诊方加防风 10g。

三诊（2009 年 12 月 18 日）：患者药后颜面、双手肿胀明显减轻，舌质暗，苔黄腻，脉细。效不更方，守法继进，初诊方加路路通 10g，片姜黄 10g，威灵仙 12g。

后以此法进退调治，颜面、双手肿胀明显减轻，手足清冷不著，肺动脉高压亦有缓解。

按语：

本案为风湿痹阻经络，病久气血不畅，痰瘀蕴热，阴气两虚。方用白薇煎合秦艽鳖甲散化裁，以养阴化瘀，透热通络。药用白薇、炮山甲、秦艽、生地黄、泽兰、鬼箭羽、功劳叶养阴透热，化瘀通络；以生黄芪、防风、汉防己、天仙藤、路路通益气祛风，除湿通络；再入僵蚕、片姜黄、葛根、鸡血藤、苏木活血化痰，通络止痛；淫羊藿重在阳中求阴，合穿山龙、青风藤、威灵仙增强祛风除湿通络之力。其中僵蚕与穿山龙又兼入肺经，能化痰祛风。本案用药通经络，除皮痹，兼有治肺痹之功。

案 3 正虚邪痹，寒热互结

周某，女，30 岁。

初诊（2000 年 4 月 24 日）：患者于 1994 年产后受凉，又于经期下海游泳，感受风湿，遂发热，出现周身关节肌肉疼痛，经病理活检确诊为硬皮病，久治不效。刻诊：胸闷，大小关节均疼痛，痛处有热感，皮色不红，腰酸，舌质红，苔薄，脉细。辨证为风湿久痹，寒热互结，痰瘀阻络，肝肾亏虚。治以滋阴助阳，温清并施，化散痰瘀，祛风通络。处方：生地黄、熟地黄各 10g，淫羊藿 10g，巴戟肉 10g，生黄芪 15g，当归 10g，川石斛 10g，葛根 15g，秦艽 10g，白薇 15g，青风藤 15g，鬼箭羽 15g，雷公藤 6g，僵蚕 10g，制南星 10g，制川乌 6g。

复诊（2000 年 5 月 22 日）：依上方调治 1 个月，患者周身肌肉关节疼痛减轻，疼痛次数减少，唯膝部及手指关节偶有疼痛、怕冷、怕风，平时有热感，舌质红偏暗，苔薄黄，脉细滑，初诊方加片姜黄 10g，木防己 10g。

后以此法进退调治，症情稳定，未见反复。

按语：

本案起病虽有阳虚寒凝之因，但据症分析又有阴虚络热之变，实为肝肾亏虚，风湿久痹，而见寒热互结，痰瘀阻络。故其治疗首当滋阴助阳，温清并施。药用生地黄、熟地黄、川石斛、当归滋阴养血，配秦艽祛风清热；淫羊藿、巴戟肉、生黄芪温阳益气，配制川乌祛寒止痛，葛根舒筋活络。此外，治疗还应配合化痰祛瘀，祛风通络。故用僵蚕、制南星、白薇、鬼箭羽以化经络留着之痰瘀；用青风藤、雷公藤以祛经络留着之风湿；后随症加用片姜黄与木防己，既有增强化痰祛瘀之意，又为随经上下用药、通络止痛之法。诸药合用，共奏温清并施，扶正达邪之功。其药证相合，故获显效。

案 4　湿热中阻，风毒痰瘀痹阻

王某，男，17 岁。

初诊（2010 年 11 月 4 日）：患者于 2008 年初出现低热症状，持续一个半月，后发现两侧颈部淋巴结多发肿大，活检诊断为坏死性淋巴结炎，风湿免疫指标异常，用激素治疗，发热不退，后于北京协和医院检查，予停药观察，低热不尽，又复高热，服中药后热降，皮肤出现枯燥，僵硬，诊为硬皮病。其后病情反复，治疗效果不佳，遂至周师门诊就诊。患者就诊前又见发热，持续3天，最高达38.2℃，自行服用新癀片后缓解，热退后呕吐，伴恶心、纳差、泛酸，大便不实，皮肤瘙痒有灼热感，舌质红，苔黄薄腻，脉细。辨证为风毒遏表，湿热中阻，枢机不利。治以清化和解。处方：柴胡10g，炒黄芩10g，青蒿20g，白薇15g，法半夏10g，藿香12g，陈皮6g，竹茹6g，炙僵蚕10g，蝉衣5g，地肤子15g，知母10g，穿山龙15g，泽兰15g，鬼箭羽15g，太子参10g，炙甘草5g。

复诊（2010年12月10日）：以前方加减调治月余，患者近来未见发烧，恶心呕吐未作，皮肤粗糙发硬减轻，近来手心多汗，偶有手指指端青紫，泛酸偶作，尿黄，舌质暗红有裂纹，苔薄黄腻，细滑。辨证为风毒遏表，湿热中阻，肝肾亏虚。处方：功劳叶10g，赤芍12g，生地黄15g，白薇15g，法半夏10g，炙僵蚕10g，蝉衣5g，地肤子15g，穿山龙20g，鬼箭羽20g，苍耳草15g，鸡血藤15g，石楠藤15g，黄连3g，吴茱萸3g，苏叶10g，藿香10g，露蜂房10g，川石斛9g。

后以此法进退调治，病情进一步改善。

按语：

本案虽辨病为皮痹，其病不离痰瘀痹阻之变，但据症分析初诊病机以湿热中阻，枢机不利为要，故治疗先宜清化和解，疏利气机。药用小柴胡汤合蒿芩清胆汤，药选清透邪热的柴胡、青蒿、炒黄芩、知母，配以法半夏、竹茹、陈皮降逆和胃，合用扶正和中达邪的太子参、炙甘草。再加藿香、地肤子、穿山龙，以祛遏表之风毒。并仿升降散之意，用炙僵蚕、蝉衣，配合白薇、泽兰、鬼箭羽，以化散经络留着之痰瘀。继则热去虚现，而有肝肾亏虚之兆，故治予养阴通络，泄热和胃，药用生地黄、川石斛、功劳叶滋肾养阴清热，配入左金丸与连苏饮，以辛开之吴茱萸、苏叶、法半夏配小剂苦降之黄连，并加露蜂房、赤芍以增化痰散瘀消肿之力。用鸡血藤、石楠藤、苍耳草以扶正通络，亦增祛风毒之力。诸法合用，既应病机复合之情形，又顾病机之转化，故其药后效显，此案亦为可法之案。

案 5　肝肾亏虚，痰瘀痹阻

张某，男，56 岁。

初诊（2009 年 6 月 4 日）：患者周身肌肉萎缩僵硬 2 年，呈进行性加重，伴皮肤粗糙僵硬，诊为进行性硬皮病，多方求治效果不显，遂来周师门诊就诊。刻诊：行走困难，周身骨节僵硬，下肢皮肤粗厚硬化，背后皮肤粗黑毛糙，厌食荤腥，头颈僵硬无力，牙关紧，难以张口，口干，气短，舌质暗，苔黄薄腻，脉细。辨证为肝肾亏虚，痰瘀痹阻。治以补益肝肾，化痰散瘀。处方：制白附子 10g，僵蚕 10g，制南星 12g，乌梢蛇 10g，露蜂房 10g，鬼箭羽 20g，土鳖虫 6g，生地黄 12g，淫羊藿 10g，巴戟天 10g，雷公藤 6g，炮山甲（先煎）6g，鹿角片（先煎）10g，法半夏 10g，陈皮 6g，竹茹 6g，炒白芥子 10g。

复诊（2009 年 6 月 25 日）：患者服上方调治后，自觉消化功能明显改善，肌肉骨节僵硬有减，皮肤稍软，仍有颈项无力，咽喉有痰，汗不多，舌质暗，苔黄薄腻，脉细兼滑。原方改制南星 15g，加青风藤 15g，生黄芪 20g，乌梅肉 10g，炙蜈蚣 3 条。

后以此法进退调治，其余诸症亦逐渐改善。

按语：

本案起病迅速，既有皮肤粗糙、僵硬等痰瘀痹阻之象，也有痿软无力等精气亏虚之症，已属肝肾精气亏虚，气虚痰滞，络瘀血涩之证。且因肝肾精气亏虚，其病内传，兼见肺痹、脾痹之

"烦满喘呕""发咳呕汁"。故治疗当通补兼施，宜补益肝肾，化痰散瘀，兼顾肺脾。选方取龟鹿二仙胶意，参合阳和汤，以淫羊藿、巴戟肉、鹿角片温阳活血通络，以生地黄、鬼箭羽、炮山甲养阴活血通络。再加土鳖虫、僵蚕、露蜂房、乌梢蛇等虫类药物入络搜剔涩滞伏藏之痰瘀风毒，并配雷公藤等药以助之。治疗兼顾肺脾，用真方白丸子与橘皮竹茹汤化裁，以白附子、制南星、炒白芥子祛风痰，法半夏、陈皮、竹茹和脾胃。诸药合用，切中病机，有扶正达邪之功。故药后内传肺脾之邪先解，消化功能明显改善，咽喉痰阻也除，且肌肉骨节僵硬有减，皮肤稍软，其后继以此法进退调治，逐渐收功。

【参考文献】

［1］林果为，王吉耀，葛均波.实用内科学［M］.北京：人民卫生出版社，2017.

［2］肖栋梅，周丽，忻霞菲.76 例系统性硬化症临床特征分析［J］.现代实用医学，2015，27（08）：989-990.

［3］Wu M，Schneider DJ，Mayes MD，et al. Osteopontin in systemic sclerosis and its role in dermal fibrosis［J］. J Invest Dermatol，2012，132（06）：1605-1614.

［4］Kowal-Bielecka O，Fransen J，Avouac J，et al.Update of EULAR recommendations for the treatment of systemic sclerosis［J］.Ann Rheum Dis，2017，76（08）：1327-1339.

［5］Pellar RE，Pope JE. Evidence-based management of systemic sclerosis：Navigating recommendations and guidelines［J］.Semin Arthritis Rheum，2017，46（06）：767-774.

（冯哲）

第十四章　白塞病

　　白塞病（Behcet's disease，BD）又译名为贝赫切特病，是一种慢性、全身性血管炎症性疾病，临床以复发性口腔溃疡、外阴溃疡、皮肤损害和眼病变为主要特征，可累及消化道、关节、大血管（以深静脉血栓形成为主）、神经系统（主要累及脑干）、肺、肾和附睾等器官[1]。本病在东亚至中东和地中海地区发病率相对较高，故被称为"丝绸之路病"。既往认为白塞病主要见于男性，但近来的流行病学资料显示，男女发病比例大致相同[2]。

　　白塞病的发病机制尚不明确，可能涉及多种因素，遗传、免疫、感染以及炎症介质和凝血因子等都可能参与发病[3]。白塞病受累组织主要表现为血管炎。典型病理改变为坏死性、白细胞破碎性、闭塞性血管周围炎和伴不同大小的毛细血管、静脉与动脉的淋巴细胞浸润，大静脉血栓形成[3]。本病无特异性实验室异常。活动期可有红细胞沉降率（ESR）增快、C反应蛋白（CRP）增加；部分患者冷球蛋白阳性，血小板凝集功能增强[4]。HLA—B51抗原阳性率为57%～88%，与眼、消化道病变相关。针刺试验特异性较高且与疾病活动性相关，阳性率为60%～78%。本病目前尚无治愈方法，西医学的主要治疗药物包括非甾体抗炎药（NSAIDs）、小剂量糖皮质激素、秋水仙碱、沙利度胺、生物制剂等[5]，治疗目的在于控制症状，保护脏器功能，减缓病情进展，防止复发[5]。

　　根据BD的临床表现，归属于中医学"狐惑病"范畴；早在

《金匮要略》中的具体描述"狐惑之为病……蚀于喉为惑,蚀于阴为狐""目赤如鸠眼",恰构成本病三联征。从总体上看,历代医家对于狐惑病的认识基本趋向一致。

【病因】

1. 禀赋不足

有关白塞病的发病,西医学多认为与遗传特别是与 HLA-B51 基因有密切相关性。故先天禀赋不足是发病的根本原因。《素问·评热病论》云:"邪之所凑,其气必虚。"白塞病虽有湿热内蕴之征,其内在本虚之象不应忽视。患者多为先天禀赋薄弱、肝肾不足,加之后天脾虚失养、复感外邪、湿热内积而致。

2. 湿邪侵袭

由于气候变暖潮湿,或久居湿地,导致外感湿邪侵袭人体;或平素嗜食肥甘辛辣、恣食生冷,损伤脾胃,湿邪内生;或热病后余热未尽,炼液成痰,痰湿阻滞;或素体脾虚,脾胃运化失职,津液不得转输,停聚而成湿。

3. 劳倦过度、情志失调

患者长期劳倦过度,易伤津耗气,虚火内扰,灼津炼液,熏蒸三焦脏腑,湿邪流注经脉;情志失调导致脏腑功能失调,气机运行失和,肝郁气滞,肝病传脾,或湿热邪气蕴结脾胃,浸淫肝经。

【病机钩要】

1. 核心病机为湿热浸淫,肝肾阴虚,营血伏毒

(1)湿热浸淫,营血伏毒是本病发生及迁延反复的主要病机

湿邪起病隐匿,其性重浊黏腻,外感、内伤诸因,致湿浊内

蕴，郁久化火，湿热互结，浸淫机体，循经上蚀下注而发病。疾病初期多为湿邪侵袭，阻滞少阳三焦，郁久化火；疾病日久，劫灼营阴，郁热内生，邪盛酿毒，湿热伏毒燔灼营血，又可加重病情，扰乱心神，甚或引起耗血动血之变。

（2）病变伤及多脏，主要累及肝、脾、肾

本病起因多端，病机复杂，多系统、多脏器受戕，病变主要累及肝、脾、肾。薛生白所著《湿热病篇》中说："太阴内伤，湿饮停聚，客邪再至，内外相引，故病湿热。"脾经之脉夹咽，连舌本，散舌下，脾开窍于口；肝开窍于目，足厥阴肝经"环阴器，抵小腹……连目系……环唇内"（《灵枢·经脉》）；肾开窍于二阴，"肾足少阴之脉……循喉咙，夹舌本"（《灵枢·经脉》）。湿热毒邪循经上蒸，则目赤、口舌生疮，溃烂不愈；循经下注，则见生殖器、尿道口、肛周等处糜烂。

（3）病理性质为本虚标实，虚实夹杂

清·魏念庭《金匮要略方论本义》云："狐惑者，阴虚血热之病也。……治虫者，治其标也；治虚热者，治其本也。"本病病机错综复杂，湿热毒邪为患，涉及多个脏腑，可同时或先后发病，五脏相因，为本虚标实，虚实夹杂之证。白塞病初期、急性活动期多呈现湿热毒邪壅盛之实证。若湿热毒邪深入脏腑，日久耗伤阴血，损及肝肾，导致肝肾阴虚；又因湿为阴邪，易伤阳气，若患者素体阳气亏虚，湿热火毒袭之，内外合邪，日久损及脾肾，可导致脾肾阳虚，故中、晚期多见本虚标实或虚实夹杂之证。

2. 病机演变

本病发病责之于湿从外袭、脾虚生湿、气化不利，内生湿邪，内外相合，湿注经脉骨节。湿为阴邪，常与寒热诸邪相合，从阳化热或郁而化热，湿热内生，胶结日久不解，郁结为毒，邪毒久羁，热伤营血，病程缠绵日久，耗损肝肾之阴，阴损及阳，则阴阳俱损。

【辨证要点】

1. 辨疾病分期

本病大致分为急性发作期、慢性迁延期、病情缓解期三个阶段。急性发作期湿热壅盛，热毒结聚，表现为溃疡范围大、发作频率高、持续时间久和疼痛程度较严重，伴有发热、结节红斑、关节疼痛等全身症状，苔厚腻，质暗红，脉滑；病情反复发作，进入慢性迁延期，此时湿热毒邪留恋与脏腑虚损相兼，容易出现反复口腔溃疡，伴有疲劳、纳差等症状，舌质隐紫，苔薄腻，脉细；病情缓解期则湿热渐化，热毒消减，口腔和外阴溃疡不再反复。

2. 辨标本虚实

白塞病发作时多由湿热火毒上扰所致，标实重于本虚，可见口舌、外阴溃破，颜色鲜红，灼热疼痛，甚至糜烂腐臭、目赤肿痛等症。病久虚中夹实，湿热毒邪留恋，肝肾阴虚，可见口舌、外阴部溃烂，溃疡色淡，腰膝酸痛，五心烦热等症；脾肾阳虚者，伴有疲倦乏力，大便稀溏，怕冷等症。

【治则治法】

本病治以清利湿热，滋补肝肾，凉血解毒。临证辨治需注意病机的复合、兼夹与转化。湿热内蕴者，治宜清利湿热；营血伏毒者，当以清营凉血解毒为主；肝肾亏虚者，应补益肝肾以固本。病情缓解，邪去正复，当调和气血阴阳，顾护脏腑功能，以防复发。

【病机证素条目】

1. 湿热浸淫证

（1）辨证

特异症：口腔、外阴溃疡，溃破处颜色鲜红，灼热疼痛，甚至糜烂腐臭。

可见症：两目红肿疼痛，视物不清；发热；纳差；口苦，咽干；口臭；便秘；小溲黄赤。

相关舌脉：舌质红，舌边破溃，苔黄腻，脉象滑数或弦数。

（2）治法：清化湿热。

（3）例方：龙胆泻肝汤加减。

（4）常用药：黄柏、黄芩清热燥湿；龙胆草泻肝胆实火，清下焦湿热；泽泻、车前子清热利湿；人中白、甘中黄、白残花清热化湿浊；马勃、漏芦、野菊花清热解毒。

（5）加减：若见反复下阴破溃，伴口腻口苦，下身潮湿，可加土茯苓、苦参化湿解毒；若见畏光流泪，目睛红赤，视物模糊，用夏枯草、青葙子、决明子、车前子、楮实子清肝明目；口舌生疮较著，属湿火上炎者，加黄连、山栀清泄脾胃之火，芦根、石斛养阴清热生津，藿香、佩兰芳香化湿醒脾；若见心火上炎，舌尖红、溲赤者，可加竹叶、黄连清心火。

2. 肝肾阴虚证

（1）辨证

特异症：口腔、外阴部溃烂，局部灼痛，溃疡色淡。

可见症：目赤肿痛，畏光羞明；耳鸣；心悸，心烦；失眠多梦；遗精梦交；腰膝酸痛；午后低热，五心烦热；口干；尿赤；便干或秘。

相关舌脉：舌质红绛或光红无苔，脉弦细数。

（2）治法：滋养肝肾，清化湿热。

（3）例方：知柏地黄汤加减。

（4）常用药：黄柏、黄芩、苦参清热燥湿；黄精滋补肝肾；生地黄清热养阴生津；山药养阴益肾健脾；知母滋阴清热；黄柏泻火坚阴；丹皮清热凉血化瘀。

（5）加减：目赤肿痛甚，加白蒺藜、青葙子、菊花、密蒙花清肝明目；夜卧不安，加夜交藤、酸枣仁、菖蒲、茯神、柏子仁宁心安神；腰膝酸痛，加牛膝、狗脊补肝肾，强筋骨；口干较甚者，加芦根、天花粉、南沙参、北沙参滋阴润燥；阴伤气耗，脾运不健，疲劳乏力，大便不实，加太子参、焦白术、茯苓健脾助运。

3. 营血伏毒证

（1）辨证

特异症：溃疡深且范围广，疼痛剧烈。

可见症：肌肤斑疹隐隐；发热；关节肿痛；口气秽浊；便血；神志不清。

相关舌脉：舌紫暗，苔黄腻，脉滑数。

（2）治法：凉血化瘀，解毒祛湿。

（3）例方：犀角地黄汤加味。

（4）常用药：水牛角片、赤芍、丹皮、玄参凉血化瘀，清热解毒；生地黄、知母滋阴清热；熟大黄凉血化瘀，泻火解毒；肿节风、鬼箭羽解毒消肿，活血通络。

（5）加减：皮肤斑疹隐隐，结节红斑，可用凌霄花、苍耳草、僵蚕凉血消斑，祛风散结；若神昏，高热可用安宫牛黄丸清热解毒开窍；若有便血，可加地榆、槐花、茜草凉血散瘀止血；若肢节酸痛,加穿山龙、虎杖祛风除湿,活血通络。

【临证备要】

1. 湿热与阴虚错杂为患,辨治需两者兼顾

本病常见阴虚与湿热并存。《素问·厥论》云:"脾主为胃行其津液者也。"《本草述》又说:"肾之阴气不足,则热自结于胃。胃壅结热,则湿土之阴气无从施化,而还病于湿。"此言由肾阴亏虚而致脾胃湿热之机理。因脏腑功能失调,正虚邪实交争,气机升降失序,则可致湿郁化热,湿热蕴结,营血伏毒,热伤血络,使疾病复杂,缠绵难愈。本病源自五脏,病症涉及外窍。清化湿热、滋肾养阴是治疗之关键。但若纯用滋阴,易滋腻碍胃伤脾,则湿热更甚;若仅予祛湿,清利湿热易于化燥伤阴,则更耗阴津,故治宜养阴生津、清化湿热并行,用药需养阴而不滋腻,祛湿而不伤阴。对脾经湿热内蕴上犯者,可用泻黄散,方中石膏、山栀泻脾胃积热,防风疏散脾经伏火,藿香叶芳香醒脾,甘草泻火和中,共奏泻脾胃伏火之功;湿热下注者用炒苍术、黄柏、川牛膝、炒薏苡仁之四妙散,以增清化湿热之功效,另加车前子、滑石清热利湿,栀子、大黄清热泻火,引热下行。

2. 病变累及多脏,循经弥漫充斥三焦

白塞病的临床表现不仅累及口、眼、生殖器,且常因血管炎累及皮肤、黏膜、关节、心血管、消化道、神经、肺、肾等全身各脏腑器官。临床常见的肠白塞病、心脏白塞病、神经白塞病等不同类型,皆因多脏病变所致。邪毒内炽,循经弥漫充斥三焦,局部和全身症状均较重,短期内可出现口腔和外阴溃疡、目赤肿痛以及皮肤结节红斑、脓性丘疹等多处损害,伴有口渴饮冷、大便燥结、小便短赤,甚则热盛动血,以致出现咳血、吐血、便血、

尿血等症。治以清热泻火,凉血解毒。方选黄连解毒汤加减,药用黄芩泻肺火于上焦,黄连泻脾火于中焦,黄柏泻肾火于下焦,栀子通泻三焦之火;若症见头痛如劈,干呕狂躁,谵语神昏,四肢抽搐,舌绛唇焦,脉沉数或沉细而数,亦可见浮大而数,可用清瘟败毒饮加减,石膏合知母、甘草以清阳明之热;黄连、黄芩、栀子三药合用能泻三焦实火;犀角、丹皮、生地黄、赤芍专于凉血解毒化瘀;连翘、玄参、桔梗、甘草清热透邪利咽。亦可用安宫牛黄丸治疗脑白塞病发作时的高热烦躁、神昏谵语、惊厥抽搐。

【医案选录】

案1 心肝火旺,络热血瘀,湿热内蕴

郭某,男,39岁。

初诊(2006年8月28日):患者口腔舌体黏膜常溃疡、肿痛、糜烂,反复发作,二阴亦有溃疡,拟诊为白塞病,既往服用泼尼松可控制,大便成形,舌质暗红,苔黄腻,脉细。病机:肝肾阴虚,湿热上蒸下注。处方:黄连5g,黄柏10g,知母10g,藿香10g,马勃5g,炙僵蚕10g,苦参10g,玄参12g,生地黄15g,天花粉12g,肿节风20g,生甘草3g,生蒲黄10g,地骨皮12g,芦根15g。

二诊(2006年9月4日):患者口腔溃疡仍肿痛,阴部亦有溃疡,口干苦,阴部潮湿,舌质暗红,苔黄腻,脉细。守初诊方加煅人中白5g,生石膏(先煎)20g,金果榄6g,雷公藤5g。

三诊(2006年9月11日):患者口腔溃疡糜烂无改善,尿道口仍有溃烂,阴部潮湿,口干,舌尖暗红有溃烂,苔中部黄腻,脉细。病机:心肝火旺,络热血瘀,湿热内蕴。处方:水牛角片(先煎)20g,赤芍12g,丹皮10g,生地黄20g,玄参10g,黄柏

10g，苦参 10g，黄连 5g，龙胆草 9g，马勃 6g，甘中黄 6g，大青叶 15g，雷公藤 6g，肿节风 20g，炙僵蚕 10g。

四诊（2006 年 9 月 18 日）：患者口腔溃疡糜烂好转，食纳正常，外阴溃烂亦减，尿道口潮湿，舌质暗，舌尖有小溃疡，苔黄薄腻，脉细。守三诊方加生蒲黄 10g，土茯苓 20g。

按语：

周老认为湿热之邪日久伤阴，且易阻滞中焦，故首诊辨证属肝肾阴虚，湿热上蒸下注。治宜清化湿热，养阴生津，方选知柏地黄汤加减。药用黄连、黄柏、苦参、藿香清利湿热醒脾，使脾胃不为湿热所困；知母、玄参、芦根、天花粉、生地黄清热泻火，养阴生津；马勃、肿节风清热解毒；生蒲黄、炙僵蚕凉血消肿，清热散结。二诊治疗时，加人中白、生石膏、金果榄、雷公藤增加清热解毒、泻火消肿之功。

但二诊过后，患者症状并未改善，此时再观患者症状、舌脉，考虑热毒必伤阴津，血液黏稠瘀滞，加之湿邪阻于血络，气血运行不畅则更易导致血瘀。此时病由气分转至血分，继而三诊辨证为心肝火旺，络热血瘀，湿热内蕴。选方以犀角地黄汤清热解毒、凉血散瘀为主，参入清热燥湿、泻火解毒药物。其中水牛角片、赤芍、丹皮、甘中黄、大青叶清热解毒，凉血化瘀；龙胆草对肝经湿热下注及肝火上炎者均有疗效。四诊时，患者症状明显改善，继用上法，加生蒲黄凉血化瘀生肌，如《本草正义》中记载"若舌疮口疮，皮肤湿痒诸病，敷以生蒲黄细粉可愈，则以细腻黏凝，自有生肌之力，非仅取其清凉也"；用土茯苓祛湿清热，"能入络，搜剔湿热之蕴毒"。

案 2　肝肾亏虚，气阴两伤，湿热内蕴

周某，女，42 岁。

初诊（2010 年 11 月 17 日）：患者口腔溃疡 3、4 年反复发作，曾见两下肢结节红斑，西医院诊断为白塞病，结核菌素（＋），血沉正常，曾服用抗结核药，亦曾用泼尼松、尤卓尔。目前外阴溃破，肛周溃疡不显，两膝痛，左侧为重，两下肢冷，腰痛，腹痛，带下量多，有异味，疲劳乏力，舌质偏红，苔黄薄腻，脉细。病机：肝肾亏虚，气阴两伤，湿热内蕴。处方：功劳叶 10g，炙鳖甲（先煎）15g，生地黄 15g，玄参 10g，川石斛 10g，黄连 4g，苦参 6g，黄柏 10g，淫羊藿 10g，穿山龙 15g，马勃 5g，炙僵蚕 10g，土茯苓 25g，鬼箭羽 15g，太子参 12g，肿节风 15g。

二诊（2011 年 6 月 8 日）：患者口腔溃疡减轻，外阴瘙痒，稍有破溃，肛周轻微溃疡，周身酸痛，疲劳乏力，气短、肢冷好转，月经来潮正常，舌质红，苔黄，脉细滑。治守前法，原方加鸡血藤 15g。

按语：

因患者有结核病史，服用抗结核药及激素，且久病不愈，此皆可伤阴耗气；患者腰膝疼痛，此乃肝肾亏虚的表现；带下量多、有异味，此为湿热内蕴，腹痛多因湿热瘀滞所致。故辨证为肝肾亏虚，气阴两伤，湿热内蕴。

药用炙鳖甲滋阴潜阳，行血散瘀；功劳叶、生地黄、玄参、川石斛清热凉血，养阴生津，补益肝肾；黄连、苦参、黄柏清热燥湿；淫羊藿祛风湿，强筋骨，可阳中求阴，调和阴阳；穿山龙祛风除湿，活血通络；马勃、肿节风清热解毒；炙僵蚕通络止痛；土茯苓解毒利湿，通利关节；鬼箭羽破血通经，可治瘀滞腹痛；太子参益气养阴生津；鸡血藤舒筋活络。

周师认为湿热内蕴仍是此案的主要病机，但患病日久，湿热伤阴，出现肝肾亏虚、气阴两伤的状态，宜早加益气养阴之品扶正，托毒达邪；且久病入络，又应凉血通络。

案 3 湿火上炎，胃热津伤，营血伏毒

谢某，男，32 岁。

初诊（2010 年 4 月 9 日）：患者有口腔溃疡 3 年，反复不愈，下肢有结节性红斑，在西医院拟诊为白塞病，用激素不能控制病情。目前口腔溃疡反复，二阴无溃疡，口干，口中甜腻，颜面部常有毛囊炎，时有咳嗽，大便偏软，舌质暗红，苔黄腻，脉细。病机：湿火上炎，胃热津伤，营血伏毒。处方：藿香 10g，佩兰 10g，炒苍术 10g，黄柏 10g，黄连 3g，炙僵蚕 10g，熟大黄 5g，蝉衣 5g，片姜黄 10g，生石膏（先煎）25g，穿山龙 15g，生地黄 15g，赤芍 10g，水牛角（先煎）15g，玄参 10g，苦参 6g，马勃 5g，甘中黄 5g，地肤子 15g，肿节风 15g，紫草 10g。

二诊（2010 年 4 月 29 日）：患者药后口腔溃疡、面部毛囊炎减轻，两下肢结节性红斑一度消退，近期又发，二阴未见溃疡，间有咳嗽，大便尚调，舌质偏红有裂纹，苔薄黄腻，脉细。初诊方加石楠藤 15g，青风藤 15g，天仙藤 15g，土茯苓 25g，去石膏。

三诊（2010 年 6 月 17 日）：患者口腔溃疡、毛囊炎进一步减轻，左侧颈肩部散发皮疹，两下肢结节难消、浮肿，苔黄薄腻，脉细。初诊方加天仙藤 15g，青风藤 15g，土茯苓 25g，菝葜 25g，苍耳草 15g，漏芦 15g，雷公藤 5g，鬼箭羽 20g。

按语：

《诸病源候论》记载："足太阴，脾之经也，脾气通于口。脏腑热盛，热乘心脾，气冲于口与舌，故令口舌生疮也。"周老认为长期饮食失节，脾胃运化不及，水谷不能化为精微，反成湿热之邪，积于脾胃，久则循经上攻于口而发为口舌生疮之症。因此，中焦湿火上炎是本案发病的主要机理。而结节红斑、毛囊炎、舌质暗红、脉细则为营血伏毒之象。故治疗当清化湿热，凉血解毒。药中生地黄滋阴清热；黄连、黄柏苦寒清火；生石膏辛甘大寒，是清阳明胃火之佳品；苦参、玄参清热养阴，生津解毒；水牛角片、赤芍、紫草、鬼箭羽凉血散瘀通络；僵蚕、马勃、蝉衣有清热消肿解毒之功效；地肤子、苍耳草祛风除湿；菝葜、土茯苓、漏芦清热解毒；青风藤、天仙藤、肿节风、片姜黄、穿山龙祛风除湿，通络止痛，利水消肿。尤其值得注意的是本案中用藿香、佩兰宣中解郁，乃取二药芳香悦脾之用以振动气机，宗"火郁发之"之旨，清热药中配以升散之品则寒凉而不冰伏，升散而不助火。清中有散、散中有清是本案画龙点睛之笔。

案 4　湿热瘀毒，肝肾阴虚

陶某，女，51 岁。

初诊（1997 年 8 月 23 日）：患者患白塞病多年，两下肢有结节性红斑，近来结节出现较多，僵硬疼痛，口腔溃疡，口干，手心灼热，疲劳乏力，舌质暗红，舌苔薄黄腻，脉细。证属湿热瘀毒，肝肾阴虚。治予凉血清热，化湿解毒，佐以补益肝肾。处方：水牛角片（先煎）15g，生地黄 15g，赤芍 12g，丹皮 10g，紫草 10g，石斛 15g，鬼箭羽 15g，雷公藤 10g，苦参 10g，凌霄花 10g，天花粉 12g，白残花 5g，甘中黄 6g。

二诊（1997 年 9 月 1 日）：患者下肢结节红斑发作减少，但不能完全控制，手心灼热，晨起口干苦，舌苔薄腻，质暗红，脉细滑。仍从营血伏热、湿毒瘀结治疗。初诊方加炙僵蚕 10g，地龙 10g。

三诊（1997 年 9 月 15 日）：患者下肢结节红斑基本稳定，未见反复，口腔、阴部未再见溃疡，下肢有牵拉不适感，皮肤瘙痒，舌质暗红，唇紫，舌苔薄腻，脉细。再予清营解毒，凉血化瘀。处方：水牛角片（先煎）15g，生地黄 15g，赤芍 10g，丹皮 10g，紫草 10g，制大黄 5g，玄参 12g，黄柏 10g，雷公藤 10g，苦参 10g，山栀 10g，土茯苓 20g，地肤子 15g，炙僵蚕 10g，地龙 10g。

按语：

白塞病以湿热瘀毒循经上攻下窜为基本病机。本案患者白塞病多年，以两下肢结节红斑，僵硬疼痛，口腔溃疡，手心灼热，舌质暗红，苔薄黄腻，脉细为主要症状，属湿热瘀毒兼有肝肾阴虚。故治以凉血清热，化湿解毒。药用犀角地黄汤合紫草、玄参、鬼箭羽、凌霄花、制大黄等清热凉血，化瘀解毒；白残花、甘中黄清热凉血，化瘀生肌；黄柏、山栀、土茯苓、地肤子清热化湿；雷公藤、僵蚕、地龙祛风通络解毒；石斛、天花粉养阴生津。由于辨证准确，始终以清解湿热、瘀热、毒邪为主，故病情得到改善。

案 5　湿热浸淫，营血伏毒，肝肾阴伤

王某，女，43 岁。

初诊（2009 年 1 月 8 日）：患者病起于 4 年前，始感目眶四周跳动发胀，渗出液体，嗣后手指多个关节渗出脂肪样液体，有时隆起有形，先后在多家西医院确诊为白塞病、血管炎，用激素少效，每逢情绪郁怒，则目眶颜面渗出分泌物，并发痒、触痛、皮肤搓擦渗血，关节僵硬，二阴常有溃疡、结节，偶有破溃，带下多，有异味，声音沙哑，口干，舌质暗红，苔薄腻，脉细滑。病机：湿热浸淫，营血伏毒，肝肾阴伤。处方：水牛角（先煎）15g，赤芍 12g，丹皮 10g，生地黄 15g，玄参 10g，漏芦 15g，土茯苓 25g，天葵子 15g，鬼箭羽 15g，凌霄花 10g，熟大黄 5g，片姜黄 10g，蝉衣 5g，马勃 5g，川石斛 10g，甘中黄 5g。

二诊（2009年2月26日）：患者最近目眶下破溃渗液减轻，目眶仍有跳动，额头、后颈疼痛，皮肤痒疹，带下较多，舌质暗，苔黄薄腻，脉细。初诊方改熟大黄9g，加夏枯草10g，川芎10g，僵蚕10g，白芷10g，墓头回10g。

三诊（2009年3月19日）：患者近来目眶已无白色黏液渗出，阴下结节、带下异味消失，二便如常，唯目眶有胀感，口干，舌质红，苔薄黄，脉细滑。初诊方改熟大黄9g，加夏枯草10g，川芎10g，僵蚕10g，白芷10g，墓头回10g，苍耳草10g，肿节风15g。

四诊（2009年4月2日）：患者5天前出现上呼吸道感染症状，症见鼻塞、口干，目睛充血发胀，面颈部出现皮疹，不痒，两目多眵，舌质偏红，苔黄，脉细滑。初诊方加墓头回10g，苍耳草15g，僵蚕10g，白芷10g，银花12g，连翘15g，野菊花15g，南沙参、北沙参各12g。

五诊（2009年4月30日）：患者最近目胞浮胀，疼痛，目眶上时有渗出黄色液体，目眶下疼痛，颜面瘙痒发疹，皮肤散发皮疹，脱发、脱眉，口腔溃疡发作，后颈烘热感冲头，右胁胀，肛门有溃疡，稍痛不重，尿黄，舌质红，苔黄，脉细滑。初诊方加龙胆草5g，僵蚕10g，墓头回10g，苍耳草10g，地肤子15g，野菊花15g。

六诊（2009年5月21日）：经治患者目眶渗出液体减少，但仍发胀有不适感，后颈烘热感，口腔溃疡减轻，前阴偶见溃疡，肛周未见溃疡，肢体时见痒疹，下肢结节不多，口干，二便如常，苔薄黄，舌质暗红，脉细滑。初诊方改熟大黄9g，加龙胆草5g，僵蚕10g，墓头回10g，苍耳草10g，地肤子15g，野菊花15g，夜交藤25g。

按语：

本案为白塞病典型案例，以口舌破溃、阴部溃疡、皮肤散发痒疹、目眶胀痛为主症。据症分析，中医病机属湿热浸淫，营血伏毒，肝肾阴伤，总以肝肾阴血亏虚为本，湿热、瘀热、伏毒为标，虚实夹杂，湿热瘀毒互结，使病情反复难愈。周师临证以犀角地黄汤、升降散为主方，配以漏芦、土茯苓、蕈头回清热利湿解毒；玄参、天葵子、凌霄花、鬼箭羽、马勃、甘中黄清热凉血，解毒消疮；川石斛养阴生津。药后湿热症状明显改善，然四诊时出现上呼吸道感染，故加用疏散风热之银花、连翘等。尤应注意各诊方中皆有苍耳草、地肤子、僵蚕、野菊花等祛风清热解毒之品，此类药物用于皮疹、皮肤瘙痒有良效。

案6 营血伏热，湿毒内蕴，肝肾阴伤

宋某，男，68岁。

初诊（2008年7月4日）：患者有白塞病病史多年，口唇红肿，口腔溃疡疼痛。龟头常有溃痛，阴囊亦有破损，两手背多处瘀斑，手掌热，鱼际发红，面部潮红，尿黄，舌质红，中有裂纹，苔黄，脉小滑。证属营血伏热，湿毒内蕴，肝肾阴伤。处方：水牛角片（先煎）15g，赤芍12g，丹皮10g，生地黄15g，玄参10g，黄连5g，苦参10g，龙胆草5g，黄柏10g，知母10g，煅人中白5g，马勃5g，紫草10g，土茯苓25g，炙僵蚕10g，肿节风20g，地肤子15g，苍耳草15g。

复诊（2008年7月18日）：患者口腔溃疡基本未发，龟头及阴囊破损较前有明显好转，大便偏干，舌质红，苔薄黄腻，脉细滑。原方不变。

按语：

本案患者手背有多处瘀斑，鱼际发红，加之颜面潮红、溲黄

等内热之征，符合瘀热致病特点。方药以犀角地黄汤为基础，加用清热燥湿药物。对于白塞病的治疗，临证尚须辨别热偏重、湿偏重、湿热并重之不同，针对湿象和热象孰轻孰重及其消长变化，决定祛湿与清热的主次。该患者症状明显表现为热重于湿，故加入性味苦寒之黄连、苦参、龙胆草、黄柏，以增强清热燥湿功效。白塞病临床症状表现多样，故用药有所区别，也充分体现了中医同病异治、辨证论治的特色。

【参考文献】

［1］吴东海，王国春.临床风湿病学［M］.北京：人民卫生出版社，2008.

［2］Morton LT, Situnayake D, Wallace GR.Genetics of Behcet′s disease［J］. Curr Opin Rheumatol，2016，28（01）：39-44.

［3］姜林娣.系统性血管炎［M］.北京：人民卫生出版社，2017.

［4］Zhou ZY, Chen SL, Shen N. et al. Cytokines and Behcet′s disease［J］. Autoimmunity Reviews，2012，11：699-704.

［5］Saleh Z，Arayssi T. Update on the therapy of Behcet disease［J］. Ther Adv Chronic Dis，2014，5（03）：112-134.

（李玲）

第十五章 雷诺病

雷诺病（Raynaud's disease）又称原发性雷诺综合征[1]，它是一个良性的病理过程，发病率3%～21%[2]，是由于血管神经功能紊乱所引起肢端小动脉痉挛性疾病。常因寒冷或情绪激动而诱发，临床表现为阵发性四肢远端（主要是手指、足趾，有时也累及耳、鼻）对称性的间歇发白，渐转为紫绀，伴有疼痛、麻木、继而潮红变暖恢复正常。本病好发于年轻女性，多发生于冬季或寒凉地区，呈间歇性发作。发病时间持续数分钟或数小时不等，不伴有其他自身免疫性疾病，通常不引起残疾。与本病症状类似的雷诺现象（Raynaud's phenomenon）则多继发于系统性红斑狼疮、硬皮病等结缔组织疾病，其预后多较差，可以引起血栓形成甚至坏疽等并发症。

本病病因和发病机制尚不完全明晰，有研究认为与遗传、激素、寒冷、情绪激动或精神紧张等密切相关，发病机理主要为血管舒缩功能障碍和神经功能异常[3]。临床多根据典型的临床表现进行诊断，无特异性实验室检查指标，可进行血液抗核抗体、类风湿因子、免疫球蛋白、冷球蛋白及抗人球蛋白（Coomb's试验）等，以协助排除某些免疫相关结缔组织病。目前西医治疗多以缓解症状为主。一般治疗主要包括：减少寒冷及情绪的刺激，注意患肢保温及锻炼以改善局部循环，另外戒烟在治疗中也起着重要的作用。硝酸酯类、钙通道阻滞剂、血管紧张素转换酶抑制剂、前列环素类药物、α-肾上腺素受体拮抗剂、抗血小板药物、

5- 羟色胺拮抗剂、抗氧化剂等均为临床上经常使用的药物，这些药物通过直接扩张血管、抑制血管收缩、改善血凝状态或减轻局部组织缺血，从而改善肢端循环而减轻症状[4]。

根据本病有肢端发冷、疼痛及麻木的症状，中医学上将其归属于"厥逆""脉痹"等范畴。如《素问·厥论》云："阳气衰于下，则为寒厥。"汉·张仲景《金匮要略》则有"手足厥寒，脉细欲绝者，当归四逆汤主之。若其人内有久寒者，宜当归四逆加吴茱萸生姜汤"的论述。隋·巢元方《诸病源候论》说："经脉所行，皆起于手足，虚劳则血气衰损，不能温其四大，故四肢逆冷也。"清·吴谦《医宗金鉴》有"脉痹，脉中血不和而色变也"的进一步阐述。

【病因】

1. 久病体虚

多种慢性病日久，脾肾渐亏，阳气暗耗；或先天禀赋不足，素体阳虚，卫外不固，易受寒邪侵袭；阳虚寒凝，寒自内生，寒胜则血凝涩，血流不畅而发为本病。如《素问·厥论》曰："气因于中，阳气衰，不能渗营其经络，阳气日损，阴气独在，故手足为之寒也。"

2. 寒邪侵袭

久居潮湿之地，风餐露宿，睡卧当风，坐卧湿地，涉水淋雨，或长期水下作业，或出入冷库等，以致寒邪外侵经络，令血凝涩而不流畅，寒凝气滞，络脉气血瘀阻而发为本病。如《素问·举痛论》所言："寒气入经而稽迟，泣而不行，客于脉外则血少，客于脉中则气不通，故卒然而痛。"

3. 精神情志过极

情志不遂，忧思郁怒，导致肝气郁结，失于条达疏泄，气血不和，阳气抑郁，气滞不能率血畅行，血脉不畅，经脉拘急，阳气不能达于四末。

【病机钩要】

1. 基本病机为阳虚气弱，寒凝热郁，络脉瘀阻

（1）阳虚气弱为病理基础

"邪之所凑，其气必虚"，本病多由于先天禀赋不足或素体阳虚气弱，卫外不固，外受寒凉，邪侵肌表，渐入络脉；或由阳气虚衰，寒从内生，甚则外寒引动内寒，内外相召，寒凝络脉，气血运行不畅而发病。寒为阴邪，易伤阳气，寒邪凝聚日久又可进一步加重阳虚气弱。

（2）日久寒凝热郁，络脉瘀阻

本病病程多长，迁延不愈，寒邪久蕴可化热，痹阻络脉，邪热内郁，热聚成毒，可致瘀热互结，络热血瘀。寒凝日久可致血瘀，热郁煎灼血液可致血瘀，久病亦可络瘀，瘀血阻滞，络脉不通，气血运行不畅，则见厥冷、疼痛、麻木等症。《素问·举痛论》言："脉寒则缩踡，缩踡则脉绌急，绌急则外引小络，故卒然而痛。"

2. 病位在于络脉，脏腑涉及脾肾心肝

《灵枢·本脏》云："经脉者，所以行气血而营阴阳，濡筋骨，利关节者也。"本病临床表现以肢端苍白、青紫、疼痛、麻木等为主症，病在络脉，而又内涉脾肾心肝。脾主四肢肌肉，肾阳为一身阳气之根本，脾肾阳气不足，不能温煦四末，气血运行不畅，故见肢端冰冷、麻木等症；阳虚或气虚推动乏力，络脉瘀阻，故见肢端青紫、苍白、疼痛等症；"脉痹不已，内舍于心"，则伴有

气短、自汗、心悸、胸闷；若因精神紧张、情志过激，肝郁气滞，气机逆乱，阳郁不达，络脉不畅，血脉凝滞，亦可发病。

3. 病理性质属本虚标实，虚实夹杂

本虚指阳虚气弱，标实指寒凝、热郁、血瘀。素体阳虚或后天阳气亏虚，阳气不能达于四末，经脉失于温煦，气血营卫滞行；阳虚卫外不固，寒邪易乘虚客于血脉，致气血凝涩，脉络痹阻不通。由此，因虚可致实，阳虚与寒凝、血瘀并见。寒凝、血瘀日久，又可损伤阳气，进一步加重病情。

4. 病机演变

本病初起多由于阳虚气弱，日久可致元阳虚衰，转为脾肾阳虚之证，则寒从内生。阳虚气弱，气血推动无力，络脉不畅，气滞络瘀，日久络热血瘀，则见皮肤灼热疼痛，甚至热壅血瘀，发为疮疡痈疽等症。

【辨证要点】

明辨虚实寒热。

临证应明辨其虚实、寒热属性，然而从本病临床特点来看，属虚证、寒证者为多。阳虚气弱者见怕冷，指端清冷、苍白，遇冷加重，得温减轻；络脉瘀阻者见指端青紫，皮肤麻木，舌质暗或紫，有瘀点瘀斑；寒凝热郁者见指端皮肤潮红，或见局部皮肤灼热，甚至有破溃、疼痛、痈疮等。

【治则治法】

本病治以温经散寒，活血通脉。临证应根据其虚实寒热属性，结合寒凝、血瘀、热郁、气滞程度的不同，分别配伍散寒、活血、凉血、理气等治疗。阳虚气弱者温阳益气；络脉瘀阻者活血通脉；

寒凝血瘀者，当温经活血通络；热郁血瘀者，当凉血化瘀通络；肝气郁结，阳郁于里者，当疏肝解郁，理气通脉。

【病机证素条目】

1. 阳虚气弱证

（1）辨证

特异症：四末清冷，指端肤色苍白，遇寒冷刺激加重。

可见症：面色㿠白；心悸；气短；自汗；畏寒。

相关舌脉：舌质淡，苔薄白，脉细无力或沉细。

（2）治法：温阳益气通脉。

（3）例方：黄芪桂枝五物汤加减。

（4）常用药：黄芪甘温益气，补在表之卫气；桂枝散风寒而温经通痹，与黄芪配伍，益气温阳，和血通经；芍药养血和营，与桂枝合用，调营卫而和表里；生姜辛温，疏散风邪，以助桂枝之力；大枣甘温，养血益气，与生姜为伍，又能和营卫，调诸药。

（5）加减：气虚明显而见气短、自汗者，加党参、太子参、白术益气；寒凝而见怕冷明显者，加麻黄、附子、细辛温通脉络；兼阳虚畏寒者，加肉苁蓉、淫羊藿、巴戟天、菟丝子温肾壮阳；血瘀明显，肤色青紫者，加丹参、桃仁、红花活血祛瘀。

2. 寒凝血瘀证

（1）辨证

特异症：指端肤色青紫，指端针刺样疼痛。

可见症：寒冷刺激诱发；女性月经后期，小腹冷。

相关舌脉：舌质暗紫，苔薄白，脉细涩。

（2）治法：温经活血，散寒通络。

（3）例方：当归四逆汤加减。

（4）**常用药**：当归养血活血；芍药养阴和营；桂枝、细辛温经散寒止痛；通草通利血脉；大枣、甘草益中气，助营血。诸药配伍，温经散寒，养血通脉。

（5）**加减**：血瘀明显而月经后期者，加红花、鸡血藤、川芎；寒邪偏盛而腹中冷感明显，加小茴香、高良姜；寒凝热郁而伴见发热，加四逆散疏理气机，使郁结之阳气外达。

3. 络热血瘀证

（1）**辨证**

特异症：手指皮肤有火热感，指端红肿疼痛，甚至局部溃疡、坏疽。

可见症：手足心热；烦热或烘热或躁热；皮肤瘀斑、瘀点。

相关舌脉：舌质暗红，苔黄，脉弦涩。

（2）**治法**：凉血化瘀，通络止痛。

（3）**例方**：犀角地黄汤加减。

（4）**常用药**：犀角（水牛角代）凉血清心解毒；生地黄凉血滋阴生津，助水牛角清热凉血止血；赤芍、丹皮清热凉血，活血散瘀；紫草、狗舌草解毒消斑。

（5）**加减**：肝肾阴虚明显而见口干、手足心热，加玄参、石斛养阴；血热血燥生风而见皮肤瘙痒者，加苍耳草、地肤子祛风止痒；热毒内蕴而见患处皮肤紫红，加赤芍、地龙、忍冬藤、凌霄花凉血消斑。

【临证备要】

1. 当分清原发性雷诺病与雷诺现象

雷诺现象可作为独立的疾病，亦可继发于其他风湿免疫病作为一个临床症状出现，如继发于系统性红斑狼疮、混合性结缔组织病、硬皮病等。雷诺现象经常是许多结缔组织疾病的首发症状，并且预示病情严重，因此早期准确诊断其原发疾病、尽早治疗显得尤为重要。在患者出现雷诺现象时，应嘱患者进一步检查，排除其他结缔组织疾病，以免贻误治疗时机。如患有其他结缔组织疾病，需要针对原发病进行系统治疗，不应局限于中医中药。

2. 识其变证，用其变法

雷诺病基本病机为阳虚气弱，寒凝热郁，络脉瘀阻，然也可兼夹其他病机，临证应根据其临床特点，辨机论治，知常方能达变。如见皮肤瘙痒，多为血热或血燥生风，应配伍养血活血、息风止痒药物，可选用当归、鸡血藤、赤芍、白芍、苍耳草、地肤子、凌霄花等。如兼见发热，伴平时急躁易怒，情志不遂，胁肋胀痛，失眠等症，属肝郁不达，少阳枢机不利，可选用小柴胡汤合四逆散和解少阳，疏肝理气，条达肝气，则阳郁得解，热势得退，气畅血行，络脉通畅。如见胃脘不适，吞酸嘈杂，虚寒下利及手足畏寒等症，为寒热错杂，上热下寒之证，可选用乌梅丸清上温下，调畅气机。清代医家程郊倩曰："乌梅丸于辛酸入肝，药中微加苦寒，纳上逆之阳邪而顺之使下也，名曰安蛔，实是安胃，故并主久痢，见阴阳不相顺接而下利之证，皆可以此方括之也。"

【医案选录】

案 1　寒凝血瘀，气血失调

陈某，女，61 岁。

初诊（2002 年 9 月 24 日）：患者自去年冬季以来两手清冷，肤色苍白，接触冷水加重，锻炼后身体虽热而两手清冷更甚，于多家医院确诊为"雷诺病"，多方治疗无效。查舌质淡隐紫，苔少，寸口脉细。证属寒凝血瘀，气血失调。治当温经通脉，益气活血。处方：炙桂枝 10g，当归 10g，赤芍 15g，细辛 5g，炙甘草 5g，红花 10g，川芎 10g，路路通 10g，炙水蛭 3g，生黄芪 20g。

二诊（2002 年 10 月 8 日）：天气转凉，患者肢端青紫仍有反复，接触冷水时加重，肤色苍白，时有麻木，舌质暗，苔薄黄，脉细。此为同气相求，内外相引，寒凝血瘀，治疗仍当温经益气通络。初诊方加鸡血藤 15g，丹参 15g，青皮 6g。

三诊（2002 年 10 月 29 日）：天气寒冷时患者肢端青紫又见明显，清冷不温，指端苍白，舌质暗，苔黄，脉细弦。此为内阳难御外寒。二诊方加淡干姜 5g，制附片 6g 以温肾阳。

四诊（2002 年 11 月 12 日）：患者双手手指色红不白，发凉不著，双手时有发胀，清晨明显，舌质暗，苔薄，脉细。药已中的，二诊方加干姜 5g，制附片 6g，熟地黄 10g，鹿角片（先煎）10g。

五诊（2002 年 12 月 24 日）：患者两手苍白、怕冷现象明显减轻，接触冷水亦不明显发白，舌质暗红，苔薄黄，脉细弦。补通兼施，药终获效，当守方善后，巩固疗效。处方：炙桂枝 10g，赤芍 15g，当归 12g，生黄芪 25g，细辛 5g，干姜 6g，制附片 6g，炙甘草 5g，熟地黄 10g，鹿角片（先煎）10g，炙水蛭 5g，鸡血藤 15g，青皮 10g，红花 10g，川芎 10g。

次年冬季随访，两手厥冷未发。

按语：

雷诺病当属中医学"血痹""厥逆"等范畴。《素问·阳明脉解》云："四肢者，诸阳之本也，阳盛则四肢实。"阳气不足，四末失其温养，所以手足厥寒。脉细欲绝乃血虚而又经脉受寒，血脉不利之故也。寒凝血瘀，脉络涩滞不畅，故见四肢麻木、疼痛、苍白、发紫、发黑甚则坏死。《伤寒论·辨厥阴病脉证并治》云：

"手足厥寒，脉细欲绝者，当归四逆汤主之。"故以当归四逆汤合红花、川芎、路路通、水蛭温经散寒，活血化瘀通络。然药轻病重，又合四逆汤、阳和汤方义，用附片、干姜、熟地黄、鹿角片以加强温阳散寒通脉之力。附片、干姜温补肾阳，熟地黄温补营血，鹿角片温肾助阳，填精补髓，强壮筋骨，并借血肉有情之品以助熟地黄养血。本案用药，层层加码，稳中求进，温而不燥。

案2 阳虚气弱，寒凝血瘀

刘某，女，16岁。

初诊（1997年2月28日）：患者于1996年起病，手指、脚趾端青紫，两手为著，手足不温、麻木，双手易汗出，关节酸痛，舌质淡，苔薄白腻，脉细。病机属阳虚气弱，寒凝血瘀。处方：麻黄5g，制附片6g，细辛4g，当归10g，炙桂枝10g，赤芍12g，炙甘草3g，鬼箭羽15g，干姜5g，鹿角片（先煎）10g，生黄芪15g，熟地黄10g，炙僵蚕10g。

二诊（1998年3月6日）：患者指端青紫，冬甚于夏，饥饿、紧张刺激均有影响，时有疼痛，近来出现痛经，易汗，舌质紫，苔薄腻色黄，脉细弦。病机属寒凝血瘀。处方：炙桂枝10g，当归10g，细辛4g，赤芍15g，炙甘草3g，淡干姜5g，制附片5g，鬼箭羽15g，生黄芪20g，红花10g，川芎10g，路路通10g，青葱管3支。

三诊（1998年9月3日）：经治以来，患者指端青紫有改善，手指青紫现象不著，但较常人温度偏低，两足清冷，舌质红稍暗，苔厚黄腻，脉细。病机属寒凝血瘀，阳虚气弱。处方：桂枝10g，当归10g，细辛4g，炙甘草5g，制附片6g，桃仁10g，红花10g，生黄芪20g，路路通10g，干姜5g，赤芍、白芍各10g，鬼箭羽12g，淫羊藿10g。

按语：

本例患者为典型雷诺病，手足清冷，指/趾端青紫，周师观其脉症，辨为阳虚气弱，寒凝血瘀，病理性质虚实夹杂，虚者责之于阳气虚弱，实者责之于寒凝血瘀。阳虚气弱，寒从内生，故见手足清冷，冬季加重；寒凝络脉，血行不畅，故见指端青紫、麻木，舌质暗，伴有痛经。周师初诊选用当归四逆汤、麻黄附子细辛汤加减化裁，配伍干姜温运中阳；血肉有情之品鹿角片温补肾阳；熟地黄合大队辛温药物同用补阴以助阳；鬼箭羽活血散瘀；炙僵蚕祛风化痰通络。二诊患者有痛经症状，加用红花、川芎、路路通，配伍当归、白芍，寓四物汤方义以养血活血调经，并用青葱管通阳活血。故半年后患者复诊，病情明显好转，继用此法调治。

案 3　肝郁不达，阳郁于里

秦某，女，41 岁。

初诊（2003 年 11 月 28 日）：患者有雷诺病病史，现因天气寒冷，发作 1 个月，两手青紫苍白，发凉，不可接触冷水，近 1 个月以来患者出现夜间发热，测体温最高达 38.2℃，伴畏寒，口干，情绪易激动，二便尚调，舌质红，苔少，脉细。先从标治，治以和解少阳。处方：醋柴胡 5g，赤芍 15g，炒枳实 10g，炙甘草 3g，炙桂枝 10g，炒黄芩 10g，潞党参 10g，法半夏 10g，白薇 12g，生姜 3g，红枣 10 个，青蒿（后下）15g，川石斛 10g。

二诊（2003 年 12 月 12 日）：患者仍有指端青紫，受凉加重，口干欲饮，后半夜双手麻木，右目视物模糊，大便干，舌质偏红，苔黄，脉细。病机属肝肾不足，气阴两虚，久病络瘀。处方：柴胡 6g，赤芍 12g，炒枳壳 15g，炙甘草 3g，炙桂枝 10g，当归 10g，红花 6g，川石斛 12g，生地黄 12g，鸡血藤 20g，淫羊藿 10g，鬼箭羽 15g，炙全蝎 5g。

按语：

本例患者发热同时伴有手指青紫，情绪容易激动，周师辨其病在少阳，枢机不利，阳气郁遏，脉流不畅，不能达于四末，故见双手青紫苍白、怕冷，阳郁于里而见发热。方用四逆散疏肝解郁理气，合桂枝寓"火郁发之"之义；柴胡配伍法半夏、炒黄芩、党参为小柴胡汤和解少阳；配伍青蒿、白薇清热；热郁伤阴，加用石斛顾护阴液。二诊已无发热，方用四逆散，加当归、红花、鸡血藤、鬼箭羽养血活血；桂枝、淫羊藿温阳通脉；肝开窍于目，视物模糊应养肝明目，加用生地黄、石斛滋养肝肾之阴，亦可生津润燥，治疗口干欲饮，大便干结；患者双手麻木，故加全蝎祛风通络。

此法为治疗雷诺病之变法，精神刺激因素导致肝气郁结不舒，与常法强调温阳、活血、通络等有所不同，该法的辨证要点为雷诺现象发作与情绪刺激有关，常伴胁肋胀痛，心烦易怒，失眠，情绪不稳或猜疑抑郁，发作期还可见腹痛腹泻等症状。

案4 寒凝血瘀，经络郁热，气血失调

许某，女，39岁。

初诊（1997年11月7日）：患者多年来于入冬后因天气寒冷出现手指苍白清冷发紫，但劳累活动后两手红赤灼热，受凉后有针刺感、麻木感，两足冷，舌质淡有齿印，苔薄，脉细。病机属寒凝血瘀，经络郁热，气血失调。处方：炙桂枝10g，赤芍12g，当归10g，细辛4g，炙甘草3g，柴胡5g，炒枳壳10g，白薇12g，木通3g，鬼箭羽10g，生麻黄3g，法半夏10g。

二诊（1997年11月12日）：患者双手发凉减轻，已无麻木感，舌质暗紫有齿印，苔薄腻，脉细弦。病机属寒凝血瘀，阳不外达。处方：初诊方去木通，改麻黄5g，加路路通10g，鸡血藤15g。

三诊（1997年11月14日）：天气寒冷时患者双手症状加重，

苔薄黄稍腻，脉细。治守原意观察。初诊方去木通，加路路通10g，鸡血藤15g。

四诊（1997年11月28日）：患者症状进一步减轻，肢端较暖，肿胀亦有减，舌质紫有齿印，苔薄腻，脉细滑。病机属络闭血瘀。处方：炙桂枝10g，赤芍12g，当归10g，细辛4g，鬼箭羽15g，法半夏10g，生麻黄5g，白薇12g，红花6g，柴胡5g，炒枳壳10g，炙甘草3g。

五诊（1997年12月12日）：患者症状进一步减轻，虽气温寒冷亦无明显加重，无麻木感，舌质紫边有齿印，苔淡黄腻，脉细涩。病机属寒凝热郁，痰瘀阻络，气血不调。处方：炙桂枝10g，赤芍10g，当归10g，细辛4g，炙甘草3g，柴胡5g，炒枳壳10g，白薇15g，鬼箭羽15g，生麻黄6g，法半夏10g，红花15g。

六诊（1997年12月26日）：患者双手常有暗红充血，手指发凉减轻，有胀感，舌质暗，苔薄腻，脉细。五诊方加丹皮、丹参各10g，凌霄花10g。

按语：

本案辨证要点在于劳累活动后双手红赤灼热，除寒凝外亦有热郁于里之象。故本案初诊方在当归四逆汤合四逆散基础上酌加白薇、鬼箭羽、法半夏，仿白薇煎之意通瘀化痰，清透络热；用生麻黄3g振奋阳气。二诊考虑患者阳不外达，故改麻黄5g，并增路路通、鸡血藤以加强活血化瘀通络之力。三诊患者苔薄黄稍腻，已有化热之象，故酌减麻黄用量。四诊患者两手发凉已见减轻，时值严冬，亦未见加重，药已中的，继守原法调治。

案5　阳气内郁，气滞血瘀

魏某，女，32岁。

初诊（1999年11月19日）：患者于1992年底起病，西医诊断为雷诺病。双手手指接触冷水、受凉后苍白，得温好转，症状从秋季以后明显，两足发凉，舌质暗红，苔薄腻，脉细。辨证属阳虚气不运血，治以温阳益气，活血通络。药用炙桂枝 10g，赤芍 10g，白芍 10g，当归 10g，细辛 3g，炙甘草 5g，红花 6g，生黄芪 20g，淫羊藿 10g，柴胡 5g，炒枳壳 10g，葛根 15g。

二诊（1999 年 11 月 26 日）：患者双手青紫，接触冷水后苍白，怕冷，指端感觉迟钝，两足怕风，大便秘结，舌质暗，苔薄腻，脉细滑。初诊方去白芍、柴胡、枳壳、淫羊藿；改赤芍 12g，细辛 4g，红花 10g；加桃仁 10g，制附片 5g，生麻黄 4g，淡苁蓉 12g。

三诊（2000 年 1 月 21 日）：患者手足青紫、麻木，怕冷，近日来大便偏干，3 天未行，咳嗽，鼻塞流涕，舌质暗，苔薄腻，脉细弦兼数。辨证属营卫不和，阳气内郁，不能外达。初诊方去白芍、当归、红花、生黄芪、淫羊藿、柴胡、炒枳壳；加生麻黄 5g，光杏仁 10g，防风 10g，青葱管 5 支，前胡 10g，桔梗 3g，川芎 10g，羌活 6g，生姜 3 片；改赤芍 12g，炙甘草 4g。

四诊（2000 年 6 月 9 日）：入夏气温虽高，患者双手仍清冷、青紫、苍白，接触冷水加重，舌质暗，苔薄腻，脉细弦兼数。辨证属阳气内郁，不能外达，气滞血瘀。初诊方去白芍、细辛、生黄芪、淫羊藿；加川芎 10g，熟地黄 10g，淡苁蓉 10g，桃仁 6g，水蛭 4g，鬼箭羽 15g，天仙藤 12g，路路通 10g；改柴胡 6g，赤芍 15g，炒枳壳 15g，红花 10g。

五诊（2000 年 6 月 30 日）：气温上升后，患者双手症状无明显发作，二便正常，舌质暗红，苔薄，脉细弦兼数。初诊方去柴胡、白芍、细辛、红花、黄芪、淫羊藿、枳壳、葛根；加生蒲黄（包）5g，熟地黄 10g，鹿角片（先煎）10g，炮姜 5g，炒白芥子 6g，淡苁蓉 10g，青葱管 5 支，鬼箭羽 15g；改赤芍 12g，炙甘草 3g。

按语：

本案以双手手指接触冷水、受凉后苍白，得温好转，从秋季以后明显，两足较冷为主症，伴舌质暗红，苔薄腻，脉细。辨证为阳虚气不运血，拟从温阳益气，活血通络治疗，方用当归四逆汤加减。然二诊、三诊症状未能明显改善，四诊改变用药思路，着眼于"通"，以和解少阳，调畅气机为主，兼以行气活血。阳气内郁，不能外达，则四肢肢端清冷、苍白，接触冷水加重；气行不畅，血行瘀滞，则出现肢端青紫。治以四逆散合四物汤为基础。方中四逆散和解少阳枢机；当归、熟地黄补血和血；桃仁、红花、鬼箭羽、水蛭活血化瘀；川芎、天仙藤、路路通行气活血；淡苁蓉补肾阳，益精血，润肠通便；葛根升发阳气而布散津液，以温养四肢经脉。药后即见疗效。五诊予阳和汤加减，温阳补血，散寒通滞，治其阳虚之本，以巩固疗效。

【参考文献】

［1］J.Belch，A Carlizza，PH Carpentier，et al. ESVM guidlines-the diagnosis and management of Raynaud′s phenomenon［J］. Vasa,2017,46（06）：413-423.

［2］Maricq HR，Carpentier PH，Weinrich MC，et al. Geographic variation in the prevalence of Raynaud′s phenomenon：a 5 region comparison［J］. J Rheumatol,1997,24（05）：879-889.

［3］唐希文.雷诺现象的中西医研究进展［J］.现代临床医学，2012,38（05）：323-325.

［4］张雨田、王红、冯彬彬，等.雷诺综合征诊断及治疗进展［J］.血管与腔内血管外科杂志，2020,6（05）：450-456.

（方樑）

第十六章　成人斯蒂尔病

成人斯蒂尔病（adult onset Still's Disease，AOSD）是以高热、一过性皮疹、关节炎（痛）为主要表现，并伴有周围血白细胞升高，以及肝脾、淋巴结肿大等病理表现的一种疾病。本病男女患病率相近，发病无地域差异。好发年龄为 16 ～ 35 岁，亦可见到高龄发病[1, 2]。

成人斯蒂尔病的发病机制尚不明确。多数学者认为其发病与感染、遗传及机体的免疫异常有关。已有的研究提示，成人斯蒂尔病患者体内存在细胞免疫和体液免疫的异常，表现为在病变的滑膜组织中有淋巴细胞和浆细胞浸润伴淋巴滤泡形成，同时在活动期患者的血清中可测到多种细胞因子增高等异常表现[3, 4]。

发热是本病出现最早、最突出的表现，典型热型为弛张热。皮疹呈橘红色斑疹或斑丘疹，常与发热伴行，呈一过性。关节痛和（或）关节炎为本病最普遍的表现，早期多出现于部分关节，但可也进展为多关节炎，并常伴不同程度的肌肉痛。同时本病白细胞显著升高，以中性粒细胞升高为主，细菌血培养阴性，多种抗生素治疗无效，而糖皮质激素治疗有效，故本病又被称为"变应性亚败血症"。目前本病西医以非甾体抗炎药、糖皮质激素、免疫抑制剂为主治疗，生物制剂的疗效仍处于临床探索阶段[5, 6]。

中医学并无与本病完全对应的病名。大多数医家根据本病发热与关节痛并见的临床特点，结合本病病机，将其归于痹证之"热痹"范畴，并参考"伤寒""温病"与"内伤发热"等内容来分析辨治。

【病因】

1. 外邪侵袭

本病发病虽以免疫异常为主要机制，但常有感染因素早期参与，多数患者发病前有上呼吸道感染病史，发病时常有咽炎等表现，并常伴寒热身痛等表证症状。因此外邪侵袭是本病发病的重要诱因。如《金匮要略》所载："病者一身尽疼，发热，日晡所剧者……此病伤于汗出当风，或久伤取冷所致也。"指出风冷之邪乘汗出腠理开泄而夹湿外侵，或外邪久侵，风与湿相合为患，均可致本病发生，见发热、身痛等表现。又如《普济本事方》所云："风热成历节，攻手指，作赤肿麻木甚则攻肩背两膝。"指出外受风热之邪，夹湿入侵，也是导致本病发生，出现发热、关节肿痛的重要原因。

2. 体质虚弱

正气不足，气血虚滞，是导致邪气留止，发为热痹的重要原因。正如《素问·四时刺逆从论》所言："厥阴有余病阴痹，不足病生热痹。"《内经博议》则有进一步解析："厥阴……其脉见涩，为气虚血滞，故邪气留止而为积聚，亦所谓热痹也。"

【病机钩要】

1. 核心病机为风湿热痹，营血伏毒

（1）病理因素主要为风湿热毒

虽然外受之邪以风为先导，但与湿杂合有寒热之别。从本病发病来看，化热成毒是其共性特点，因此风湿热毒为本病主要病理因素。正如《素问·痹论》所说："其热者，阳气多，阴气少，

病气盛，阳遭阴，故为痹热。"故本病之热毒多源于从化，与素体阴虚阳盛有关，因阴虚阳盛之体外受风湿易从热化，成为发热、肢体关节肿痛之热痹。

（2）病理传变涉及表里气血

本病初病在气，多为风湿热毒从表入里，少阳枢机不利。发病常见发热与恶寒交替、疾病进退反复的表现。《素问·阴阳离合论》言："太阳为开，阴阳为阖，少阳为枢。"少阳主枢，可协调表里开合，其正不达邪，枢机不和，则可见邪伏表里之间，出入表里，反复难愈，如《伤寒类书活人总括·寒热》说："若邪气在半表半里之间，则外与阳争而为寒，内与阴争而为热，出入无拘，所以乍往乍来而间作也。"且因其有出入表里之不同倾向，又可兼见太阳或阳明之证，其出表者，多合太阳，其入里者，多合阳明。

本病久病在血，多为肝肾阴伤，营血伏毒。病久又常见午后发热或身热夜甚，其身热起伏，缠绵不愈，常伴疹出的表现。即叶天士《临证指南医案》所言："今痹痛多日，脉中筋急，热入阴分血中，致下焦为甚。"因气分风湿热毒不解，肝肾阴血渐伤，或先天已有阴血不足，气分风湿热毒内侵，使邪热入客阴分血中，而成营血伏毒，伏毒外发则为发热疹出，内伏则其症不显。

2. 病理性质为本虚标实，虚实夹杂

本病病程多迁延缠绵，病理性质多为本虚标实，虚实夹杂。

其病程稍短者，多为正气不旺，不能达邪，邪气蕴郁化毒，如《医学入门》所云："热痹，或湿生热，或风寒郁热。"其湿生热者，多因正不御邪，湿邪不化，内外相引，则湿遏热伏，蕴热内蒸，即《温病条辨》所论之"湿聚热蒸，蕴于经络，寒战热炽，骨骱烦疼"。其风寒郁热者，多因正气不能达邪外出，则为风寒外束，郁热内生，即《增补内经拾遗方论》所言之"风寒湿三气杂至，而客于经络，郁而为热痹也"。

其病程稍长者，多为正气损耗，无力托邪，邪毒内伏深入。肾主骨而肝主筋，病久肝肾不足，肢体经络空疏，骨髓筋骨不得充养，则客邪深入骨髓，痹痛剧烈，缠绵反复，如《证治汇补》所言："凡流走不定，久则变成风毒，痛入骨髓，不移其处。或痛处肿热，或浑身壮热。"且随肝肾阴气损耗加重，致内热之根入深，随脾肾阳气亏虚日重，则湿蕴内伏之日进，久生痰瘀，渐成脏腑蕴毒不解之证，其邪伏深入，发则亦重，反复难愈，正如《诸病源候论》所言："热毒气从脏腑出，攻于手足，手足则焮热、赤肿、疼痛也。"

3. 病机演变

本病初病多为风湿痹阻，湿热内蕴，兼有正气不足，枢机不和，导致风湿稽留，湿热久蕴，酿化热毒。久病不已多因风湿热羁留不去，由气入血，内伏营血，导致肝肾阴伤，由实转虚。因其肝肾阴伤，而至邪入化毒，伏而不去。

【辨证要点】

1. 辨明气血

一般而言，本病初病在气，多为风湿热毒从表入里，少阳枢机不利，而见寒热往来或高热起伏，肢体酸痛，口干口苦，咽痛。久病在血，多为肝肾阴伤，营血伏毒，可见午后或夜晚发热，或长期反复低热，肢节疼痛不显，但皮疹反复。

2. 辨别表里

本病在气者，病位多在表里之间，故其多见寒热往来或起伏、口干口苦、纳差喜呕、肢体酸重等邪在少阳，枢机不和的表现。但其病位有偏表偏里之异，病位偏表者发热多兼恶寒、肢体酸痛、关节肿痛、汗出不畅等邪客于表，营卫不和之象；病位偏里者多为高热，恶寒等表证不显，可见咽痛、心烦口渴等邪入于里，化热蕴毒之象。

3. 辨虚实标本

无论病位在气在血，均需注意辨别虚实标本。一般而言，邪气内伏为标，气阴损耗为本，二者常互为因果，成本虚标实之证。若上述见症为重者，则以标实为主，若疲劳乏力、气短、五心烦热、盗汗、少苔、脉细等症明显者，则以本虚为主。

【治则治法】

本病治宜扶正祛邪。扶正者当益气养阴，扶正达邪。祛邪之法，当分气血。邪在表里之间，枢机不和者，治当和解枢机，配合疏风透热化湿；邪伏营血，蕴积化毒者，治当滋阴凉血，配合散瘀化痰解毒。

【病机证素条目】

1. 风湿热痹，枢机不和

（1）辨证

特异症：寒热往来或高热起伏；肢体酸痛；口干口苦；咽痛。

可见症：关节肿痛；汗出不畅；心烦口渴；纳差喜呕；肢体酸重。

相关舌脉：苔白或黄腻，质暗淡，脉滑或濡。

（2）治法：和解枢机，疏邪透表。

（3）例方：柴胡桂枝汤合蒿芩清胆汤加减。

（4）常用药：柴胡、黄芩和解枢机；桂枝、白芍调和营卫；半夏、竹茹、陈皮、枳壳清化湿浊；青蒿、碧玉散透热利湿；茯芩、太子参、甘草益气扶正。

（5）加减：头身困重酸痛明显，表湿偏重者，可合藿朴夏苓汤，加用藿香、厚朴、杏仁等芳化宣透，疏表祛湿；关节肿痛灼热，游走不定，风热外客重者，可合白虎加桂枝汤，或加秦艽、知母、地龙、肿节风等疏风清热，通络止痛；若口干口苦明显，大便秘结，内热重者，可合三黄石膏汤，加山栀、石膏、大黄清热泻火，通腑泄热；若舌苔厚浊腻如积粉，在里之湿浊重者，可合达原饮，加用草果、大腹皮辟秽化浊。

2. 肝肾阴伤，营血伏毒

（1）辨证

特异症：午后或夜晚发热，或长期反复低热，皮疹反复。

可见症：盗汗；触及痰核、结节红斑；五心烦热；口干；寐差；干咳；疲劳乏力。

相关舌脉：舌质暗红，少苔，脉细数。

（2）治法：滋阴凉血，化痰解毒。

（3）例方：青蒿鳖甲汤、犀角地黄汤合升降散加减。

（4）常用药：青蒿、鳖甲清透阴分伏热；生地黄、知母滋阴润燥除热；白僵蚕、蝉蜕化痰疏风解毒；水牛角、丹皮、赤芍、姜黄、大黄凉血化瘀解毒。

（5）加减：若阴伤热伏，热毒内壅，咽喉疼痛者，加玄参、重楼、挂金灯清热解毒；若阴伤血凝，瘀热较重，皮肤斑疹色赤，大便燥结，舌质暗红，瘀斑散见者，可合桃仁承气汤通瘀泻热；如阴损兼有枢机不和，肝肺同病，口渴，咽干，干咳者，可合柴前连梅散，加用银柴胡、前胡、乌梅肉、胡黄连；如阴损明显，邪气深伏，骨蒸潮热，盗汗明显者，可合清骨散，加用地骨皮、白薇养阴透热；如气虚明显，无力达邪，面色淡黄，气短乏力者，可合用黄芪鳖甲散，加生黄芪、太子参、升麻、秦艽以益气透邪。

【临证备要】

本病具有病邪久伏不去，从内外发的特征，与"伏邪"密切相关，故可将伏气温病理论延伸至本病内生伏邪，用以指导临床。正如吴又可在《瘟疫论》中所言："今邪在半表半里……邪气深伏，何得能解，必俟其伏邪渐退。"本病也有类似之处，病邪久伏不去，多在半表半里，以湿热为主要病理因素，故治疗重在疏利少阳，清化湿热，和解枢机，临证往往小柴胡汤、蒿芩清胆汤、达原饮单用或合用方能取效，选药多以清透、清化、宣化、开泄相配，如用青蒿、清水豆卷、佩兰之清透，胡黄连、六一散之清化，香薷、藿香、柴胡之宣化，草果、槟榔之开泄等。

【医案选录】

案1　风湿热痹，枢机不和

朱某，女，66岁。

初诊（2006年7月26日）：患者自1999年开始间断发热，发热时体温最高达40℃，于省级医院诊断为成人斯蒂尔病，先后5次住院，长期服用激素，近日因再次发作住院，目前服用泼尼松每日30mg。刻诊：晨起低热，体温在37.3℃左右，怕冷，近日曾发高热，高热时怕冷更为明显，多汗，周身酸痛，肘膝关节肿痛，腰痛，口渴欲饮，小便不畅，大便每日3次左右，舌质暗紫，苔淡黄薄腻，脉细滑。辨证为风湿痹阻，湿热内蕴，枢机不和。治以祛风除湿，清化湿热，和解枢机。处方：柴胡10g，炙桂枝6g，炒黄芩10g，炒白芍10g，青蒿（后下）20g，白薇15g，汉防己12g，肿节风20g，萆草25g，法半夏10g，石楠藤20g，漏芦 15g，鸭跖草 20g，知母 6g，太子参 10g，大麦冬 10g，芦根 15g，青风藤 15g，络石藤 15g。

二诊（2006 年 9 月 29 日）：前方服用 2 个月，患者病情明显缓解，泼尼松由每日 30mg 减至 20mg，汗出减少，但仍有低热，周身酸楚乏力，胃部胀痛，口干，二便基本正常，舌质暗紫，苔薄黄腻，脉细滑。证属风湿痹阻，湿热内蕴，气虚阳浮，久病络瘀。治当祛风化湿清热，益气和解通络。处方：柴胡 9g，炒黄芩 10g，生黄芪 15g，潞党参 10g，焦白术 10g，秦艽 10g，炙桂枝 10g，炒白芍 10g，知母 10g，麦冬 10g，白薇 15g，萆草 20g，汉防己 12g，鬼箭羽 15g，制香附 10g，肿节风 20g，石楠藤 20g，青风藤 15g，藿香 10g，苏梗 10g，炙甘草 3g。

三诊（2006 年 11 月 08 日）：前方继服 2 个月，患者体温正常，泼尼松减为每日 12.5mg，唯夜间心烦，不欲盖衣被，胃脘嘈杂疼痛泛酸，双腿酸软无力，视物不清，尿少，舌质暗紫，苔黄薄腻，脉小滑数。二诊方加青蒿（后下）15g，法半夏 10g，黄连 3g，吴茱萸 3g，地骨皮 12g，守法继进。

2007 年 6 月 1 日随访，前方继续治疗 5 个多月，低热未作，激素递减至停服已 1 个月，后随访至 2010 年，不服激素，已如常人。

按语：

本案患者病程已 7 年余，虽长期服用激素，但病情反复，发热起伏，控制不佳。据口渴欲饮、多汗、小便不畅、大便次数增多、苔黄腻、脉滑诸症，知其内有湿热蕴伏；从发热伴怕冷、周身酸痛、关节肿痛，知其外有风湿留客。病情反复，发热起伏，乃枢机不和，邪伏不去，出入表里而成。故取法小柴胡汤，以柴胡、炒黄芩、法半夏、太子参和解少阳枢机；并化入桂枝芍药知母汤，以炙桂枝、炒白芍、知母和营通经，配用汉防己、肿节风、石楠藤、青风藤、络石藤以祛风除湿通络；又仿柴胡桂枝汤意，兼治少阳与太阳；再入蒿芩清胆汤，用青蒿、芦根与黄芩、半夏相配以清利内蕴之湿热，兼治少阳与阳明；配用萆草、鸭跖草、白薇与漏芦以增清透与化解之力。治疗从枢机入手，兼顾表里，患者药后不但激素用量减少，病情也有明显改善。二诊患者内热消减，大热已无，但低热未尽，胃脘胀痛，周身乏力，舌暗紫，其气虚阳浮，久病络瘀之象显现，故去蒿芩清胆汤，改以补中益气汤及香苏散补其内虚，行其滞涩，又配鬼箭羽散瘀、秦艽祛风。其后病情得以缓解，故停用激素，随访3年，未见反复。

案2 阴伤气耗，营血伏毒

戴某，女，59岁。

初诊（2008年10月29日）：患者去年底出现黄疸，周身皮疹，高烧，肝功能受损，于当地住院按急性黄疸型肝炎治疗，经省级医院会诊确诊为成人斯蒂尔病、肺炎、湿疹、贫血、高血压，用激素治疗有效，但不稳定，7月份于上海市某医院检查确认为成人斯蒂尔病，仍用激素治疗，病情得到控制后出院，但20天后又见发热，目前仍在用激素维持治疗。刻诊：自觉心胸闷痛，汗多，咽喉常痛，咳痰不多，皮疹减不能尽，双手痒，间有腹痛，腿软无力，大便正常，舌尖痛，舌质暗，苔黄薄腻，脉小滑。辨证为肝肾亏虚，气阴两伤，营血伏毒。治以益气养阴，凉营透毒。处方：银柴胡10g，青蒿（后下）15g，白薇12g，炙鳖甲（先煎）10g，丹皮10g，生地黄15g，丹参12g，南沙参、北沙参各12g，熟大黄5g，炙僵蚕10g，片姜黄10g，蝉蜕5g，知母10g，太子参10g，苍耳草15g。

复诊（2008年12月17日）：患者连服初诊方药24剂，近40

天未见发热，唯汗出较多，稍动或进食即出汗，嗳气，稍有胃胀，头晕，寐差，前期曾发疹3天，舌质暗紫，苔黄薄腻，脉细滑。治守前法。处方：银柴胡10g，炙鳖甲（先煎）15g，青蒿（后下）15g，白薇15g，太子参12g，大麦冬10g，生地黄15g，蝉衣5g，炙僵蚕10g，苍耳草15g，知母10g，南沙参、北沙参各12g，丹参12g，夜交藤20g，白蒺藜10g，瘪桃干20g，炒谷芽、炒麦芽各10g，生甘草3g。

后以此法进退调治，诸症好转，症情稳定，随访亦未见反复。

按语：

本案患者病程已近1年，虽服用激素，但病情不稳定，发热起伏，控制不佳。患者起病即见高热、周身皮疹，就诊时仍有咽痛，皮疹减不能尽，伴有心胸闷痛，间有腹痛，舌尖痛，舌质暗，知其为邪伏于里，营血伏毒；症见身热起伏，腿软无力，汗多，舌苔黄薄腻，为正邪交争，气阴两伤。故法取青蒿鳖甲汤，用青蒿、银柴胡、鳖甲清透阴分伏热，生地黄、知母滋阴润燥除热；再合升降散之法，用炙僵蚕、蝉蜕、苍耳草以化痰祛风解毒；并化入犀角地黄汤意，用丹皮、丹参、白薇、姜黄、大黄凉血化瘀解毒；另用南北沙参、太子参，兼顾阴气之损。药后复诊发热未作，审其伏毒得以清化，则减凉血化瘀解毒之药，酌加益阴养血、和胃安神之大麦冬、炒谷芽、炒麦芽、夜交藤，以及敛汗祛风之瘪桃干、白蒺藜。

案3 湿热郁蒸，营血伏毒，肝肾阴伤

张某，女，54岁。

初诊（2009年4月29日）：患者于2008年7月初开始，两肘、膝、肩、背等部位出现对称性皮疹，大小部位均匀一致，瘙痒不舒，继则高热，先后在三级甲等医院检查诊为"未分化结缔组织

病"，用激素后热退，但经旬后身热又起，当地医院诊断为"成人斯蒂尔病"，仍用激素治疗，但减用激素则发热又起，如此反复发作5次。刻诊：高热，体温39.3℃，无畏寒，汗多，多个大小关节疼痛，两膝甚至疼痛不能触碰，胸腹大腿内侧仍有对称性皮疹瘀斑，背后瘀斑成片，瘙痒不舒，舌质暗，苔淡黄腻，脉细数。证属湿热内蕴，营血伏毒，肝肾阴伤。治以凉血解毒，清热化湿。处方：水牛角片（先煎）20g，丹皮10g，赤芍12g，生地黄15g，银柴胡10g，青蒿20g，白薇15g，紫草10g，漏芦15g，秦艽10g，炙僵蚕10g，玄参10g，胡黄连3g，萆草25g，知母10g，苍耳草15g。

二诊（2009年5月6日）：患者近来仍有身热，测体温39℃左右，持续服用泼尼松每日2.5mg，羟氯喹每日0.2g，发热前时有怕冷，体温下降时汗出，手指关节稍有酸痛，口干欲饮，大便每日3～4次，舌质暗红，苔淡黄腻，脉细。从湿热郁蒸，枢机失和，营血伏毒，肝肾阴伤治疗。处方：银柴胡10g，前胡10g，胡黄连3g，乌梅肉9g，青蒿20g，炒黄芩10g，藿香10g，佩兰10g，水牛角片（先煎）20g，生地黄15g，丹皮10g，赤芍12g，紫草10g，白薇15g，漏芦15g，秦艽10g，炙僵蚕10g，玄参10g，萆草25g，知母10g，苍耳草15g，瘪桃干20g。

药后发热渐退，继以此方为基础调治1个月，后停服激素，病情未再反复。

按语：

本案起病半年有余，以发热、皮疹、瘀斑、瘙痒和关节疼痛等为主症，服用激素可控制，但减量或停用激素则高热再起。初诊舌质暗，苔淡黄腻，脉细数，辨为湿热内蕴，营血伏毒，肝肾阴伤，方用犀角地黄汤加味，但药后仍有身热。二诊改用柴前梅连散、蒿芩清胆汤合犀角地黄汤，从湿热郁蒸，枢机失和，营血伏毒，肝肾阴伤治疗，主在清解湿热瘀郁，兼以凉血滋阴，药后取效。柴前连梅散擅治病久阴伤，热郁不解者，三方合用能清透伏热，清热化湿，凉血解毒，以开达伏邪，和解枢机。再入白薇、知母、玄参、紫草等滋阴清热，凉血化瘀；秦艽、漏芦、萆草祛风除湿，清热解毒；藿香、佩兰、僵蚕、苍耳草芳香化湿，祛风清热。

【参考文献】

［1］叶玉津，许韩师，杨岫岩，等.成人斯蒂尔病 112 例临床分析［J］.新医学，2007（11）：721-723.

［2］Sakata N，Shimizu S，Hirano F，et al.Epidemiological study of adult-onset Still′s disease using a Japanese administrative database［J］. Rheumatology International，2016，36（10）：1399-1405.

［3］刘晓蕾，吕良敬.成人斯蒂尔病发病机制的研究进展［J］.中华风湿病学杂志，2014，18（05）：347-350.

［4］Feist E，Mitrovic S，Fautrel B.Mechanisms，biomarkers and targets for adult-onset Still′s disease［J］.Nature Reviews Rheumatology,2018,14（10）：603-618.

［5］中华医学会风湿病学分会.成人斯蒂尔病诊断及治疗指南［J］.中华风湿病学杂志，2010（07）：487-489.

［6］廖晓玲，雷玲，赵铖.生物制剂在成人斯蒂尔病的应用进展［J］.中华风湿病学杂志，2019（10）：703-707.

（冯哲）

第十七章　风湿热

风湿热（rheumatic fever，RF）是一种咽喉部 A 组乙型溶血性链球菌（group A streptococcus，GAS）感染后反复发作的全身结缔组织炎症，主要累及关节、心脏、皮肤和皮下组织，偶可累及中枢神经系统、血管、浆膜及肺、肾等。本病可见于任何年龄，最常见于 5 ～ 15 岁的儿童和青少年，男女患病几率大致相同。我国在 20 世纪 80 年代初期风湿热已逐渐少见，80 年代后期又有上升趋势，1992 ～ 1995 年我国中小学生风湿热患病率约 80/10 万[1]，不典型病例增多，与抗生素大量应用、人体对链球菌免疫反应变异、某些细菌毒力增强等有关。

风湿热的具体发病机制仍未完全阐明，目前认为链球菌抗原的分子模拟机制是风湿热的主要发病机制，链球菌 M5 型肽段与肌球蛋白存在同源的氨基酸肽段，并产生免疫应答反应[2]，免疫复合物沉积于人体关节滑膜、心肌、心瓣膜，激活补体成分产生炎性病变。基因对风湿热发病亦有影响，在风湿热患者中人类白细胞抗原（HLA）DRB1*14 基因多态性与风湿热密切相关[3]。临床表现以关节炎和心肌炎为主，可伴有发热、皮疹、皮下结节、舞蹈病等。血清抗链球菌溶血素"O"（ASO）、抗心肌抗体（AHRA）、抗 A 组链球菌菌壁多糖抗体（ASP）及血沉明显升高，超声心动图对风湿热诊断有重要价值，可检出早期心肌炎。风湿热的治疗目标是彻底清除链球菌感染，控制临床症状，使病情迅速缓解，提高患者生活质量。青霉素为首选药。

中医虽无风湿热的病名，但历代医著有关本病理论认识与临床治疗经验的内容极为丰富，大致以关节炎症状为主者，可归属于"风湿热痹"范畴，以心肌炎症状为主者，可按"心痹""心悸""怔忡"等病辨治。

【病因】

1. 外邪侵袭

外邪侵袭是本病的重要发病因素，患者发病前常有发热、咽痛等前驱外感症状。久居炎热潮湿之地，外感风湿热邪，袭于肌腠，壅于经络，痹阻气血经脉，留滞关节筋骨；或涉水冒雨、贪凉露宿、睡卧当风等，感受风寒湿邪，素体内有蓄热，从阳化热；或久病风寒湿邪郁而化热。正如《素问·痹论》所云："其热者，阳气多，阴气少，病气胜，阳遭阴，故为痹热。"

2. 表虚卫弱

罹患风湿热之病，多以素体气血阴阳不足，营血虚于里，卫气虚于外，腠理失固为内因，这是本病发病的根本原因。而本病多发于小儿，盖小儿阳气未充，腠理空疏，易感外邪。《素问·五脏生成》说："卧出而风吹之，血凝于肤者为痹，凝于脉者为泣，凝于足者为厥。此三者，血行而不得反其空，故为痹厥也……此皆卫气之所留止，邪气之所客也。"

总之，人体罹患风湿热痹，多以营卫气血不足为内因，风寒湿热邪气侵袭为外因，湿热的产生与素体阳盛阴虚密切相关。

【病机钩要】

1. 核心病机为风湿热邪痹阻，气阴亏虚，心脉不畅

（1）风湿热邪痹阻是主要病机

本病多因体虚感受风湿热邪，流注脉络，留滞经络关节，以致气血运行不畅而出现发热、关节红肿热痛。亦可因素体阴虚阳盛，复感风寒湿邪，从阳化热，如李中梓所说："（热痹）脏腑移热，复遇外邪，客搏经络，留而不行。"或风寒湿邪久郁而化热，如《类证治裁》所言："风寒湿合而成痹，蕴邪化热，蒸于经络，四肢痹痛。"

（2）病位初在肌表经脉，久病入络，损及脏腑

风湿热起病之初以卫表邪实为主，表现为发热、咽部肿痛等，渐侵肌肉、关节，而见关节灼热疼痛。湿热之邪久留，内舍于心，损其心膜、心络、心肌，致使心失所主，故见心悸气短、胸闷。湿热之邪滞留筋脉，湿阻热郁，筋脉失养，致使筋脉拘急不能自控而出现挤眉弄眼，伸舌歪嘴，手舞足蹈。

（3）脏腑病变易犯心

风湿热急性发作或反复发作常可累及于心，正如《素问·痹论》所说："脉痹不已，复感于邪，内舍于心。""心痹者，脉不通，烦则心下鼓，暴上气而喘。"风寒湿热诸邪痹阻心脉，致心脉瘀阻不畅；热盛伤津耗气，气阴不足，心失所养，故心脉不畅常与气阴不足并见，甚则出现心气、心阳暴脱之危候。

2. 病理性质为本虚标实，虚实夹杂

本虚为素体气血阴阳不足，营卫气血亏虚，腠理不固；标实为风、寒、湿、热、痰、瘀等邪气。本病起病急骤，病情发展迅速，病性为实证、热证，故病初以标实为主；而久病邪气影响气

血运行，耗伤正气，病理特点为虚中夹实；心痹重证之心气、心阳暴脱，则以虚为主。然疾病不同阶段虚实各有偏重，当仔细甄别。

3. 病机演变

体质因素可以决定病性的转化，阳盛阴虚是形成风湿热痹的主要因素。若邪热与体内阳盛之气相合，则发病迅速，症状较重，且风寒湿邪久郁极易化热。久病入络，内舍脏腑，尤易内舍于心，导致心脉不畅，气阴亏虚。日久不愈，可致阳虚、血瘀、水停为主的病变，终致心气、心阳暴脱。

【辨证要点】

1. 辨风寒湿热邪气之主次

本病总以风湿热邪痹阻为主，但需辨清风热证、热夹湿证、寒热错杂证。疾病初起，风热侵袭，温邪上受，多见发热、咽喉肿痛、口干口渴等风热上攻症状，继而出现关节红肿热痛。感受暑热湿邪，或湿热素盛内伏，复感外邪，风湿热邪滞留肌肉关节，则见身热不扬、周身困重、肢节烦疼。病在上肢多以风热为主，病在下肢多以湿热为主。若素体阳盛，复感风寒湿邪，或感受风寒湿邪，郁而化热，可致寒热兼夹，症见关节局部红肿热痛、得温痛减，伴有恶风畏寒。

2. 把握病势之传变

《素问·痹论》曰："风寒湿三气杂至，合而为痹也。""五脏皆有合，病久而不去者，内舍于其合也。""诸痹不已，亦益内也。"论述了内脏之痹是由肢体痹证日久不愈发展而成。风湿热病变往往由表及里，病初病位在经络、肢体，久病入络，具有脉痹不已，内舍于心的特点，出现心痹诸症。心者，五脏六腑之大主，精神之所舍也，风湿热邪内舍于心，损伤心气，心脉不畅，见心悸，心慌，心痛，胸闷气短，舌有瘀斑，脉涩或结代；心神失养，可见心烦，失眠。心主血，肺主气，肺朝百脉，辅心行血，肺心同病，瘀阻水停，则见咳喘，面浮胞肿，下肢浮肿，尿少。

3. 辨病程新久

本病初起为风湿热邪侵袭卫表之实证，症见恶寒发热，皮疹色红，关节红肿热痛，舌红苔黄薄腻，脉数等；风湿热邪侵及心脏，耗伤气阴，但病情较轻，则见心悸，气短，自汗，脉细弱等心气虚弱之候，或兼低热，颧赤，脉细数无力等气阴两虚之症。

久病不愈，实热渐消，恶寒发热、关节疼痛灼热、舌红减轻，而湿性缠绵，湿郁成痰，可见关节肿胀，疼痛，肌肉酸胀，苔腻，脉滑；血凝为瘀，可见唇甲青紫，舌质紫暗，脉沉涩等血瘀之候；病久邪恋正虚，损耗心阳，可见神疲肢冷，肢体水肿，小便不利，脉沉细无力等阳虚水泛之症；若见气促难续，端坐不得卧，大汗如珠，四肢厥冷，咳吐粉红色痰液，则为心阳虚脱之危候。

【治则治法】

根据"热者寒之"的治疗原则，风湿热治疗大法应以清为主，并根据病程中不同阶段的不同病机分证治之，新病邪实者宜疏风、解毒、凉血、化湿、散寒；久病邪实正虚者宜滋阴益气，或兼以化痰祛瘀，多法复合治之。

【病机证素条目】

1. 风湿热痹证

（1）辨证

特异症：关节疼痛，灼热红肿。

可见症：疼痛游走不定，活动不利；痛不可触，得冷则舒；肌肤红斑；发热；咽痛；口干口渴；汗出；烦躁；溲赤。

相关舌脉：舌质红，苔黄或黄腻，脉滑数或浮数。

（2）治法：清热通络，祛风除湿。

（3）例方：四妙丸、宣痹汤加减。

（4）常用药：黄柏、苍术、生薏苡仁、防己、晚蚕沙清热利湿，宣痹通络；忍冬藤、秦艽清热通络；鬼箭羽、赤芍凉血活血通络。

（5）加减

急性期身热明显而有表邪者，用白虎加桂枝汤，石膏配伍桂枝疏风清热，通络止痛；风热化火，湿热酿毒，毒蕴肌肤，则见皮肤红斑，可用犀角地黄汤清热解毒，凉血化瘀；毒壅咽喉，症见咽部肿痛，加土牛膝清热利咽；邪热伤阴，症见口干，用生地黄、石斛、知母、功劳叶、白薇养阴清热。

若寒热错杂，予桂枝芍药知母汤加减，药用桂枝、防风、秦艽、羌活祛风胜湿，温经通络；麻黄、细辛温经散寒；苍术、木防己、晚蚕沙除湿宣痹；黄柏、忍冬藤清热化湿通络；芍药、知母清热养阴。

若寒湿偏重，关节疼痛，得寒痛甚，舌质偏淡，方选乌头汤，用制川乌、制草乌、制附子散寒除湿；内寒明显者，可取麻附细辛汤温经散寒。

2. 气阴不足，心脉痹阻证

（1）辨证

特异症：心悸心慌；疲劳乏力；口唇暗紫。

可见症：潮热；两颧潮红；自汗或盗汗；气短。

相关舌脉：舌暗紫偏红，有瘀斑、瘀点，少苔，脉细数无力或细涩。

（2）治法：益气养阴，活血化瘀。

（3）例方：生脉散合丹参饮加减。

（4）常用药：太子参、麦冬、五味子、玉竹、制黄精、石斛益气养阴，充养心脉；川芎、丹参行气活血，化瘀通络。

（5）加减

气虚明显，见疲劳乏力，活动后加重，气短懒言，脉虚细无力，加党参、黄芪、白术益气；阴虚火旺，见潮热盗汗，五心烦热，加生地黄、丹皮、知母、炙鳖甲滋阴清热；肾阴亏虚，腰膝酸软，耳鸣，加山萸肉、旱莲草、女贞子滋补真阴；心神失宁，心慌不安，失眠，加龙骨、牡蛎潜镇安神，熟枣仁、合欢皮养心安神；心肾两虚，阴阳失调，加桂甘龙牡汤调和阴阳，养心安神。

肺络瘀阻，见气急，咳喘，咯血，用桃红饮加减，活血通络，祛瘀止血；血瘀水阻，见胁下癥积，肢体浮肿，脉沉涩，用血府逐瘀汤合真武汤加减；阳气虚脱，见喘息端坐，烦躁不安，大汗淋漓，用参附龙牡汤加减，必要时需中西医结合救治。

【临证备要】

1. 重视清热除湿，佐以温通祛邪

风湿热邪痹阻是本病的主要病机，处方遣药应重视清热除湿。疾病初起，风热上犯，宜投辛凉之品以疏风清热，然纯用寒凉，易致寒闭热邪，故佐以辛温之品助散表邪，使疏风而不助热，清热而不留邪。热入血分，湿热痰瘀互结，当凉血活血，但忌过用寒凉以致寒凝血瘀，可参入温通宣痹之药味。病程日久，风寒湿热错杂为患，治当区别寒热偏盛，寒温并用，化通兼施，以性寒之品清热除湿，伍以性温之品温通祛邪。且《温病条辨》记述：

"湿为阴邪，非温不解。"祛除湿热之邪，应以辛苦寒药物清热祛湿为主，辅以辛苦温药物温化湿邪，如此则寒温并举，湿邪易祛，若仅用苦寒，克伐阳气，则湿邪缠绵黏滞。

2. 早期治疗，防止传变

风湿热有反复发作的特点，每与季节变换、气候变化有关，多因感冒诱发，因此逢气候、季节变化明显时应慎起居，避免感受风寒湿邪。"邪之所凑，其气必虚"，平时应注意增强体质，提高抵御外邪的能力。中医治病强调"未病先防，既病防变"，一旦发病，当早期及时、积极治疗，以防病邪深入。若用药恰当，治疗及时，则预后较好；若病情迁延，正虚邪恋，甚至内舍脏腑，转变为心痹，则治疗较难，预后较差。

【医案选录】

案 1 风湿热邪痹阻

杨某，女，15 岁。

因半月来关节疼痛、低热，近 4 天来高热、关节疼痛加剧入院。患者起病前出现咽喉疼痛，半月后两膝关节痛，游走及踝，伴有低热。近 4 天高热汗出不解，微恶风，烦渴引饮，不思饮食，骨节疼痛加剧，两侧膝踝肿痛，肤色微红，影响活动，溲赤而热。诊查：患者呈急性病容，舌质微红，苔薄白，咽弓充血，扁桃体Ⅰ度肿大，肺部呼吸音略粗糙，心率 132 次 / 分，无明显病理杂音，肌肤灼热，脉象浮数。实验室检查白细胞总数及分类无明显异常，血沉 97mm/h，尿常规正常。证属风湿热邪痹阻，治宜疏风清热，除湿通络。方拟白虎加桂枝汤加减，处方：桂枝 6g，生石膏（先煎）30g，知母 9g，白芍 9g，生甘草 5g，虎杖 15g，土牛膝 9g，生薏苡仁 12g，忍冬藤 30g，秦艽 9g，晚蚕沙（包）12g。

服上药 1 剂, 体温渐降, 服 2 剂, 体温降至正常, 关节肿痛亦减轻, 原方出入调理, 渐可起床行走, 关节肿消痛缓, 住院 6 天, 前述症状显著好转, 后出院继续调治而愈。

按语:

本例初起咽喉红肿, 未经治疗, 半月后关节痛, 继而红肿, 近又壮热, 烦渴引饮, 脉象浮数, 舌质微红, 咽弓充血, 病属风湿热痹证。因正气不足, 感受风湿热邪, 痹阻经络骨节, 气血运行不畅, 故骨节红肿热痛, 在表之风邪尚未尽解, 而里热炽盛, 防其邪势充斥, 或复感外邪, 内舍于脏, 先予疏风清热祛湿, 以逐其邪, 拟仿白虎加桂枝汤意, 方中石膏、知母、甘草清热为主, 佐桂枝、白芍祛风而和营卫; 忍冬藤清络中之热; 秦艽伍桂枝以祛风通络; 薏苡仁、蚕沙祛湿疏通经络; 虎杖行血清热蠲痹; 土牛膝清热利咽, 且可下行以助药力, 达于下肢骨节。

案 2 风寒湿郁, 久蕴化热

金某, 男, 36 岁。

患者于 1966 年 5 月 18 日突发恶寒发热, 腰痛, 继又左胯疼痛, 活动不便, 于社区医院住院治疗 1 周, 疼痛好转出院, 但发热未退, 左足酸痛, 于 5 月 31 日来院门诊, 服药 3 剂, 疼痛又转移至右侧髋、膝关节, 不能活动, 发热, 6 月 7 日担架抬入院治疗。目前身热汗多, 形寒恶风, 右膝关节红肿灼热疼痛, 不能活动, 口干欲饮, 便干溲黄, 舌苔黄腻, 脉细数。诊查: 体温 38.8℃, 心率 100 次 / 分。实验室检查白细胞总数及分类无明显异常, 血沉 115mm/h, 抗 "O" 625IU/mL。证属风寒湿郁于经络, 久蕴化热, 治以疏风化湿清热。药用炙麻黄 3g, 生石膏 (先煎) 30g, 苍术 10g, 黄柏 10g, 生薏苡仁 15g, 川牛膝 10g, 秦艽 10g, 防己 10g, 忍冬藤 10g, 蚕沙 (包) 10g, 赤茯苓 15g, 生甘草 3g，桑枝 10g。

药后痛势减轻，翌日午后身热降至 37.8℃以下，守原方每日2剂。第 3 天膝肿痛大减，可以屈伸，但汗多神疲，乃去麻黄，加桂枝 5g，白芍 10g，午后 3 时身热全平，药服至 6 月 10 日，膝痛明显减轻，可以自如活动，下床行走，汗出减少，上方改为每日服 1 剂，至 6 月 13 日行走时膝关节稍有酸痛，苔腻化而未尽，再服 1 日，身无痛楚，以其苔腻未尽，湿邪尚存，继续巩固，原方去石膏，配 3 剂出院自服。6 月 24 日复查血沉 8mm/h。

按语：

初起患者卫表不固，感受风寒湿邪，恶寒发热，关节疼痛，经治痛减而邪气未净，故仍有形寒恶风。风寒湿邪久郁化热，痹阻经络，故见右膝关节红肿热痛。身热，口干溲黄，苔黄腻均为湿热内蕴之象。湿性黏着，如油入面，湿与热合，治当清化湿热，仿越婢汤之意，麻黄配石膏疏风而不助热，清热而不留邪，相制为用；苍术燥湿健脾，黄柏燥湿清热，故合四妙以增清热利湿之效；再入秦艽、防己、忍冬藤、桑枝疏风通络，清热利湿；赤茯苓、蚕沙祛湿疏通经络。服药 3 日，患者膝痛大减，但汗多神疲，乃邪热耗伤气阴，邪实兼见正虚，故去解表发汗之药麻黄，加桂枝、白芍解肌发表，益阴敛营，调和营卫。

案 3　风湿久痹，寒凝热郁，痰瘀互结，肝肾亏虚

王某，女，40 岁。

初诊（2011 年 4 月 7 日）：患者 1996 年曾有上呼吸道感染，伴咽痛，发热，周身关节疼痛，诊断为风湿热，给予抗感染治疗。患者目前左侧髋关节疼痛，肩背痛，膝痛，两大腿酸胀，心慌不宁，咽暗红充血，舌质暗，苔黄薄腻，脉细。证属风湿久痹，寒凝热郁，痰瘀互结，肝肾亏虚。治宜祛风除湿，温经散寒，滋阴

清热，化痰祛瘀。方拟桂枝芍药知母汤加减，处方：炙桂枝10g，赤芍、白芍各12g，知母10g，制川乌、制草乌各6g，细辛3g，炒苍术10g，黄柏10g，汉防己15g，威灵仙15g，炙僵蚕10g，制南星12g，鬼箭羽15g，石楠藤20g，穿山龙25g，老鹳草20g，青风藤15g，生黄芪15g，防风6g，片姜黄10g，鸡血藤15g，鹿衔草15g。

复诊（2011年8月18日）：上方加减辨治4个月，周身关节疼痛基本缓解，天阴下雨腰骶、两膝一过性疼痛，汗出较多，怕风，舌质暗，苔黄薄腻，脉细。初诊方加木瓜12g，生甘草3g，油松节10g，川续断15g。

按语：

急性风湿热首次发作后多于6～12周内痊愈，但一次发病后5年内约有20%患者可复发，其病程迁延，反复发作，邪气稽留，湿郁成痰，血凝为瘀，逐渐形成慢性型，热象不及急性期明显，多呈现寒热错杂之证。本案患者关节疼痛，肌肉酸胀，局部无红、肿、热，而又有咽暗红充血，苔黄，实为寒凝热郁，治宜祛风除湿，温经散寒，滋阴清热，故拟桂枝芍药知母汤加减。方中炙桂枝、制川乌、制草乌、细辛、威灵仙、片姜黄、穿山龙温经散寒，祛风除湿止痛；青风藤、汉防己、炒苍术、黄柏、老鹳草祛风清热，除湿通络；赤芍、鬼箭羽、知母、白芍凉血活血，养阴清热；制南星、炙僵蚕祛风化痰通络；防风、黄芪、鸡血藤、鹿衔草、石楠藤祛风除湿，补虚通络。

案4 风寒湿痹，痰瘀阻络，肝肾亏虚

刘某，女，15岁。

初诊（2010年1月6日）：患者幼年曾患风湿病，去年以来疼痛明显加重，现住本院骨科治疗，MRI：右膝关节积液。关节

腔已抽液治疗。现觉腰膝疼痛，肩肘部、手指等关节亦有肿痛，天气阴冷则疼痛明显，曾用甲强龙、止痛药治疗，月经至今3个月未潮，舌质紫暗，苔淡黄薄腻，脉细。证属风寒湿痹，痰瘀阻络，肝肾亏虚。治宜温经宣痹，补益肝肾。处方：制川乌6g，制草乌6g，炙细辛4g，制白附子6g，制南星10g，青风藤15g，生黄芪15g，淫羊藿10g，熟地黄10g，鬼箭羽10g，天仙藤12g，露蜂房10g。

二诊（2010年2月3日）：患者月经1月22日来潮，血量不多，偏暗，周身关节仍痛，手足冷，大便干，3～4日一行，舌质紫暗，苔淡黄薄腻，脉细。初诊方改制川乌、制草乌各9g，加海风藤15g，鸡血藤15g，生甘草4g。

三诊（2010年3月31日）：患者月经3月13日来潮，提前9天，血量正常，无痛经，右膝关节疼痛，下蹲困难，两手难以握紧，舌质偏暗，苔淡黄薄腻，脉细滑。初诊方改制川乌、制草乌各9g，加老鹳草15g，鹿衔草15g，海风藤15g，鸡血藤15g。

四诊（2010年5月5日）：患者月经过期20天未潮，肩周、手指、腰膝多个关节疼痛，时重时轻，时有汗出，口干，尿黄，大便溏，每日3次，伴有腹痛，舌质暗，苔黄薄腻，脉细。处方：秦艽10g，炙桂枝10g，赤芍12g，细辛4g，青风藤15g，石楠藤15g，穿山龙20g，威灵仙15g，汉防己12g，炙全蝎5g，鬼箭羽15g，制南星10g，油松节10g，鸡血藤15g，桑寄生15g，独活10g，老鹳草15g，当归10g。

五诊（2010年5月26日）：患者周身关节仍有酸痛，右膝肿痛，不能持续活动，手指僵硬，腰酸，月经2月未行，于22日来潮，量多腹痛，舌质暗，苔淡黄腻，脉细。四诊方加知母9g，炒苍术6g，炒黄柏6g。

药后关节疼痛减轻，病情稳定，继续调治年余。

按语：

风湿热邪痹阻为风湿热的主要病机，多数患者在疾病的不同阶段热象明显，然切忌妄投大量辛凉苦寒之品，仍需辨证论治，明辨寒热虚实。本案患者幼年患病，病程迁延，耗伤肝肾气血，手足清冷，月经延期，关节肿痛，遇冷加重，舌质紫暗，属风寒湿痹，肝肾亏虚，痰瘀痹阻。治疗仿仲景麻附细辛汤之意，治以温经散寒为主，方中制川乌、制草乌、细辛、附子均为大辛大热有毒之品，乃治寒痹要药，川乌、草乌内服均应制用，宜由小量开始递增。熟地黄、淫羊藿配伍阴阳相济而蠲痹。鸡血藤、天仙藤配伍补虚和血通络，共奏祛风散寒、除湿通络、补益肝肾、活血通经之效。而至四诊时，患者口干，尿黄，苔淡黄腻，热象渐显，此时不宜继服制川乌、制草乌、附子等辛热之品，转投秦艽、赤芍以清热凉血通络。五诊患者右膝肿痛明显，苔淡黄腻，证属湿热下注，取二妙之意，用炒苍术、炒黄柏清热利湿除痹。

案 5　气阴两虚，心营不畅

周某，男，46 岁。

初诊（2011 年 11 月 10 日）：患者 10 岁时曾患急性风湿性心脏病，后右背经常酸胀，于 2004 年出现发作性心动过速，每逢劳累、失眠、紧张，则心动过速，闷塞不畅，活动后气喘，舌质淡紫，苔淡黄，脉细，重按不显。证属气阴两虚，心营不畅。治宜益气养阴，活血化瘀。方拟生脉散合四君子汤加减，处方：炙黄芪 15g，太子参 12g，大麦冬 10g，炒玉竹 10g，党参 12g，焦白术 10g，茯苓 10g，炙甘草 5g，炙桂枝 6g，川芎 10g，赤芍 10g，郁金 10g，丹参 15g，红花 6g，煅龙骨 20g，煅牡蛎 25g，石菖蒲 10g，刺五加 12g，山萸肉 10g。

二诊（2011年11月24日）：患者心动过速近来未见发作，稍有咽干，质暗淡，苔淡黄腻，脉小滑。初诊方加生地黄12g，紫石英15g。

三诊（2012年1月12日）：患者时有心胸部闷塞不舒，后背隐有痛感，无心慌，时有咽干，大便稀溏，舌质暗，苔淡黄薄腻，脉小弦滑。心脏彩超复查提示风湿性心脏病，二尖瓣中度狭窄伴轻度关闭不全，三尖瓣轻度关闭不全，伴肺动脉高压。初诊方加北沙参10g，法半夏10g。

按语：

本案患者风湿久病，内舍于心，气阴亏虚，心失所养，故心动过速、胸闷气喘，劳累后失眠紧张；气为血帅，心气亏虚，无力推动血行，心营不畅，舌质淡紫，脉滑。方中党参、黄芪甘温，补后天营卫之本；麦冬甘寒，养阴清心，取生脉散益气养阴；用桂枝与益气滋阴药配伍，既可温而不燥，亦可使气血流畅，脉道通利，乃炙甘草汤通阳复脉之意；合四君子汤、刺五加、山萸肉益气健脾补虚；川芎、赤芍、丹参、红花、郁金行气活血化瘀；煅龙牡、石菖蒲潜镇宁心安神；玉竹甘平质润，养阴生津，现代药理学研究表明玉竹具有改善心肌功能、调节心律失常的作用。

案6 气阴亏虚，心脉瘀阻

王某，女，47岁。

初诊（1995年3月25日）：患者患风湿性心脏病30余年，病情反复不稳定，虽服用西药，房颤仍难以控制，故来门诊求治。平日自觉心悸心慌频作，胸闷隐痛，活动后气短，呼吸困难，四肢关节疼痛，怕冷畏风，自汗，心烦，舌质暗红，苔黄，脉细滑。证属风湿久痹，内舍于心，气阴亏虚，心血瘀阻。治宜益气养阴，宣痹通脉。处方：太子参15g，党参12g，麦冬10g，五味子3g，生黄芪 12g，炙桂枝 6g，炙甘草 5g，龙骨 20g，牡蛎 25g，鹿衔草 15g，桑寄生 10g，虎杖 15g，丹参 12g，熟枣仁 12g。

二诊：患者药后胸闷气短、呼吸困难减轻，心悸心慌仍作，但次数较前减少，发作时胸闷，易汗，颜面烘热，口舌灼热疼痛，腰膝酸痛，痛无定处，舌质紫暗，苔薄黄腻，脉细。继续从气阴两虚，心脉瘀阻，心经郁热治疗。处方：炙甘草 5g，龙骨 20g，牡蛎 25g，生黄芪 20g，党参 15g，麦冬 10g，鹿衔草 15g，桑寄生 15g，炒玉竹 10g，黄连 4g，苦参 10g，功劳叶 10g，熟枣仁 12g。

三诊：患者心悸心慌发作明显减少，肢体酸痛减轻，受寒时加重，面浮足肿，足跟疼痛，汗多，舌体灼热疼痛，齿龈疼痛，大便欠实，舌质暗紫，苔淡黄腻，脉细。证属风湿久痹，内舍于心，气阴两伤，阴阳失调，心营不畅，气不化水。治以调和阴阳，化气利水。处方：生地黄 10g，制附子 5g，炙桂枝 10g，炙甘草 5g，龙骨 20g，牡蛎 25g，生黄芪 20g，炒玉竹 10g，麦冬 10g，黄连 3g，五加皮 10g，木防己 10g，天仙藤 12g，石楠藤 15g，鹿衔草 15g。

四诊：患者药后心悸心慌未见发作，浮肿消退，肢体酸痛不著，二便如常，舌质暗红，苔薄，脉细，治守前意进退。三诊方去五加皮、木防己、黄连，加青风藤 15g，秦艽 10g，淫羊藿 12g，丹参 15g。调治 3 个月，病情稳定，未见复发。

按语：

根据患者久病经历数十载及临证所见，本病应按"心痹"论治。心悸心慌，气短息促，自汗，舌红，脉细，为心之气阴两虚；怕冷畏风，心烦，胸闷隐痛，舌暗，乃心阳不振，心血瘀阻，心脉不利所致。故投生脉散合桂枝甘草龙骨牡蛎汤温通心阳，潜镇心神；参入鹿衔草、桑寄生、虎杖补虚祛风湿；熟枣仁、丹参养心安神。嗣后呈现心经郁热，阴阳失调，气不化水之征，则配伍黄连、苦参入心，苦泄清火；功劳叶、玉竹养阴清热宁心；附子、生地黄调补阴阳；五加皮、木防己、天仙藤行气活血，疏通经络，利水消肿。治随证转，而获良效。

案7　气阴两伤，肺心同病，瘀阻水停

吴某，女，69岁。

初诊（2008年11月5日）：患者有风湿性心脏病病史多年，现有房颤、高血压，近期住院治疗。全腹CT：肝脏及脾脏钙化灶；盆腔积液；心脏扩大，心包少量积液。胸部CT：右肺感染；右下肺局限性纤维化；心脏增大；心包积液。心脏彩超：二尖瓣狭窄伴关闭不全；主动脉瓣狭窄伴关闭不全；三尖瓣赘生物伴关闭不全、前向血流加速。结合临床，考虑肺动脉高压伴相对性肺动脉瓣返流。目前自觉胸闷憋气，呼吸不畅，咳喘，痰色发灰或深绿色，面浮，目胞肿，下肢浮肿，尿少，大便时干时稀，舌质暗红，苔中部薄黄腻，细滑数。证属气阴两伤，肺心同病，瘀阻水停。治以益气养阴，活血化瘀，行气利水。处方：太子参12g，大麦冬10g，炒玉竹10g，生黄芪15g，葶苈子20g，泽漆15g，炙桑白皮20g，刺五加10g，五加皮6g，泽兰、泽泻各15g，丹参15g，潞党参12g，苏木10g，桃仁10g，石菖蒲10g，功劳叶10g，砂仁（后下）3g，绿梅花5g。另：三七粉60g，每次2g，每日2次。

二诊（2008年12月3日）：患者药后胸闷憋气、呼吸不畅、浮肿减轻，咳喘、咯痰减少，大便稀，每日3～4次，无腹痛、腹胀，前日夜间右肩胛部位疼痛，牵引手臂，肩臂发凉，胸骨后疼痛，持续2个多小时，胸闷憋气，心慌，鼻流清涕，多嚏，矢

气多，两下肢浮肿，两颧红赤。此为久病气阴两伤，心营不畅。

处方：太子参 12g，大麦冬 10g，五味子 5g，炙甘草 3g，南沙参、北沙参各 12g，泽漆 15g，炙桑白皮 20g，葶苈子 15g，生黄芪 15g，刺五加 10g，丹参 15g，苏木 10g，桃仁 10g，石菖蒲 10g，泽兰、泽泻各 15g，砂仁（后下）3g，片姜黄 10g。

按语：

心肺同居上焦，心主血，肺主气，气为血帅，肺心同病，心血瘀阻加重，血不利则为水，见下肢肿胀，面浮胞肿，尿少，舌暗，脉滑。《血证论》云："血积既久，亦能化为痰水。"痰浊蕴肺，肺失宣降，故患者咳嗽咳痰，胸闷憋气。治当标本兼顾，投生脉散益气养阴，参入潞党参、功劳叶、刺五加补虚而固本；生黄芪益气利水；葶苈子、桑白皮、泽兰、泽泻、五加皮、泽漆泄肺涤痰，利水平喘；丹参、苏木、桃仁、片姜黄活血化瘀；石菖蒲、砂仁、绿梅花豁痰行气化湿而治标。现代药理证明泽兰、苏木、五加皮、党参、黄芪均有不同程度的增加心肌收缩力、强心利尿、抗缺氧等作用。《本草纲目拾遗》云："人参补气第一，三七补血第一，味同而功亦等。"三七功主止血、散血，本案患者气阴亏虚与血瘀水停并见，在汤药基础上每日予三七粉冲服，可增强活血祛瘀及补益之功。

【参考文献】

［1］中华医学会风湿病学分会.风湿热诊断和治疗指南［J］.中华风湿病学杂志，2011，15（07）：483-486.

［2］Metzgar D, Zampolli A.The M protein of group A Streptococcus is a key virulence factor and a clinically relevant strain identification marker［J］. Virulence, 2011, 2（05）：402-412.

[3] Toor D, Leal K, Kumar R, et al. Association of HLA-DRB1*14 with rheumatic heart disease patients from Chandigarh, North India [J]. Biomarkers, 2012, 17 (02): 160-165.

（付玲）

第十八章　产后风湿

产后风湿是指妇女产后因感受风、寒、湿等外邪出现以肢体关节肌肉疼痛、酸胀、麻木、怕冷、恶风或活动不利等为主要表现的一种疾病。古代又称"产后身痛""产后痹"等。虽名"产后"，但流产、妇科术后的患者出现上述症状也归于此病范畴。患者关节局部常无红肿、变形，实验室理化指标均无异常，西医尚无相应病名及诊疗方案，中医可根据临床症状辨证论治。

【病因】

1. 正气亏虚

正气亏虚是产后风湿发病的根本原因。《校注妇人良方》中记载："产后遍身疼痛者，由气虚百节开张……以致肢体沉重不利，筋脉引急，发热头痛。"《妇科玉尺》又曰："产后真元大损，气血空虚。"而《诸病源候论》则说："肾主腰脚，而妇人以肾系胞，产则劳伤肾气，损伤胞络，虚未平复，而风冷客之。"产后气血亏虚或产劳伤肾，四肢百骸失养，营卫不和，腠理疏松，卫外不固，易受风寒湿邪侵袭，以致周身疼痛酸楚。

2. 外邪侵袭

产后正气亏虚，卫外不固，易感外邪。《妇人大全良方》说："产后中风，由产伤动血气，劳损脏腑未平复……气虚而风邪气乘之。"产后起居不慎，睡卧吹风，居处湿冷，风寒湿邪乘虚而入，致使气血凝涩，脉络不通，发为本病。

3. 瘀血阻滞

产后气虚无以推动血液运行，则血滞经络、骨节；或产后受凉，血为寒凝；或产后瘀血未尽，瘀阻络脉，不通则痛。《叶天士女科》说："若瘀血不尽，流于遍身则肢节疼痛。"《傅青主女科》也云："（产后）气弱则经络间血多阻滞，累日不散，则筋牵脉引，骨节不利。"

4. 情志不畅

《妇人大全良方》曰："凡妇人以血为主，惟气顺则血顺。"妇人孕产耗血过多，已成多气少血之势，以致血不养肝，肝失疏泄，易致情绪怫郁，气滞血瘀，络脉不畅，发为身痛。

【病机钩要】

1. 核心病机为气血亏虚，表卫不固，风湿痹阻，肝肾下虚

（1）气血亏虚，卫表不固是发病基础

《妇科玉尺》记载："产后真元大损，气血空虚。"《妇科秘方》曰："凡产后满月，气血充足则病不生，若气血虚弱，百病俱生，妇人多患此。"妇女生产失血，以致气血亏虚，营卫空疏，则外邪乘袭，发为产后风湿。且因正气不足，无力驱邪外出，使病邪稽留不去。

《灵枢·本脏》曰："卫气者，所以温分肉，充皮肤，肥腠理，司开阖者也。"产后气血亏虚，则营卫不和，卫表不固，腠理疏松，营阴易为外邪扰动，失于固藏，迫液而出，气随汗泄，又可加重气血亏虚。

（2）风湿外侵，痹阻经络是发病关键

《太平圣惠方》曰："（产后）脏腑虚损未复，为风邪所乘，风邪冷气，初客于皮肤经络，则令人顽痹不仁，羸乏少气，风气入于筋脉，夹寒则挛急也。"妇人产后体虚，则易感受风湿之邪。风湿留注肌肉、筋骨、关节，阻滞经络，气血运行不畅，不通则痛。

（3）久病不愈损及肝肾

女子妊娠、生子，本已耗血，动用肾中元气，加之病久不愈，气血亏虚，进而耗伤精血，损及肝肾。本病后期，肝肾下虚，筋脉骨节失于濡养，正气不足，外邪更易内侵，使病情发展加重。

（4）脏腑病位在肝脾肾

产后气血大亏，中气受损或素体脾胃虚弱，气血生化之源不足，无以荣养肢体关节，不荣则痛。肾藏精主骨，肝藏血主筋，妇人怀胎十月，消耗素体之精血，肝肾精血不足，筋脉失于濡养，且正气亏虚，外邪易侵，痹阻经络，则骨节疼痛。

2. 病理性质属本虚标实，以本虚为主

本虚是指气血亏虚、肝肾不足，其中以气血亏虚为主；标实是指风寒湿邪、血瘀、肝郁。妇人素体本无他病，产后气血大亏，则脏腑、筋脉、肌肉失于濡养，营卫失和，腠理开泄，此为发病之根本。风寒湿邪、血瘀、肝郁，皆可阻滞气机，影响经络气血运行。然虚实之间又可相互影响：气血亏虚，表卫不固，较之常人易受风湿之邪侵袭；气虚推动乏力，离经之血变为瘀血；精血耗伤，血不养肝，则木失条达。而外邪、瘀血、肝郁，又会进一步阻碍气机的升降出入，影响脏腑功能，加重正气的亏虚。

3. 病机演变

本病以气血亏虚为本。气血不足，肌表失于温煦濡养，表卫不固，腠理开泄，风寒湿邪侵袭肌表，痹阻经络。日久不愈，可致瘀阻络脉，且更伤精血，病及肝肾。

【辨证要点】

1. 辨虚实主次

一般来说，本病多以虚证为主，或见虚实夹杂之证。气血亏虚，表卫不固者为虚；久病不愈，精血渐伤，肝肾不足者为虚。风寒湿邪痹阻，肝郁气滞，瘀血阻络者为实。

2. 辨病邪性质

疼痛游走不定者属风邪偏盛；痛势较甚，痛有定处，遇寒加重者属寒邪偏盛；肢体酸楚、重着者属湿邪偏盛；关节僵硬、活动欠利者为血瘀。

【治则治法】

本病治宜益气养血，调和营卫，补益肝肾。产后多瘀，应配合活血化瘀，通络止痛，以化瘀生新；产后易郁，需兼以疏肝解郁，且理气又可防补药滋腻；若风湿痹阻，治宜祛风除湿，通络止痛，兼以养血和营，所谓"治风先治血，血行风自灭"，不宜一味祛风胜湿而反耗气血，致虚者更虚；若见外感或以邪实为主者，当以祛邪为先，或攻补兼施，不可拘泥于产后宜补。

【病机证素条目】

1. 血气亏虚证

（1）辨证

特异症：周身关节、肌肉疼痛酸楚，时轻时重；面色无华；乏力；自汗。

可见症：肢体麻木；筋脉挛急；肌肉蠕动；头晕；气短；心悸；皮肤干燥无光泽；月经色淡，量少或延期。

相关舌脉：舌质淡，苔薄白，脉细无力。

（2）**治法**：补益气血，祛风除湿。

（3）**例方**：黄芪桂枝五物汤加减。

（4）**常用药**：生黄芪、炒白术、炙甘草益气固表；炙桂枝、炙细辛温阳通脉；白芍、当归养血和营；鸡血藤、鹿衔草补虚通络，祛风湿；生姜、大枣调和营卫。

（5）**加减**：恶露不尽，肢体麻木刺痛，舌色紫暗，证属血瘀者，加川芎、益母草、赤芍活血化瘀，或方选四乌鲗骨一芦茹丸，药用制乌贼骨、茜草根益精补血，止血化瘀。胸胁闷痛，叹息时作，心情抑郁，为血不养肝，肝郁气滞，加百合、香附、白蒺藜、佛手、合欢皮养血疏肝。

2. 表卫不固证

（1）**辨证**

特异症：肢体酸楚，怕风多汗；骨节疼痛，吹风不舒。

可见症：自汗盗汗；疲劳乏力；怕风畏寒；容易感冒。

相关舌脉：舌质淡，苔薄白，脉浮缓。

（2）**治法**：益气固表，祛风除湿。

（3）**例方**：玉屏风散加减。

（4）**常用药**：黄芪甘温益气固表；防风走表而散风邪；煅龙骨、煅牡蛎收敛固表止汗；党参、白术、炙甘草健脾益气；炙桂枝、白芍调和营卫；鸡血藤养血通络；鹿衔草、石楠藤、老鹳草补虚祛风湿。

（5）**加减**：腠理疏松，易出汗者，加糯稻根、浮小麦、瘪桃干、五味子收敛固涩；脾运不健，便溏乏力，加茯苓、山药、芡实益气健脾。

3. 风湿痹阻证

（1）辨证

特异症：关节疼痛走窜无定；肢体酸楚沉重，阴雨天加重。

可见症：关节肌肉酸楚疼痛；肢体肿胀。

相关舌脉：舌质淡，苔白腻，脉滑。

（2）治法：祛风除湿，通络止痛。

（3）例方：蠲痹汤加减。

（4）常用药：羌活、独活、徐长卿祛风胜湿；威灵仙、防己、薏苡仁祛风除湿通络；白芍、当归、川芎、鸡血藤养血活血。

（5）加减：疼痛呈游走性，怕风，证属行痹者，加防风、寻骨风、海风藤祛风以胜湿；关节冷痛，痛感明显，遇寒加重，属痛痹者，加麻黄、附子、细辛温散寒湿；关节红肿热痛，属热痹者，加秦艽、黄柏、土茯苓、豨莶草、萆薢、络石藤、忍冬藤清热除湿通络；关节肿胀，肢体沉重酸楚，属着痹者，加木瓜、晚蚕沙、苍术、路路通祛湿通络。此外凡关节疼痛明显者，无论寒热，皆可加入片姜黄、延胡索、乌梢蛇、青风藤通络止痛。

4. 肝肾下虚证

（1）辨证

特异症：骨节隐痛；足跟痛；肢体肌肉酸楚；腰膝酸软。

可见症：腰痛绵绵；经期腰腹酸困；耳鸣；健忘；手足心热；口干舌燥；月经量少。

相关舌脉：舌质淡红或偏红，苔薄，脉沉细。

（2）治法：补益肝肾，祛风除湿。

（3）例方：独活寄生汤加减。

（4）常用药：独活、秦艽、鹿衔草祛风除湿止痛；桂枝、细辛、威灵仙温经通络；川续断、桑寄生、怀牛膝益肝肾，强筋骨；

熟地黄、当归、白芍、鸡血藤养血柔肝，活血通络。

（5）**加减**：腰酸腰痛明显者，加杜仲、狗脊补肾强腰；骨节疼痛，腿软乏力者，加千年健、骨碎补、石楠藤补虚通络；阴虚内热，烘热汗出，口舌干燥，加百合、功劳叶、生地黄滋阴清热；疲劳乏力，加党参、白术、炙甘草益气健脾；手足清冷，畏寒喜暖，加附子、肉桂、巴戟天、淫羊藿、枸杞子、鹿角片温肾助阳。

【临证备要】

1. 治疗当以调和营卫为先

产后风湿患者常见周身疼痛、怕风畏冷、出汗等营卫不和诸症。因妇人产后气血亏虚，气血与营卫关系密切，营卫是气血的重要组成部分，气血不足可致营卫功能失调。《灵枢·营卫生会》记载："营在脉中，卫在脉外。"营卫具有抵御外邪的作用，营卫失调，则腠理疏松，卫表不固，外邪易袭；外邪客表又可扰乱营卫之气，而致营卫不和。通常采用的补益方法可使气血充盈，但营卫不和的病机仍在，久之则营不内守，气随汗泄，进而加重气血亏耗。故治疗上周师主张从营卫论治，处方用药以桂枝、白芍配伍为君，复入益气养血、培补肝肾之剂，意在调和营卫为先。营卫之气调和，再予补益之法则事半功倍。

2. 扶正补虚与祛邪通络兼顾

产后风湿的治疗当以扶正祛邪为法。有些患者风寒湿邪困遏体表，身痛明显，此时往往会投以大剂祛风湿及温经散寒药祛邪；亦或妇人产后恶露不下，舌紫暗，脉络不通而痛，医者以活血化瘀通络之法治之。一味祛邪，忽视扶正，则正气愈虚，邪气不减。妇人产后生理特点多虚，因此治疗产后病当以扶正为要，兼以祛邪，方中不忘加入养血益气、补益肝肾之品，则祛邪而不伤正，邪去正安。亦不可见患者身体虚弱而即投大剂温补之药，纯补无泻，则易闭门留寇。当补中有泻，则补而不滞；扶正不忘祛邪，使邪有出路。

3. 补气养血兼以和血化瘀

产后气血亏虚，气虚则无力推动血行，血虚则脉不充盈，血行涩滞；或产后受凉，血为寒凝；或产后瘀血未尽，离经之血即是瘀血。诸因皆可导致瘀血阻滞，不通则痛，发为产后风湿。《产育宝庆集》云："产后遍身痛者何？答曰：产后百节开张，血脉流散，气弱则经络间血多留滞；累日不散则骨节不利，筋脉急引。故腰背不能转侧，手足不能动摇，身头痛也。"临证多见周身关节肌肉麻木疼痛，痛处不移，刺痛为主，入夜尤甚，经期加重，舌质紫暗或有瘀斑，苔薄，脉细涩。此属虚实夹杂之证，治宜补气养血兼以和血化瘀，周师喜用鸡血藤、丹参、川芎、当归等养血活血之品，而非纯用活血祛瘀药。

4. 重视疏肝调气

妇人生理特点本为多气少血，性情细腻，加之孕产耗血，产后常因血不养肝，肝郁不达，出现情志不畅。肝郁则易气结，气血瘀滞，发为痹证。《丹溪心法》云："气血冲和，万病不生；一有怫郁，诸病生焉。"临证可见周身关节肌肉胀痛，情绪焦虑，叹息时作，两胁作痛、受情绪影响疼痛加重等症，常宜配以柴胡、香附、白蒺藜、合欢皮、绿梅花、枳壳等调畅气机。

【医案选录】

案1　血气虚弱，风湿乘袭，肝肾不足

陈某，女，27岁。

初诊（2008年9月17日）：患者生产2个月后外出吹风，出现周身大关节游走疼痛，肌肉有麻痒感，怕风畏寒，偏身出汗，耳鸣，经潮 8～9 日净，食纳可，二便调，夜寐安，舌质偏红，苔薄黄，脉细滑。病属产后血气虚弱，营卫空疏，风湿乘袭，肝肾不足。处方：炙桂枝 9g，炒白芍 10g，生黄芪 15g，生甘草 3g，生白术 10g，防风 10g，当归 10g，煅龙骨（先煎）20g，煅牡蛎（先煎）25g，桑寄生 15g，鸡血藤 15g，鹿衔草 15g，川续断 15g，巴戟天 10g，熟地黄 10g。

二诊（2008 年 9 月 24 日）：患者药后背部汗出淋漓，卧则偏身出汗，怕风减轻，周身瘙痒，右手臂内侧散发皮疹，瘙痒，周身酸痛减轻，食纳可，二便调，夜寐安，舌质暗红，苔黄薄腻，脉细滑。此为已有化热之象，治以调和营卫，养血祛风，佐以清热敛汗。处方：炙桂枝 6g，炒白芍 10g，炙甘草 3g，当归 10g，煅龙骨（先煎）20g，煅牡蛎（先煎）25g，桑寄生 15g，鸡血藤 15g，鹿衔草 15g，炒黄芩 10g，功劳叶 10g，百合 12g，知母 6g，浮小麦 30g，瘪桃干 20g，苍耳草 15g。

三诊（2008 年 10 月 15 日）：前方连服 21 剂，患者背部汗出减少，出汗后怕冷，右手臂内侧湿疹仍有瘙痒，诉国庆节期间感冒，现咽喉暗红充血，食纳可，二便调，夜寐安，舌质暗，苔淡黄薄，脉细滑。治疗仍以前法进退，加入养阴清热之品。二诊方加太子参 10g，南沙参 10g，北沙参 10g，制香附 10g。

四诊（2008 年 10 月 29 日）：患者近来背部汗出进一步减轻，已无畏寒，肩肘腿膝大关节仍有酸痛，腰酸，食纳可，二便调，夜寐安，舌质暗，苔淡黄薄腻，脉细滑。患者感冒已愈，治以益气养血，调和营卫，补益肝肾。处方：炙桂枝 9g，炒白芍 10g，生黄芪 15g，炙甘草 3g，潞党参 10g，炒白术 10g，茯苓 10g，当归 10g，桑寄生 15g，鸡血藤 15g，炒杜仲 12g，川续断 15g，千年健 15g，熟地黄 10g，川芎 6g。

后继续益气养血，补益肝肾，调和脾胃，其病渐愈。

按语：

此案患者症见关节游走性疼痛，肌肉有麻痒感，耳鸣，怕风畏寒，偏身出汗，病机为血气虚弱，营卫失调，风湿痹阻，肝肾不足。予益气养血，调和营卫，祛风胜湿，补益肝肾，以黄芪桂枝五物汤加减治之。药用黄芪、白术、党参益气；桂枝、白芍调和营卫；当归、熟地黄、川芎、鸡血藤养血活血；煅龙骨、煅牡蛎收敛固涩；桑寄生、川续断、熟地黄补益肝肾。妇人产后体虚，当以补益气血，调和营卫为本，气血充盛，则邪去正安，若一味祛邪，大量使用温散及祛风化湿药反易伤阴化热，使虚者更虚。

案 2　肝郁不畅，气血失和，风湿痹阻

冯某，女，29 岁。

初诊（2014 年 11 月 21 日）：患者产后 43 天吹风受凉，现右侧手足疼痛，左侧手腕以下疼痛，呈游走性，畏风多汗，腰痛，以补益气血之剂治之，畏风及肢体疼痛有所减轻。刻下：近来夜寐燥热，醒时汗出，情志郁怒不乐，寐差多梦，心胸痛闷、嘈杂有火热感，唇舌手指麻木，关节酸痛，胃纳一般，二便尚调，舌红有裂纹，苔黄，右半边较腻，脉细弦。辨证为肝郁不畅，气血失和，风湿痹阻。处方：功劳叶 10g，石楠藤 20g，炒白芍 10g，炙甘草 3g，生黄芪 25g，防风 10g，当归 10g，熟地黄 10g，鸡血藤 20g，海风藤 15g，川芎 10g，百合 12g，知母 10g，生白术10g，太子参 12g，麦冬 10g，丹参 12g。

二诊（2014 年 12 月 19 日）：患者药后情绪较前稳定，汗出恶风，舌、咽火辣不适，肢体疼痛略有减轻，食纳可，二便调，夜寐尚可，舌红有裂纹，苔黄，右半边较腻，脉细弦。效不更方，治予养血柔肝，益气固表，滋阴清热，凉血通络。初诊方去熟地黄、海风藤、川芎，加桑寄生 15g，络石藤 10g，夜交藤 15g。

三诊（2015 年 1 月 16 日）：患者近来周身关节酸痛减轻，唯右肩、两膝时有痛感，仍有汗出，月事基本正常，肠鸣，矢气多，大便每月 2～3 次，夹杂不消化食物，夜寐安，舌质暗红，右半边苔薄黄腻，脉细弦。养阴之品久服易滋腻碍胃，宜加入少量理气之品。处方：功劳叶 10g，石楠藤 20g，炒白芍 10g，炙甘草 3g，生黄芪 25g，防风 10g，当归 10g，生地黄 10g，百合 12g，炒白术 10g，太子参 12g，麦冬 10g，丹参 12g，桑寄生 15g，络石藤 10g，知母 6g，制香附 10g，白蒺藜 10g。

药后病情渐渐平稳，调治半年，症状已基本消失。

按语：

患者素体肝肾不足，加之产后气血大伤，外感风湿，而见肢体疼痛、腰痛等症。又有阴血亏虚，血不养肝，肝失疏泄，情志抑郁，久郁化热。此时治疗宜标本兼顾，于养血柔肝、益气固表、补益肝肾之中加入清热养阴之品，方如百合知母汤、百合地黄汤。尚需注意清热养阴药不宜久用，易滋腻碍胃，当循中病即止之法，可配伍少量理气疏肝药，则运化无碍；亦不可重用，当配伍养血活血之品，否则血遇寒则凝，更致络脉不畅，加重病情。

案 3　血虚气弱，营卫不和，风湿乘客

兰某，女，31 岁。

初诊（2008 年 9 月 24 日）：患者产后当风受凉，后出现畏风、畏寒，周身大关节酸痛，近来汗出较多，月经后期，经量多，痛经，食纳可，二便调，夜寐安，舌质暗，苔黄薄腻，脉细。病机属血虚气弱，营卫不和，风湿乘客。处方：炙桂枝 6g，炒白芍 10g，炙甘草 3g，当归 10g，生黄芪 15g，炒白术 10g，鸡血藤

15g，鹿衔草 15g，桑寄生 15g，炒杜仲 12g，夜交藤 20g，煅龙骨（先煎）20g，煅牡蛎（先煎）25g，瘪桃干 20g，浮小麦 30g。

二诊（2008 年 10 月 9 日）：患者自诉汗出减少，仍觉畏风、畏寒，大关节疼痛明显，食纳平平，大便 2～3 日一行，夜寐安，舌质暗，苔淡黄，脉细。效不更方，于初诊方之中加入温阳补肾、通络止痛之品。处方：炙桂枝 6g，炒白芍 10g，炙甘草 3g，当归 10g，生黄芪 20g，炒白术 10g，鸡血藤 15g，鹿衔草 15g，桑寄生 15g，炒杜仲 12g，夜交藤 20g，煅龙骨（先煎）20g，煅牡蛎（先煎）25g，浮小麦 30g，千年健 15g，石楠藤 15g，巴戟天 10g，片姜黄 10g。

三诊（2008 年 11 月 5 日）：患者畏风、畏寒症状减轻，肢体关节疼痛好转，时有酸楚感，稍有汗出，食纳可，二便调，夜寐安，舌略暗，苔淡黄，中薄腻，脉细滑。患者症状缓解，守原方意进退。初诊方去瘪桃干，加防风 6g，改生黄芪 20g。

后患者畏风、畏寒症状逐渐减轻，病情渐愈。

按语：

妇人产后气血亏虚，腠理疏松，卫表不固，故出现畏风、畏寒、汗出；肝肾气血不足，又当风受凉，风寒湿邪乘袭体表，致周身关节酸痛。治予益气养血，调和营卫，兼以祛风除湿，温养肝肾，方用黄芪桂枝五物汤加减，效如桴鼓。汗出明显者，周师善用煅龙骨、煅牡蛎、瘪桃干、浮小麦收敛止汗，后加入玉屏风散益气固表以巩固疗效。

案 4 气血两虚，肝肾不足，风湿痹阻

张某，女，32 岁。

初诊（2004 年 10 月 25 日）：患者产后 4 个月，出现肩、臂、手指、腰脊、足跟疼痛，畏寒，易汗出，食纳可，二便调，舌质红，苔薄黄腻，脉小弦。病机属气血亏虚，营卫不和，肝肾下虚，风湿痹阻。处方：秦艽10g，炙桂枝10g，炒白芍10g，生黄芪15g，当归10g，桑寄生15g，鸡血藤15g，石楠藤15g，片姜黄10g，生甘草3g，炙僵蚕10g，生白术10g，防风6g，独活10g，熟地黄10g，千年健15g，生姜2片，大枣4枚。

二诊（2004年11月01日）：患者仍有疼痛，两肩明显，腰冷，颈僵，食纳可，二便调，舌红，苔黄，脉细弦。守方如前。初诊方去生姜、大枣，加葛根15g，川续断15g。

三诊（2004年11月15日）：患者自觉疼痛略有缓解，畏寒腰酸，手指小关节及肩臂仍疼痛，食纳可，二便调，舌暗红，苔薄黄，脉细。寒象渐显，加入温补肾阳之品。初诊方去生姜、大枣，加葛根15g，巴戟天10g，淫羊藿10g。

四诊（2004年11月29日）：患者肩臂疼痛明显减轻，颈项僵硬不显，畏寒缓解，目前腰痛明显，近来脱发多，经行1周，食纳可，二便调，舌暗红，苔薄黄腻，脉细。腰痛、脱发为肾虚之象，再施补肾强腰之法。初诊方去生姜、大枣，加葛根15g，巴戟天10g，淫羊藿10g，川续断15g，炒杜仲12g。

连服18剂，诸症减轻，后又以益气养血、补肾强筋之法调养，症状改善明显。

按语：

患者素体肝肾不足，加之妊娠耗用肾精、气血，故产后出现肢节疼痛，怕冷多汗。以桂枝、白芍调和营卫；黄芪、白术、防风益气固表；熟地黄、当归、鸡血藤、片姜黄养血活血止痹痛；桑寄生、千年健补肾又可祛风湿；患者舌红，苔薄黄，内有热象，故用性平之秦艽祛风湿而不燥。产后阳虚畏寒，周师常用巴戟天、淫羊藿等徐徐温补，而不用桂附辛温重剂温阳散寒，盖产后妇人阴血亏虚，若妄用温燥之品则伤津耗气。肾虚腰痛、脱发者，用川续断、杜仲补肾强腰。

案 5 表虚卫弱，风湿侵袭

华某，女，30岁。

初诊（1989年5月13日）：患者产后关节疼痛，尤以膝、肩、肘、腕、指关节痛感明显，畏寒，食纳可，二便调，舌淡红，苔薄白，脉细。病机属表卫不固，风湿痹阻。治以补气护卫，养血和营，宣痹通络。处方：炙桂枝6g，炒白芍10g，生黄芪15g，炒白术10g，防风6g，鸡血藤10g，鹿衔草12g，片姜黄10g，独活5g，秦艽10g，桑枝10g，桑寄生10g，当归10g，细辛3g。

二诊（1989年5月20日）：患者药后关节疼痛缓解，畏寒不著，时有腰酸，食纳可，夜寐安，二便调，舌淡红，苔薄白，脉细。效不更方，守前方意，初诊方去片姜黄，加熟地黄10g。

三诊（1989年6月3日）：患者关节仍有疼痛，腰酸，食纳可，二便调，舌淡红，苔薄白，脉细。原法出入再进。处方：炙桂枝6g，炒白芍10g，生黄芪15g，炒白术10g，熟地黄10g，当归10g，鸡血藤10g，独活6g，片姜黄10g，威灵仙10g，川续断10g，桑寄生12g，细辛3g。

四诊（1989年6月17日）：患者关节痛减不尽，两肩酸楚乏力，怕冷，食纳可，夜寐安，二便调，舌淡红，苔薄白，脉细。治以益气养血，宣痹祛邪。三诊方去鸡血藤、威灵仙、桑寄生，加制川乌3g，豨莶草12g，生甘草3g。

药后关节疼痛、腰酸尽减，畏寒不显，又调养数月渐愈。

按语：

本案患者四肢大小关节疼痛明显，怕冷，腰酸，此因表卫不固，风寒湿痹阻，且风湿日久，由表入里，耗伤气血，损及肝肾。

治予补气护卫，养血和营，宣痹通络。初诊服药见效，但关节疼痛、怕冷难以尽除，症情尤以寒邪偏盛，故三诊、四诊加入细辛、制川乌增强散寒止痛之功，四诊又用生甘草减两药之辛燥。对于疼痛明显者，周师常用片姜黄、威灵仙温经活血，通络止痛，效果较好。

案6　血虚络空，风湿乘袭

余某，女，30岁。

初诊（2004年8月2日）：患者产后近2月，手指僵硬肿胀，屈伸受限，肩颈关节酸痛，活动欠利，面黄不华，寐差，疲劳乏力，易汗，食纳可，二便调，舌淡紫，苔淡黄，脉细滑。病机属血虚络空，风湿乘袭。处方：炙桂枝10g，炒白芍10g，炙甘草3g，当归10g，生黄芪15g，生白术12g，防风6g，石楠藤15g，鸡血藤15g，桑寄生15g，鹿衔草15g，路路通10g，千年健15g，夜交藤25g。

二诊（2004年8月23日）：患者手指僵硬肿胀基本缓解，肩膝疼痛，畏寒，食纳欠佳，汗多，寐差，二便调，舌淡红，苔薄，脉细弦。治依前法进退。初诊方改生黄芪20g，去生白术、路路通、千年健，加炒白术10g，制附片5g，片姜黄10g，瘪桃干15g。

三诊（2004年9月6日）：患者手指关节僵硬继续减轻，肩膝疼痛略有缓解，怕冷，胃胀不舒，大便先干后稀，易出汗，夜寐尚安，舌暗，苔薄黄，脉细。药已合机，治以前方加味再求。处方：炙桂枝10g，炒白芍10g，炙甘草3g，当归10g，生黄芪25g，炒白术10g，防风6g，石楠藤15g，鸡血藤15g，桑寄生15g，鹿衔草15g，油松节12g，瘪桃干15g，独活10g，炒六曲10g。

继守前法调治，方药略事加减善后。

按语：

本案患者手指关节僵硬肿胀，屈伸受限，面黄不华，寐差，疲劳乏力，易汗，舌淡紫，脉细滑。据症分析，病机总属产后气血亏虚，表卫不固，风湿痹阻，脉络不畅，然血虚络空尤著，宜按血痹治之，投以黄芪桂枝五物汤益气温经，和血通痹，复入当归补血汤补气生血以荣筋脉。方中黄芪与桂枝益气通阳；白芍养血和营，配桂枝调和营卫；有形之血生于无形之气，重用黄芪补气以益生血之源；当归养血和营，使气旺血生；黄芪与白术、防风相配，即玉屏风散，益气固表止汗。《本草便读》曰："凡藤蔓之属，皆可通经入络，盖藤者缠绕蔓延，犹如网路，纵横交错，无所不至，其形如络脉。"石楠藤祛风湿，强筋骨，鸡血藤养血活血，夜交藤安神，且三药又有通络之功。二诊见有畏寒、汗多，此属气虚及阳，故用制附片助阳散寒，温经通络。

案 7　营卫空疏，风湿痹阻，肝肾下虚

张某，女，38 岁。

初诊（2010 年 3 月 17 日）：患者产后失眠经月不愈，左侧尾骶、臀部怕冷，腿冷膝痛，渐至周身畏寒畏风，关节僵硬不舒，刺痛，健忘，心情不宁，时有筋惕肉瞤，易汗，便意急迫，时偏稀，经潮 2～3 个月一次，量少，舌暗红，苔薄黄腻，脉细。辨证为营卫空疏，风湿痹阻，卫阳不固，肝肾下虚。处方：炙桂枝 9g，炒白芍 10g，炙甘草 3g，煅龙骨（先煎）20g，煅牡蛎（先煎）25g，生黄芪 15g，炒白术 10g，防风 6g，怀山药 10g，淫羊藿 10g，当归 10g，鸡血藤 15g，鹿角片 10g，山萸肉 10g，菟丝子 10g，石楠藤 20g。

二诊（2010 年 4 月 7 日）：患者肢体酸楚、多汗减轻，仍有畏寒，汗出恶风，右胁肋间隐痛，视物不清，尿急量少，纳食可，舌偏红，苔薄黄，脉细。守法观察。处方：炙桂枝 9g，炒白芍 10g，炙甘草 3g，煅龙骨（先煎）20g，煅牡蛎（先煎）25g，生黄芪 15g，炒白术 10g，防风 6g，怀山药 15g，淫羊藿 10g，当归 10g，鸡血藤 15g，山茱肉 10g，菟丝子 10g，石楠藤 20g，鹿衔草 15g，熟地黄 10g，巴戟天 10g。

三诊（2010 年 5 月 5 日）：患者近来畏寒减轻，睡眠时好时坏，臀骶部痛减不尽，汗出畏风，舌偏红，苔薄黄，脉细。二诊方加片姜黄 10g，夜交藤 20g，穿山龙 15g，浮小麦 30g。

嗣后坚持中药调治，病情逐渐缓解。

按语：

本案患者产后严重失眠，腰骶、周身怕冷，关节疼痛，健忘，视物不清，情绪不宁，时有筋惕肉瞤，汗出畏风，舌暗红等症。分析病机既有营卫空疏，卫阳不固，风湿痹阻，又兼肝肾下虚，阳不交阴，阴阳失调。拟用桂枝甘草龙骨牡蛎汤调和阴阳，安神定悸，潜阳入阴，此即《伤寒论》所云："火逆下之，因烧针烦躁者，桂枝甘草龙骨牡蛎汤主之。"黄芪配白术、防风益气固表；熟地黄、怀山药、山茱肉、鹿角片、菟丝子、当归、淫羊藿、巴戟天诸药合用，取右归丸之意以温肾养肝，填精补血；鸡血藤、石楠藤、鹿衔草、夜交藤补虚通络，养血安神；片姜黄、穿山龙祛风除湿，活血通络。如此营卫气血阴阳并调，邪正兼顾，则诸症得却。

（邓彦之）

附：方剂索引

一画

一贯煎（《续名医类案》） 北沙参　麦冬　当归身　生地黄　枸杞子　川楝子

二画

二仙汤（《中医方剂临床手册》） 仙茅　淫羊藿　当归　巴戟天　黄柏　知母

二至丸（《医方集解》） 女贞子　墨旱莲

二妙散（《丹溪心法》） 黄柏　苍术

二陈汤（《太平惠民和剂局方》） 半夏　橘红　茯苓　甘草　生姜　乌梅

二陈平胃散（《症因脉治》） 半夏　茯苓　陈皮　甘草　苍术　厚朴

十枣汤（《伤寒论》） 芫花　大戟　甘遂　大枣

十味苍柏散（《医宗金鉴》） 苍术　黄柏　香附　青皮　益智　甘草　小茴香　南山楂　延胡索　桃仁　附子

三画

三妙丸（《医学正传》） 黄柏　苍术　川牛膝

三黄石膏汤（《外台秘要》） 石膏　黄连　黄柏　黄芩　香

豉　栀子　麻黄

　　三痹汤（《妇人大全良方》）黄芪　续断　人参　茯苓　甘草
当归　川芎　白芍　生地黄　杜仲　川牛膝　桂心　细辛　秦艽
川独活　防风　生姜　大枣

　　三层茴香丸（《医宗金鉴》）大茴香　川楝子　沙参　木
香　荜茇　槟榔　茯苓　川附

　　大补阴丸（《丹溪心法》）知母　黄柏　熟地黄　龟甲　猪
脊髓

　　大黄皂角刺汤（《医宗金鉴》）皂角刺　生川大黄

　　大黄䗪虫丸（《金匮要略》）大黄　黄芩　甘草　桃仁　杏
仁　芍药　干地黄　干漆　虻虫　水蛭　蛴螬　䗪虫

　　上中下通用痛风汤（《丹溪心法》）苍术　黄柏　防己　龙
胆草　威灵仙　桂枝　川芎　羌活　白芷　南星　桃仁　红
花　神曲

　　小青龙汤（《伤寒论》）麻黄　芍药　细辛　炙甘草　干
姜　桂枝　五味子　法半夏

　　小承气汤（《伤寒论》）大黄　厚朴　枳实

　　小活络丹（《太平惠民合剂局方》）天南星　制川乌　制草
乌　地龙　乳香　没药

　　小柴胡汤（《伤寒论》）柴胡　半夏　人参　炙甘草　黄
芩　生姜　大枣

　　小调经散（《妇人大全良方》）琥珀　没药　当归　桂心　芍
药　细辛　麝香

四画

　　五苓散（《伤寒论》）泽泻　白术　茯苓　猪苓　桂枝

止嗽散（《医学心悟》）桔梗　荆芥　紫菀　百部　白前　甘
草　陈皮

少腹逐瘀汤（《医林改错》）小茴香　干姜　延胡索　当
归　川芎　肉桂　赤芍　蒲黄　五灵脂　没药

升降散（《伤寒温疫条辨》）白僵蚕　全蝉蜕　姜黄　川大黄

升麻鳖甲汤（《金匮要略》）升麻　当归　蜀椒　鳖甲　雄黄

化血丹（《医学衷中参西录》）花蕊石　三七　血余炭

丹参饮（《时方歌括》）丹参　檀香　砂仁

乌头汤（《金匮要略》）川乌　麻黄　芍药　黄芪　甘草

乌头栀子汤（《医宗金鉴》）乌头　栀子　姜汁

乌桂汤（《医宗金鉴》）川乌　蜂蜜　肉桂　白芍药　炙甘
草　生姜　大枣

乌梅丸（《伤寒论》）乌梅　细辛　干姜　黄连　当归　附
子　蜀椒　桂枝　人参　黄柏

六一散（《黄帝素问宣明论方》）滑石　甘草

六君子汤（《校注妇人良方》）人参　白术　茯苓　炙甘
草　陈皮　制半夏

六味地黄丸（《小儿药证直诀》）熟地黄　山萸肉　山药　丹
皮　泽泻　茯苓

双合汤（《万病回春》）当归　川芎　生地黄　白芍　桃
仁　红花　白芥子　茯苓　法半夏　陈皮　竹沥　甘草

五画

玉屏风散（《究原方》，录自《医方类聚》）防风　炙黄
芪　白术

甘草泻心汤（《伤寒论》）甘草　半夏　黄芩　干姜　人

参　黄连　大枣

术附汤（《金匮要略》引《近效方》）　白术　附子　甘草

左归丸（《景岳全书》）　熟地黄　山药　枸杞子　山萸肉　川牛膝　菟丝子　鹿角胶　龟甲胶

左金丸（《丹溪心法》）　黄连　吴茱萸

右归丸（《景岳全书》）　熟地黄　山药　山萸肉　枸杞子　菟丝子　当归　鹿角胶　杜仲　肉桂　制附子

龙胆泻肝汤（《医方集解》）　龙胆草　栀子　黄芩　木通　泽泻　车前子　当归　柴胡　生地黄　甘草

平胃散（《太平惠民和剂局方》）　苍术　厚朴　陈皮　甘草　生姜　大枣

四七汤（《太平惠民和剂局方》）　苏叶　制半夏　厚朴　茯苓　生姜　大枣

四乌鲗骨一芦茹丸（《素问·腹中论》）　乌鲗骨　芦茹

四君子汤（《太平惠民和剂局方》）　人参　白术　茯苓　炙甘草

四妙丸（《成方便读》）　苍术　黄柏　牛膝　薏苡仁

四物汤（《太平惠民合剂局方》）　熟地黄　当归　白芍　川芎

四逆散（《伤寒论》）　柴胡　枳实　芍药　炙甘草

四海舒郁丸（《疡医大全》）　海蛤粉　海带　海藻　海螵蛸　昆布　陈皮　青木香

生化汤（《傅青主女科》）　当归　川芎　桃仁　炮姜　炙甘草

生脉散（《内外伤辨惑论》）　人参　麦冬　五味子

失笑散（《太平惠民和剂局方》）　蒲黄　五灵脂

白虎加苍术汤（《类证活人书》）　知母　炙甘草　石膏　苍术　粳米

白虎加桂枝汤（《金匮要略》） 石膏　知母　炙甘草　粳米　桂枝

白金丸（《医方考》） 白矾　郁金

白薇煎（《春脚集》） 白薇　炮山甲　泽兰

瓜蒂散（《伤寒论》） 瓜蒂　赤小豆

瓜蒌薤白半夏汤（《金匮要略》） 瓜蒌实　薤白　半夏　白酒

半夏白术天麻汤（《医学心悟》） 半夏　人参　干姜　甘草　黄连　黄芩　大枣

半夏泻心汤（《伤寒论》） 半夏　人参　干姜　炙甘草　黄连　黄芩　大枣

加减木防己汤（《温病条辨》） 防己　桂枝　石膏　杏仁　滑石　白通草　薏苡仁

加减泻白散（《医学发明》） 桑白皮　地骨皮　粳米　甘草　知母　黄芩　桔梗　青皮　陈皮

加减复脉汤（《温病条辨》） 炙甘草　干地黄　生白芍　麦冬　阿胶　麻仁

六画

百合地黄汤（《金匮要略》） 百合　生地黄

夺命汤（《医宗金鉴》） 吴茱萸　肉桂　泽泻　白茯苓

达原饮（《温疫论》） 槟榔　厚朴　草果　知母　黄芩　白芍　甘草

当归芍药散（《金匮要略》） 当归　芍药　川芎　茯苓　白术　泽泻

当归四逆汤（《伤寒论》） 当归　桂枝　芍药　细辛　炙甘草　通草　大枣

当归补血汤（《内外伤辨惑论》） 黄芪　当归

当归温疝汤（《医宗金鉴》） 当归　白芍　附子　肉桂　延胡索　小茴香　川楝子　泽泻　吴茱萸　白茯苓

血府逐瘀汤（《医林改错》） 桃仁　红花　当归　生地黄　牛膝　川芎　桔梗　赤芍　枳壳　甘草　柴胡

交泰丸（《韩氏医通》） 黄连　肉桂

羊肉汤（《医宗金鉴》） 羊肉　生姜　当归

安宫牛黄丸（《温病条辨》） 牛黄　郁金　犀角（用水牛角代）　黄连　朱砂　冰片　珍珠　山栀　雄黄　黄芩　麝香　金箔衣

导痰汤（《校注妇人良方》） 半夏　南星　枳实　茯苓　橘红　甘草　生姜

阳和汤（《外科全生集》） 熟地黄　肉桂　鹿角胶　白芥子　炮姜炭　麻黄　生甘草

防己黄芪汤（《金匮要略》） 防己　黄芪　甘草　白术

红花桃仁煎（《陈素庵妇科补解》） 红花　当归　桃仁　香附　延胡索　赤芍　川芎　乳香　丹参　青皮　生地黄

七画

杏苏散（《温病条辨》） 苦杏仁　紫苏叶　橘皮　半夏　生姜　枳壳　桔梗　前胡　茯苓　甘草　大枣

连苏饮（《湿热病篇》） 黄连　苏叶

身痛逐瘀汤（《医林改错》） 秦艽　川芎　桃仁　红花　甘草　羌活　没药　当归　五灵脂　香附　牛膝　地龙

龟鹿二仙胶（《医便》） 鹿角　龟甲　人参　枸杞子

羌活胜湿汤（《内外伤辨惑论》） 羌活　独活　川芎　蔓荆

子　甘草　防风　藁本

沙参麦冬汤（《温病条辨》）　沙参　麦冬　玉竹　天花粉　冬桑叶　生扁豆　生甘草

补中益气汤（《脾胃论》）　黄芪　人参　白术　炙甘草　当归　橘皮　升麻　柴胡

补阳还五汤（《医林改错》）　黄芪　当归尾　赤芍　川芎　桃仁　红花　地龙

八画

青木香丸（《医宗金鉴》）　青木香　吴茱萸　香附　荜澄茄　乌药　小茴香　巴豆仁　川楝肉

青州白丸子（《太平惠民和剂局方》）　半夏　川乌头　南星　白附子　生姜汁

青娥丸（《太平惠民和剂局方》）　胡桃肉　补骨脂　杜仲

青蒿鳖甲汤（《温病条辨》）　青蒿　鳖甲　知母　生地黄　丹皮

苦参汤（《金匮要略》）　苦参

抵当汤（《伤寒论》）　水蛭　虻虫　桃仁　大黄

虎潜丸（《丹溪心法》）　黄柏　龟甲　知母　熟地黄　陈皮　白芍　锁阳　虎骨　干姜

知柏地黄丸（《医宗金鉴》）　知母　黄柏　熟地黄　山萸肉　山药　茯苓　丹皮　泽泻

金水六君煎（《景岳全书》）　当归　熟地黄　陈皮　半夏　茯苓　炙甘草

炙甘草汤（《伤寒论》）　炙甘草　生姜　桂枝　人参　生地黄　阿胶　麦冬　火麻仁　大枣

泻心汤（《金匮要略》） 大黄　黄连　黄芩

泻黄散（《小儿药证直诀》） 藿香叶　山栀　石膏　甘草　防风

参附龙牡汤（验方） 人参　附子　生姜　大枣　龙骨　牡蛎

参苏饮（《太平惠民和剂局方》） 人参　紫苏叶　葛根　前胡　半夏　茯苓　炙甘草　桔梗　枳壳　木香　陈皮　生姜　大枣

参苓白术散（《太平惠民和剂局方》） 人参　茯苓　白术　莲子肉　薏苡仁　砂仁　桔梗　白扁豆　山药　甘草

九画

茴香楝实丸（《医宗金鉴》） 川楝肉　小茴香　马蔺花　芫花　山萸肉，吴茱萸　食茱萸　青皮　陈皮

茴楝五苓散（《医宗金鉴》） 茯苓　猪苓　川楝子　泽泻　白术　桂枝　小茴香

枳术丸（《内外伤辨惑论》） 白术　枳实

枳实消痞丸（《兰室秘藏》） 干生姜　炙甘草　麦芽曲　白茯苓　白术　半夏曲　人参　厚朴　枳实　黄连

胃苓汤（《丹溪心法》） 茯苓　猪苓　泽泻　白术　桂枝　苍术　陈皮　厚朴　甘草　生姜　大枣

牵正散（《杨氏家藏方》） 白附子　白僵蚕　全蝎

指迷茯苓丸（《全生指迷方》） 茯苓　枳壳　半夏　风化朴硝

冠心Ⅱ号方（《古今名方》引北京冠心病防治组方） 丹参　川芎　赤芍　红花　降香

香苏散（《太平惠民和剂局方》） 香附　紫苏叶　炙甘草　陈皮

独活寄生汤(《备急千金要方》) 独活 寄生 秦艽 防风 细辛 当归 芍药 川芎 干地黄 杜仲 牛膝 人参 茯苓 甘草 桂心

急救回阳汤(《医林改错》) 党参 附子 干姜 白术 甘草 桃仁 红花

活血润燥生津汤(《医方集解》引丹溪方) 当归 白芍 地黄 天门冬 麦冬 瓜蒌 桃仁 红花

活络效灵丹(《医学衷中参西录》) 当归 丹参 乳香 没药

济生肾气丸(《济生方》) 熟地黄 山萸肉 牡丹皮 山药 茯苓 泽泻 官桂 附子 川牛膝 车前子

宣痹汤(《温病条辨》) 防己 杏仁 滑石 连翘 山栀 薏苡仁 半夏 蚕沙 赤小豆 姜黄 海桐皮

十画

秦艽丸(《医宗金鉴》) 秦艽 黄芪 漏芦 乌梢蛇 防风 黄连 苦参 大黄

秦艽鳖甲散(《卫生宝鉴》) 柴胡 鳖甲 地骨皮 秦艽 当归 知母 青蒿 乌梅

真方白丸子(《瑞竹堂方》) 半夏 白附子 天南星 天麻 川乌 全蝎 木香 枳壳

真武汤(《伤寒论》) 茯苓 芍药 生姜 附子 白术

桂枝甘草龙骨牡蛎汤(《金匮要略》) 桂枝 甘草 龙骨 牡蛎

桂枝芍药知母汤(《金匮要略》) 桂枝 芍药 知母 麻黄 白术 防风 甘草 附子 生姜

桂枝附子汤(《伤寒论》) 桂枝 附子 生姜 大枣 炙甘草

桂枝汤（《伤寒论》）桂枝　芍药　炙甘草　生姜　大枣

桃红四物汤（《医宗金鉴》）熟地黄　当归　白芍　川芎　桃仁　红花

桃红饮（《类证治裁》）桃仁　红花　川芎　当归尾　威灵仙

桃核承气汤（《伤寒论》）桃仁　大黄　桂枝　芒硝　甘草

柴胡桂枝汤（《伤寒论》）桂枝　黄芩　人参　炙甘草　半夏　芍药　大枣　生姜　柴胡

柴前连梅散（《杨氏家藏方》）胡黄连　柴胡　前胡　乌梅

通窍活血汤（《医林改错》）赤芍　桃仁　川芎　红花　麝香　老葱　鲜姜　大枣　黄酒

桑杏汤（《温病条辨》）桑叶　杏仁　沙参　象贝　香豉　栀子　梨皮

十一画

黄芪桂枝五物汤（《金匮要略》）黄芪　芍药　桂枝　生姜　大枣

黄芪鳖甲散（《卫生宝鉴》）黄芪　人参　肉桂　柴胡　秦艽　鳖甲　地骨皮　桑白皮　生地黄　天冬　芍药　甘草　桔梗　茯苓　紫菀　半夏　知母

黄连阿胶汤（《伤寒论》）黄连　黄芩　芍药　鸡子黄　阿胶

黄连温胆汤（《六因条辨》）半夏　陈皮　茯苓　甘草　枳实　竹茹　黄连　大枣　生姜

黄连解毒汤（《外台秘要》）黄连　黄芩　黄柏　栀子

菟丝子丸（《医学心悟》）菟丝子　茯苓　山药　沙苑蒺藜　车前子　远志肉　牡蛎　石斛

萆薢分清饮（《医学心悟》）萆薢　黄柏　石菖蒲　茯苓　白

术　莲子心　丹参　车前子

控涎丹（《三因极一病证方论》）甘遂　大戟　白芥子

猪苓汤（《伤寒论》）猪苓　茯苓　滑石　泽泻　阿胶

麻黄加术汤（《金匮要略》）麻黄　桂枝　炙甘草　杏仁　白术

麻黄附子细辛汤（《伤寒论》）麻黄　附子　细辛

麻黄汤（《伤寒论》）麻黄　桂枝　杏仁　炙甘草

清金化痰汤（《医学统旨》）黄芩　栀子　桔梗　麦冬　桑白皮　贝母　知母　瓜蒌仁　橘红　茯苓　甘草

清骨散（《证治准绳》）银柴胡　胡黄连　秦艽　鳖甲　地骨皮　青蒿　知母　甘草

清瘟败毒饮（《疫诊一得》）生石膏　生地黄　玄参　犀角（用水牛角代）黄连　栀子　桔梗　知母　连翘　丹皮　鲜竹叶　黄芩　甘草

旋覆花汤（《金匮要略》）旋覆花　葱管　新绛

十二画

斑龙丸（《医学正传》）鹿角胶　鹿角霜　菟丝子　柏子仁　熟地黄　白茯苓　补骨脂

越婢加术汤（《金匮要略》）麻黄　石膏　甘草　白术　生姜　大枣

稀涎散（《经史证类备急本草》）猪牙皂　白矾

猴枣散（《古今名方》）猴枣　羚羊角　月石　沉香　青礞石　川贝母　天竺黄　麝香

痛泻要方（《丹溪心法》）白术　白芍　陈皮　防风

温肺汤（《证治准绳》）人参　肉桂　干姜　甘草　钟乳

石　半夏　橘红　木香

滋水清肝饮（《医宗己任编》）　熟地黄　当归　白芍　山药　山萸肉　茯苓　丹皮　泽泻　柴胡　栀子　酸枣仁

犀角地黄汤（《备急千金要方》）　犀角（水牛角代）　生地黄　丹皮　芍药

十三画

蒿芩清胆汤（《重订通俗伤寒论》）　青蒿　黄芩　枳壳　竹茹　陈皮　半夏　茯苓　碧玉散（滑石　甘草　青黛）

暖肝煎（《景岳全书》）　当归　枸杞子　小茴香　肉桂　乌药　沉香（木香亦可）　茯苓

愈痛散（《重订严氏济生方》）　五灵脂　延胡索　莪术　高良姜　当归

十四画

聚宝丹（《顾松园医镜》）　血竭　乳香　没药　延胡索　麝香　沉香　木香　砂仁　朱砂为衣

豨桐丸（《济世养生集》）　豨莶草　臭梧桐

膈下逐瘀汤（《医林改错》）　五灵脂　当归　川芎　桃仁　丹皮　赤芍　乌药　延胡索　甘草　香附　红花　枳壳

十五画

增液汤（《温病条辨》）　玄参　麦冬　生地黄

十六画

薏苡仁汤（《类证治裁》）　薏苡仁　川芎　当归　麻黄　桂枝

羌活　独活　防风　川乌　苍术　甘草　生姜

橘皮竹茹汤（《金匮要略》）　橘皮　竹茹　大枣　生姜　甘草　人参

橘核丸（《医学心悟》）　橘核　川楝子　山楂子　香附　荔枝核　小茴香　神曲

十八画

礞石滚痰丸（《泰定养生主论》）　青礞石　沉香　大黄　黄芩　朴硝

十九画

鳖甲煎丸（《金匮要略》）　鳖甲　乌扇（射干）　黄芩　鼠妇　干姜　大黄　桂枝　石韦　厚朴　瞿麦　紫葳（凌霄花）　阿胶　柴胡　蜣螂　芍药　䗪虫　露蜂房　赤硝　桃仁　人参　半夏　葶苈子　丹皮

二十三画

蠲痹汤（《医学心悟》）　羌活　独活　桂心　秦艽　当归　川芎　炙甘草　海风藤　桑枝　乳香　木香

蠲痹汤（《杨氏家藏方》）　酒当归　羌活　姜黄　炙黄芪　白芍　防风　生姜　炙甘草